"十四五"职业教育国家规划教材

本教材上一版曾获首届全国教材建设奖全国优秀教材二等奖

供中等职业教育护理等医学相关专业使用

妇产科护理

（第4版）

U0200529

主　编　周　清　李　俭

副主编　申丽蓉　黄爱松　马星丽　赵玲莉

编　委　（按姓氏汉语拼音排序）

高宝珍（太原市卫生学校）

黄爱松（广西医科大学附设玉林卫生学校）

李　俭（广西医科大学附设玉林卫生学校）

李玉春（淮北市人民医院）

李玉崎（秦皇岛市卫生学校）

刘林枫（吕梁市卫生学校）

马星丽（晋中市卫生学校）

闪玉章（淮南卫生学校）

申丽蓉（长治卫生学校）

吴晓明（沈阳市中医药学校）

谢颖芳（大连铁路卫生学校）

杨　洋（桐乡市卫生学校）

张佩勉（来宾市卫生学校）

赵玲莉（南宁市卫生学校）

周　清（福建省龙岩卫生学校）

科学出版社

北　京

内 容 简 介

　　本教材是"十四五"职业教育国家规划教材，上一版曾获首届全国教材建设奖全国优秀教材二等奖。全书内容包括生理产科及护理、病理产科及护理、妇产科手术患者的护理、妇科疾病患者的护理、妇科常用护理技术及计划生育妇女的护理等，是一本理论与实践相结合，具备科学性、针对性和实践性的护理专业教材。教材突出"三基"内容，知识结构全面完整，注重与国家护士执业资格考试内容接轨，除加入"案例""链接""考点""自测题"外，还添加了思政模块"医者仁心"，使思政元素贯穿全文，在提高学生的职业能力的同时提升学生的思想道德水准。实训指导为实践技能操作项目，便于学生实践。

　　本教材供中等职业教育护理等医学相关专业使用。

图书在版编目（CIP）数据

妇产科护理 / 周清，李俭主编 . —4 版 . —北京：科学出版社，2022.6
"十四五"职业教育国家规划教材
ISBN 978-7-03-070628-7

Ⅰ . 妇⋯ Ⅱ . ①周⋯ ②李⋯ Ⅲ . 妇产科学—护理学—职业教育—教材
Ⅳ . R473.71

中国版本图书馆 CIP 数据核字（2021）第 230097 号

责任编辑：段婷婷 / 责任校对：杨　赛
责任印制：吴兆东 / 封面设计：涿州锦晖

科学出版社 出版
北京东黄城根北街16号
邮政编码：100717
http://www.sciencep.com
天津市新科印刷有限公司印刷
科学出版社发行　各地新华书店经销
*
2012年6月第　一　版　开本：850×1168　1/16
2022年6月第　四　版　印张：17
2025年1月第二十四次印刷　字数：392 000
定价：59.80元
（如有印装质量问题，我社负责调换）

前　言

党的二十大报告指出"人民健康是民族昌盛和国家强盛的重要标志。把保障人民健康放在优先发展的战略位置，完善人民健康促进政策。"贯彻落实党的二十大决策部署，积极推动健康事业发展，离不开人才队伍建设。"培养造就大批德才兼备的高素质人才，是国家和民族长远发展大计。"教材是教学内容的重要载体，是教学的重要依据、培养人才的重要保障。本次教材修订旨在贯彻党的二十大报告精神，坚持为党育人、为国育才。

《妇产科护理》的编写突出培养实用型人才的特点，充分体现"以服务为宗旨，以就业为导向，以能力为本位，以发展技能为核心，以岗位需求为标准"的办学方针和理念，符合"实用、够用"原则。

《妇产科护理》全书内容包括生理产科及护理、病理产科及护理、妇产科手术妇女的护理、妇科疾病患者的护理、妇科常用护理技术及计划生育妇女的护理等，是一本理论与实践相结合，具备科学性、针对性和实践性的护理专业教材。

本教材的编写内容和方法上，有以下特点。

1. 新形态教材：本套教材是以纸质教材为核心，通过互联网将各类教学资源与纸质教材相融合的一种教材建设的新形态。读者可通过互动教学平台，实现图片、视频、课件等多种形式教学资源的共享，促进教学活动的高效开展。

2. 对接岗位需求：本套教材中依据科目的需要，增设了大量的案例和实训，以期让学生尽早了解护理工作内容，培养学生学习兴趣和岗位适应能力。教材中链接的设置，旨在扩大学生知识面，鼓励学生探索钻研专业知识，不断进步，更好地对接岗位需求。

3. 切合护考大纲：本套教材紧扣最新《护士执业资格考试大纲》，清晰标注考点，便于学生巩固所学知识，自测题与护士执业资格考试题型一致，适应护理职业岗位需求。

4. 新增思政模块"医者仁心"，使思政元素贯穿全文，在提高学生的职业能力的同时提升学生的思想道德水准。

本教材的编写参考了妇产科护理的有关教材，在教材编写工作中得到科学出版社及各参编学校领导和老师的大力支持和帮助，在此表示诚挚的谢意！由于临床妇产科及护理发展较快，编者的临床实践和编写水平有限，本书若有不足之处，殷切希望使用本教材的师生和同仁批评指正，提出宝贵意见，以便再版时修订。

编　者
2023 年 8 月

配 套 资 源

欢迎登录"中科云教育"平台，**免费**数字化课程等你来！

"中科云教育"平台数字化课程登录路径

电脑端

▶ 第一步：打开网址 http://www.coursegate.cn/short/SFX9T.action

▶ 第二步：注册、登录

▶ 第三步：点击上方导航栏"课程"，在右侧搜索栏搜索对应课程，开始学习

手机端

▶ 第一步：打开微信"扫一扫"，扫描下方二维码

▶ 第二步：注册、登录

▶ 第三步：用微信扫描上方二维码，进入课程，开始学习

PPT 课件：请在数字化课程各章节里下载！

目　　录

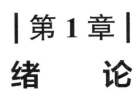

一、妇产科护理学的范畴及特点

（一）妇产科护理学的范畴

妇产科护理学是研究妊娠期、分娩期、产褥期、绝经过渡期等各阶段妇女以及胎儿、新生儿的生理病理特点、疾病的预防、诊治和护理，同时还包括心理学、社会学与优生优育等综合性知识的临床护理学科。学习妇产科护理学可为开展围产期保健、妇女保健、计划生育和生殖健康等健康教育打下坚实的理论基础。

妇产科护理学的范畴包括孕产妇的护理、妇科疾病患者的护理、计划生育指导、妇女保健及生殖保健等内容。孕产妇的护理主要是为孕产妇、胎儿及新生儿提供护理；妇科疾病患者的护理主要是针对非妊娠状态女性生殖系统疾病开展护理；计划生育指导及生殖保健主要是针对女性生育方面开展指导及护理；妇女保健是为健康女性提供自我保健、预防疾病等方面的健康教育。

（二）妇产科护理学的特点

1. 护理对象的特殊性　妇产科护理的对象包括生命各阶段不同健康状况的女性。①青春期女性卵巢功能不成熟、生殖器官发育不健全，可出现月经不规则甚至发生异常子宫出血等病理情况，同时心理变化较大，会影响其正常的学习和生活，应加强健康教育；②生育期妇女的生殖功能处在最旺盛时期，在妊娠和分娩过程中全身各系统发生明显变化，应加强妊娠期、分娩期及产褥期保健，同时评估母儿情况，及时发现异常情况，及时处理，使母儿安全度过妊娠期、分娩期和产褥期；③绝经过渡期、绝经期、老年期妇女卵巢功能逐渐衰退，其生理和心理发生较大变化，容易出现严重的临床症状，应加强健康教育。此外，绝经过渡期和老年期是女性生殖系统肿瘤的高危年龄，应做好防癌宣传和普查工作，以便早发现、早诊断、及时治疗。

2. 工作性质的特殊性　首先，妇产科护理专业技术要求高，应急性强、责任大，承担产房助产和新生儿护理工作，关系到母婴生命的安危，要求护理人员必须具备娴熟的操作技术，高尚的医德修养及准确细致、团结协作、和蔼可亲的工作作风；其次，护理技术操作多，包括急诊抢救技术，手术、非手术患者的护理操作，产房助产和新生儿护理技术操作；最后，妇产科护理使用的器械物品多，维护的工作量大。除病室、治疗室外，抢救室、产房、婴儿室、妇科检查室、待产室等也配置较多的器械物品，且须随时处于备用状态，因此维护工作量较大。

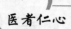

医者仁心   **林巧稚——妇女儿童生命的守护者**

　　林巧稚（1901—1983年）是我国现代妇产科学的奠基人之一、卓越的人民医学家。林巧稚从事医学研究、教学、临床工作近60年，为我国的妇幼科学事业作出了卓越的贡献。她精湛的医术，高尚的医德、医风，在国内外享有很高声誉。她不为名利所动，婉拒海外的重金相聘，献身祖国医学事业的精神，赢得了党和人民的高度赞扬。晚年在病榻上，她完成了《妇科肿瘤》等巨著，为后人留下了宝贵财富。2001年12月23日在林巧稚大夫100周年诞辰之日，李岚清副总理致辞称林巧稚教授是"我国妇产科学的开拓者，医学界的杰出代表。"

二、妇产科护理学的学习目的和方法

　　学习妇产科护理学的目的在于掌握妇产科理论知识及操作技能，培养评判性临床思维能力，能够应用妇产科相关职业能力，为护理对象提供妇产科保健知识及缓解痛苦、促进康复的护理活动，帮助护理对象预防疾病，维持健康状态，减轻疾病痛苦，促进身体康复，尽快恢复生活自理能力。

　　学生要充分认识妇产科护理学是一门实践性很强的学科，在学习过程中强调理论联系实际，要熟悉和充分理解妇产科独立和完整的护理及相关理论体系，并在实践中去运用和发展。另外，妇产科护理实践常涉及护理对象的隐私，因此在实践学习中应尊重患者，保护患者隐私，加强人文关怀。

（李　俭）

| 第 2 章 |
女性生殖系统解剖与生理

第 1 节　女性生殖系统解剖

一、外生殖器

女性外生殖器又称外阴，位于两股内侧之间，前为耻骨联合，后为会阴，包括阴阜、大阴唇、小阴唇、阴蒂和阴道前庭（图 2-1）。

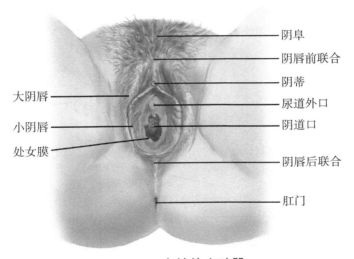

阴阜
阴唇前联合
阴蒂
尿道外口
阴道口
阴唇后联合
肛门
大阴唇
小阴唇
处女膜

图 2-1　女性外生殖器

1. 阴阜　为耻骨联合前面隆起的脂肪垫，皮下有丰富的脂肪组织与神经。青春期后阴阜上的皮肤开始生长阴毛，分布呈尖端向下的三角形，是女性第二性征之一。

2. 大阴唇　为邻近两股内侧的一对隆起的皮肤皱襞，起自阴阜，止于会阴。大阴唇外侧面与皮肤相同，内侧面湿润似黏膜。大阴唇皮层内有皮脂腺和汗腺，皮下脂肪丰富，内含丰富的血管、淋巴管和神经。当局部受伤时，易形成大阴唇血肿，疼痛明显。未婚妇女的两侧大阴唇自然合拢，遮盖阴道口及尿道外口；经产妇大阴唇由于分娩影响向两侧分开；绝经后大阴唇呈萎缩状，阴毛稀少。

考点　大阴唇解剖特点

3. 小阴唇　是一对位于大阴唇内侧的薄皮肤皱襞，表面湿润、色褐、无毛，富有神经末梢，故极敏感。其前端包绕阴蒂，后端与大阴唇后端在中线处汇合，在正中线处形成一条横皱襞，称阴唇系带，可因分娩损伤而消失。

4. **阴蒂**　位于两侧小阴唇顶端的联合处，系海绵体组织，具有勃起性。含有丰富的血管及神经末梢，极为敏感。

5. **阴道前庭**　为两侧小阴唇之间的菱形区域。其前方有尿道口，后方有阴道口，阴道口覆有一层薄膜为处女膜，中央有一孔，月经血由此流出。处女膜多在初次性交时破裂并有少量出血，产后仅留有处女膜痕。

前庭大腺又称巴氏腺，位于大阴唇后部，大小如黄豆，左右各一。腺管细长，长 1～2cm，向内侧开口于前庭后方小阴唇与处女膜之间的沟内，性兴奋时分泌黄白色黏液起润滑阴道作用。正常情况检查时不能触及此腺，遇有感染致腺管口闭塞时，可形成前庭大腺脓肿或囊肿。

二、内生殖器

女性内生殖器包括阴道、子宫、输卵管及卵巢，后两者合称子宫附件（图 2-2）。

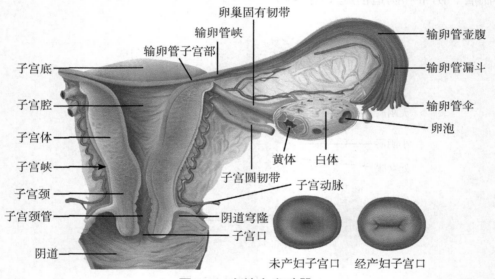

图 2-2　女性内生殖器

（一）阴道

1. **功能**　阴道是性交器官，是月经血排出及胎儿娩出的通道。

2. **解剖结构**　阴道位于真骨盆中央下部，为上宽下窄的管道，前壁长 7～9cm，与膀胱和尿道相邻；后壁长 10～12cm，与直肠贴近。上端环绕子宫颈，下端开口于阴道前庭。环绕宫颈周围的部分称阴道穹隆，按其位置分为前、后、左、右四部分，其中后穹隆最深，后穹隆顶端与盆腔最低部位直肠子宫陷凹相毗邻，若有腹腔积液或积血时常聚积于此，故临床上可经阴道后穹隆穿刺或引流。

3. **组织结构**　阴道壁由黏膜层、肌层和纤维层构成。阴道黏膜有很多横行皱襞，故有较大伸展性；由复层鳞状上皮所覆盖，呈粉红色，无腺体，在性激素的作用下有周期性变化。阴道壁因富有静脉丛，故局部受损伤易出血或形成血肿。

考点　阴道的解剖结构

（二）子宫

1. 功能　子宫为孕育胚胎、胎儿和产生月经的器官，是性交后精子到达输卵管的通道，分娩时子宫收缩促使胎儿及其附属物娩出。

2. 形态　成年妇女子宫为倒置的扁梨形，长 7～8cm，宽 4～5cm，厚 2～3cm，重约 50g，容量约 5ml。子宫上部较宽称子宫体，其上端隆突部分称子宫底，子宫底两侧与输卵管相通的部分称子宫角，子宫腔呈上宽下窄的三角形。子宫下部较窄呈圆柱状称子宫颈，子宫颈内腔呈梭形称子宫颈管，成年妇女长约 3cm，下端称为子宫颈外口。未产妇的子宫颈外口呈圆形，经产妇的子宫颈外口受分娩影响而形成横裂状。子宫体与子宫颈的比例因年龄而异，青春期前为 1：2，成年妇女为 2：1，绝经后为 1：1。

子宫体与子宫颈之间最狭窄部分为子宫峡部，上端为解剖学内口，下端为组织学内口，在非孕时长约 1cm，妊娠期及临产后逐渐伸展变长至 7～10cm 形成子宫下段（图 2-3）。

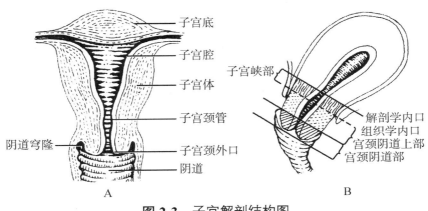

图 2-3　子宫解剖结构图
A. 子宫冠状面；B. 子宫矢状面

3. 位置　子宫位于骨盆腔中央，骨盆入口平面以下，坐骨棘水平之上，呈前倾前屈位。

考点　子宫的位置、形态、大小和子宫峡部的概念

4. 组织结构

（1）子宫体：子宫体壁由内向外分三层，依次为内膜层、肌层、浆膜层。

1）内膜层：子宫内膜表面的 2/3 为功能层，从青春期开始受卵巢激素影响，发生周期性变化而剥脱。靠近子宫肌层的 1/3 内膜为基底层，无周期性变化。

2）肌层：是子宫壁最厚的一层，由平滑肌束及弹力纤维组成，分外纵形、内环形、中层交织成网状的三层，中层肌纤维中有血管贯穿，子宫收缩时可压迫血管起到止血的作用。

3）浆膜层：为覆盖宫底部及体部前后壁的腹膜，在子宫前下方形成膀胱子宫陷凹，在子宫后下方向形成直肠子宫陷凹。

（2）子宫颈：主要由结缔组织构成，含少量平滑肌纤维及弹力纤维。子宫颈管黏膜为单层高柱状上皮，有腺体，能分泌碱性黏液，形成黏液栓堵塞子宫颈管。子宫颈阴道部为复层鳞状上皮覆盖，表面光滑。子宫颈外口柱状上皮与鳞状上皮交界处是宫颈癌的好发部位。

5. 子宫韧带　主要是维持子宫正常位置，共有 4 对（图 2-4）。

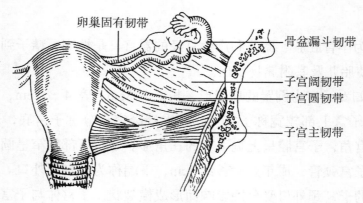

图 2-4　子宫各韧带

（1）圆韧带：起于两侧子宫角的前面，向前下方伸展达两侧骨盆壁，再穿过腹股沟管止于大阴唇前端。有维持子宫前倾位的作用。

（2）阔韧带：自子宫两侧向外延伸至骨盆壁，维持子宫在盆腔正中的位置。卵巢内侧与子宫角之间的阔韧带稍增厚，称为卵巢固有韧带。阔韧带上缘外 1/3 部包绕卵巢动静脉，形成骨盆漏斗韧带或卵巢悬韧带。

（3）主韧带：又称子宫颈横韧带。位于阔韧带下部，横行于子宫颈两侧和骨盆侧壁之间，是固定子宫颈正常位置，防止子宫脱垂的重要组织。

（4）子宫骶韧带：自子宫颈后侧壁向两侧绕过直肠，止于第 2、3 骶椎前面的筋膜。将子宫颈向后上方牵引，间接维持子宫处于前倾位置。

> **考点**　维持子宫正常位置的韧带名称及作用

（三）输卵管

1. 功能　输卵管为卵子与精子相遇结合成为受精卵的部位，也是向子宫腔运送受精卵的通道。

2. 解剖结构　输卵管为一对细长而弯曲的管道，长 8～14cm。内侧与子宫角相通，外端游离开口于腹腔并与卵巢接近。输卵管由内向外可分为四部分（图 2-5）。①间质部：通入子宫壁内的部分，长约 1cm；②峡部：管腔较狭窄，长 2～3cm；③壶腹部：管腔较宽阔，长 5～8cm，是正常受精部位；④伞部：形似漏斗状，开口于腹腔，具有"拾卵"作用。

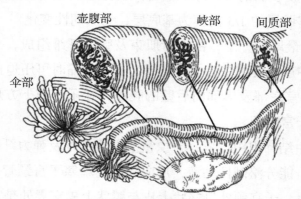

图 2-5　输卵管各部及其横断面

3. 组织结构　输卵管壁由外向内分为三层：浆膜层、平滑肌层及黏膜层。黏膜层部分上皮细胞有纤毛，纤毛摆动和输卵管肌肉蠕动均朝向宫腔方向，有输送受精卵的作用。

（四）卵巢

1. 功能　卵巢具有生殖和内分泌功能，即排出卵子和分泌性激素。

2. 解剖结构　卵巢为一对扁椭圆形的性腺，呈灰白色，位于输卵管的后下方，附着于阔韧带后叶，成年妇女卵巢约为 4cm×3cm×1cm 大小，重 5～6g。青春期开始排卵，卵巢表面逐渐变得凹凸不平；绝经后卵巢萎缩变小、变硬。

3. 组织结构　卵巢表面无腹膜，由单层立方上皮覆盖（称为生发上皮）。卵巢组织分为皮质与髓质两部分，皮质在外侧，其中含数以万计的原始卵泡和致密的结缔组织；髓质居于中心，内无卵泡，含有疏松结缔组织和丰富的血管、神经及淋巴管。

考点　输卵管四部分的名称及作用；卵巢的功能

三、邻　近　器　官

女性生殖器官与骨盆腔其他器官互相邻接，而且血管、淋巴及神经也相互有密切联系。当某一器官有病变时，易累及邻近器官。

1. 尿道　位于阴道前面，长 4cm，起自膀胱三角，开口于阴道前庭。女性尿道短而直，邻近阴道，故易引起泌尿系统感染。

2. 膀胱　位于子宫与耻骨联合之间，下方与尿道相接。膀胱空虚时全部位于盆腔，充盈时凸向骨盆腔甚至腹腔，可影响子宫位置，故妇科检查及手术前必须排空膀胱。

3. 输尿管　在腹膜后，起自肾盂，止于膀胱，长约 30cm。其下端进入膀胱之前，在子宫颈外侧约 2cm 处，穿过子宫动脉下方形成交叉。在施行子宫切除结扎子宫动脉时，应避免损伤输尿管。

4. 直肠　位于子宫后方及阴道后壁。直肠前壁下 2/3 与阴道后壁紧贴，因此，妇科手术及分娩处理时均应注意避免损伤肛管及直肠。

5. 阑尾　与右侧输卵管及卵巢相邻，故妇女患阑尾炎时可累及子宫附件。

四、骨　　盆

女性骨盆为生殖器官之所在，也是胎儿娩出时必经的通道，又称骨产道。其大小、形状直接关系到分娩能否顺利进行。

（一）骨盆的组成

1. 骨盆的骨骼　骨盆由骶骨、尾骨及左右两块髋骨组成。每块髋骨由髂骨、坐骨及耻骨融合而成；骶骨由 5～6 块骶椎合成；尾骨由 4～5 块尾椎合成（图 2-6）。

2. 骨盆的关节　包括骶尾关节、骶髂关节和耻骨联合。骨盆的关节周围均有韧带附着，以骶骨、尾骨与坐骨结节之间的骶结节韧带和骶骨、尾骨与坐骨棘之间的骶棘韧带较为重要。骶棘韧带宽度是判断中骨盆是否狭窄的重要标志。妊娠期受激素影响，韧带较松弛，关节活动度稍有增加，有利于分娩。

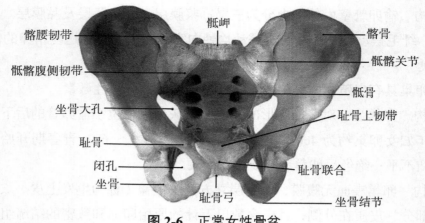

图 2-6　正常女性骨盆

髂腰韧带　　骶岬　　　　　髂骨
骶髂腹侧韧带　　　　　　　骶髂关节
坐骨大孔　　　　　　　　　骶骨
耻骨　　　　　　　　　　　耻骨上韧带
闭孔　　　　　　　　　　　耻骨联合
坐骨　　　　　　　　　　　坐骨结节
　　　耻骨弓

考点 骨盆的组成

（二）骨盆的分界

以耻骨联合上缘、两侧髂耻缘及骶岬上缘连线为界，将骨盆分为假骨盆（大骨盆）和真骨盆（小骨盆）两部分。假骨盆位于骨盆分界线之上，为腹腔的一部分，假骨盆与产道无直接关系，但假骨盆的径线关系到真骨盆的大小，因此，测量假骨盆的径线可作为了解真骨盆的参考，故在产科检查时应常规做骨盆外测量。真骨盆又称骨产道，位于骨盆分界线之下，是胎儿娩出的通道。

（三）骨盆的平面及其径线

为便于理解分娩时胎儿通过骨盆腔的过程，将真骨盆分为三个假想平面（图 2-7）。

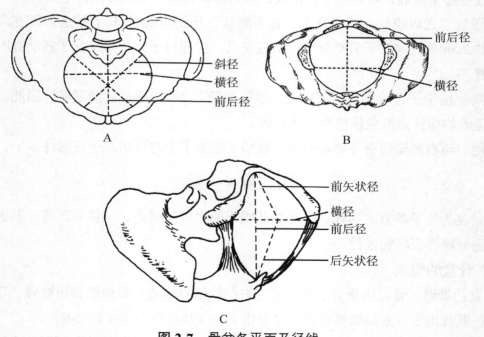

斜径
横径
前后径
A

前后径
横径
B

前矢状径
横径
前后径
后矢状径
C

图 2-7　骨盆各平面及径线
A.骨盆入口平面；B.中骨盆平面；C.骨盆出口平面

1. 骨盆入口平面　即真假骨盆的交界面，呈横椭圆形，有四条径线。

（1）入口前后径：又称真结合径，自耻骨联合上缘中点至骶岬前缘正中之间的距离，平均值为 11cm，是入口平面的重要径线。

（2）入口横径：为两侧髂耻缘间的最大距离，平均值为 13cm。

（3）入口斜径：左右各一，自左或右侧骶髂关节至对侧髂耻粗隆间的距离，分别称为左斜径或右斜径，平均值为 12.75cm。

2. 中骨盆平面　前方为耻骨联合下缘，两侧为坐骨棘，后方为骶骨下端，为骨盆最小平面。该平面有两条径线。

（1）中骨盆前后径：自耻骨联合下缘中点通过坐骨棘连线中点至骶骨下端间的距离，平均值为 11.5cm。

（2）中骨盆横径：又称坐骨棘间径，为两侧坐骨棘之间的距离，平均值为 10cm。

3. 骨盆出口平面　由两个以坐骨结节间径为共用底边且不在同一平面的三角形组成，前三角形的顶点是耻骨联合下缘，两侧为耻骨降支；后三角形的顶端为骶尾关节，两侧为骶结节韧带。该平面有四条径线。

（1）出口前后径：为耻骨联合下缘至骶尾关节间的距离，平均值为 11.5cm。

（2）出口横径：又称坐骨结节间径，为两侧坐骨结节前端内缘间的距离，平均值为 9cm。

（3）出口前矢状径：由耻骨联合下缘中点至坐骨结节间径中点间的距离，平均值为 6cm。

（4）出口后矢状径：骶尾关节至坐骨结节间径中点间的距离，平均值为 8.5cm。

考点　骨盆各平面的径线

（四）骨盆轴和骨盆倾斜度

连接骨盆各假想平面中点的曲线为骨盆轴。轴的上段向下稍向后，中段向下，下段向下向前。分娩时胎儿沿此轴娩出，故又称产轴（图 2-8）。

妇女直立时，骨盆入口平面与地平面所形成的角度称骨盆倾斜度，一般为 60°。如角度过大，常影响胎头衔接（图 2-9）。

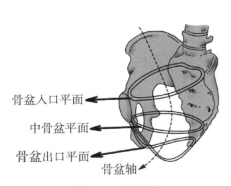

图 2-8　骨盆轴

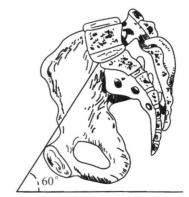

图 2-9　骨盆倾斜度

（五）骨盆的类型

根据骨盆形状，骨盆可分为四种类型（图 2-10）。①女型骨盆：为正常型骨盆，我国妇女此型最多见，其特点是入口呈圆形或横椭圆形，骶岬不过分前突，坐骨棘平伏，骶骨弧度适当，坐骨切迹较宽，出口横径较宽，出口后矢状径较长，耻骨弓角度约为90°；②男型骨盆；③类人猿型骨盆；④扁平型骨盆。

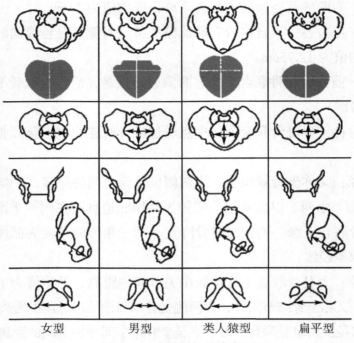

女型　　　男型　　　类人猿型　　　扁平型

图 2-10　骨盆的四种类型

五、骨　盆　底

骨盆底由多层肌肉和筋膜组成，封闭骨盆出口并承托盆腔脏器，使之保持正常位置。骨盆底由外向内分为3层。

1. 外层　即浅层筋膜与肌肉。在外生殖器和会阴部皮下组织的下方，由会阴浅筋膜及其深面的球海绵体肌、坐骨海绵体肌、会阴浅横肌和肛门外括约肌组成。此层肌肉的肌腱会合于阴道外口与肛门之间，形成中心腱。

2. 中层　即泌尿生殖膈。由上、下两层筋膜及位于其间的会阴深横肌和尿道括约肌构成，其中有尿道和阴道穿过此膈。

3. 内层　即盆膈。由肛提肌及其筋膜组成，为骨盆底最坚韧的一层。

狭义的会阴是指阴道口与肛门之间的软组织，厚3～4cm，又称会阴体，由外向内逐渐变窄呈楔形，表面为皮肤、筋膜，内层为会阴中心腱。妊娠期会阴组织变软有利于分娩，分娩时要保护会阴以防止发生裂伤。

第 2 节　女性生殖系统生理

一、女性一生各阶段的生理特点

1. 新生儿期　出生后4周内为新生儿期。女性胎儿在子宫内受母体雌激素的影响，生后几日内可能出现乳房略肿大、有少量乳汁分泌；出生后激素水平下降，可出现少量阴道出血，均属生理现象，数日内可自然消失。

2. 儿童期　从出生 4 周至 12 岁左右称儿童期。8 岁前身体生长发育较快，但生殖器官仍为幼稚型。8 岁以后，卵巢有少数卵泡发育并分泌少量雌激素，但仍达不到成熟阶段。在少量雌激素的影响下，乳房和内外生殖器开始发育，逐渐出现女性特征。

3. 青春期　世界卫生组织（WHO）定义的青春期为 10 ～ 19 岁。此期体格及生殖器官迅速发育，生殖器官由幼稚型转变为成人型，性功能日趋成熟。同时第二性征逐渐明显，月经初潮是青春期的一个重要标志。此时卵巢功能尚未发育成熟，少女的思想情绪和心理状态不稳定，应引起注意和关心。

4. 性成熟期　又称生育期，为卵巢生殖功能与内分泌功能最旺盛的时期，一般自 18 岁左右开始，持续约 30 年，生殖器官及乳房在卵巢激素的影响下发生周期性变化。

5. 绝经过渡期　是卵巢功能开始衰退至最后一次月经的时期。可始于 40 岁，历时长短不一。此期卵巢功能逐渐减退，卵泡不能发育成熟及排卵，月经不规律，生殖器官逐渐萎缩。

6. 绝经后期　是指绝经后的生命时期。女性 60 岁以后机体逐渐衰老进入老年期。此期卵巢功能完全衰竭，生殖器进一步萎缩退化。

考点　青春期开始的重要标志

二、卵巢的功能及周期性变化

（一）卵巢的周期性变化

从青春期开始至绝经前，卵巢在形态和功能上发生周期性变化，称为卵巢周期（图 2-11）。

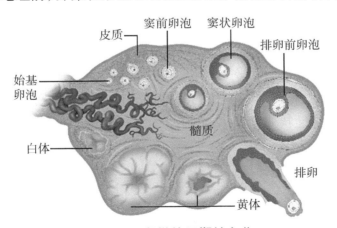

图 2-11　卵巢的周期性变化

1. 卵泡的发育和成熟　进入青春期后，在促性腺激素作用下，每月有成批卵泡发育，一般只有一个优势卵泡可达完全成熟，并排出卵子。其余卵泡自行退化闭锁。在女性一生中仅 400 ～ 500 个卵泡发育成熟并排卵。

2. 排卵　卵泡成熟时突出于卵巢表面，卵细胞和它周围的卵丘一起从卵巢排出的过程称为排卵。排卵多发生在下次月经来潮前 14 天左右，两侧卵巢交替排卵，也可由一侧卵巢连续排卵。

3. 黄体的形成及退化　排卵后卵泡液流出，卵泡腔内压力下降，卵泡壁塌陷，形成许多皱襞，卵泡壁的卵泡颗粒细胞和卵泡内膜细胞向内侵入，周围由结缔组织的卵泡外膜包围，共同形成黄体。在排卵后 7～8 天黄体发育达到高峰。

若排出的卵子未受精，黄体于排卵后 9～10 天开始萎缩变小、衰退并形成白体。黄体寿命平均 14 天。黄体衰退后月经来潮，此时卵巢中又有新的一批卵泡发育，开始新的周期。

考点 排卵时间

（二）卵巢的功能

1. 生殖功能　即产生卵子并排卵。

2. 内分泌功能　主要分泌雌激素（E）、孕激素（P）和少量的雄激素。

（1）雌激素：排卵前由卵泡颗粒细胞、卵泡内膜细胞产生；排卵后由黄体产生。

1）促使子宫发育；促进子宫平滑肌增生，提高子宫平滑肌对缩宫素的敏感性；对子宫内膜有增生作用；使宫颈口松弛，宫颈黏液分泌增多，变稀薄，拉丝度增加。

2）促进卵泡发育。

3）促进输卵管发育，增强输卵管的蠕动以利于受精卵的运输。

4）使阴道上皮细胞增生、角化、成熟，细胞内糖原增加，阴道酸度增加。

5）促进乳腺腺管增生，乳头和乳晕着色。

6）促使女性第二性征发育。

7）对下丘脑和垂体产生正、负反馈调节，控制垂体促性腺激素的分泌。

8）促进水、钠潴留；促进肝脏高密度脂蛋白合成，抑制低密度脂蛋白合成，降低循环中胆固醇水平；维持和促进骨基质代谢。

（2）孕激素：卵泡期卵泡不分泌孕激素，排卵后黄体分泌孕激素，至黄体成熟时达高峰。

1）使子宫肌肉松弛，降低子宫对缩宫素的敏感性；使增生期子宫内膜转化为分泌期内膜；宫颈黏液分泌减少，性状变黏稠。

2）抑制输卵管的蠕动。

3）使阴道上皮细胞脱落加快。

4）促进乳腺腺泡发育。

5）促进水钠排出。

6）对下丘脑和垂体产生负反馈作用，抑制垂体促性腺激素的分泌。

7）可使排卵后基础体温升高 0.3～0.5℃。

（3）雄激素：女性雄激素主要由肾上腺分泌，少量来源于卵巢。人体产生的雄激素主要为睾酮。雄激素可促进阴毛及腋毛的生长，促进蛋白质合成，促进肌肉生长和骨骼的发育，并可刺激骨髓红细胞的增生。

考点 雌、孕激素的生理功能

三、子宫内膜的周期性变化

随着卵巢的周期性变化，子宫内膜在性激素的影响下发生相应的周期性变化。

1. 增生期　月经周期的第 5 ～ 14 天。受雌激素影响子宫内膜增生变厚，腺体增多并伸长，螺旋小动脉增生、管腔增大，呈弯曲状，内膜充血。

2. 分泌期　月经周期的第 15 ～ 28 天。在黄体产生的孕激素和雌激素的作用下，内膜继续增厚，腺体增大变弯曲，螺旋小动脉迅速增长，更加弯曲，管腔进一步扩张，分泌功能旺盛，间质疏松水肿，为着床做准备。

3. 月经期　月经周期的第 1 ～ 4 天。由于黄体退化萎缩，雌、孕激素水平下降，导致内膜发生局灶性坏死，继而开始脱落、出血，表现为月经来潮。

考点　子宫内膜的周期性变化

四、月经及月经期的临床表现

1. 定义　伴随卵巢周期性变化子宫内膜发生周期性脱落及出血，称为月经，规律月经的出现是生殖功能成熟的标志。

2. 月经初潮　第 1 次月经来潮称月经初潮。月经初潮年龄多数在 13 ～ 15 岁。月经初潮的早晚受营养、体质、遗传等因素的影响。

3. 月经周期　两次月经第 1 日的间隔时间称为月经周期，一般为 21 ～ 35 天，平均 28 天，提前或延迟 3 天左右仍属正常。

4. 经期　是指月经持续的时间，一般为 2 ～ 8 天。月经量为 20 ～ 60ml，超过 80ml 为月经过多。

5. 月经血的特征　月经血呈碱性、暗红色，黏稠但不凝固，月经除血液成分外，还含有子宫内膜碎片、宫颈黏液及脱落的阴道上皮细胞。

6. 月经期症状　月经期一般无特殊不适症状，有些妇女可出现下腹坠胀、腰骶部酸胀、乳房胀痛、疲倦、头痛及情绪不稳定、腹泻或便秘等，属生理现象，一般不影响妇女正常工作和学习。

7. 月经期健康教育　妇女在月经期间盆腔充血，宫颈口较松弛，生殖器官抵抗力弱，故应注意：①保持外阴部清洁，禁止性生活、盆浴和游泳；②注意保暖，避免寒冷刺激；③保持精神愉快；④避免重体力劳动和剧烈的体育活动；⑤忌食辛辣刺激性食物。

考点　月经期的健康教育

五、月经周期的调节

月经周期的调节是一个复杂的过程，主要涉及下丘脑、垂体和卵巢，三者之间相互调节、相互影响，形成一个完整而协调的神经内分泌系统，称为下丘脑 - 垂体 - 卵巢轴。此轴还受中枢神经系统影响。

1. 下丘脑对垂体的调节　下丘脑产生促性腺激素释放激素（GnRH），促进腺垂体合成和释放促性腺激素。

2. 垂体对卵巢的调节　腺垂体分泌促性腺激素，包括促卵泡激素（FSH）和黄体生成素（LH），二者共同促进卵泡发育及成熟，促进排卵并形成黄体。

3. 卵巢激素的反馈作用　卵巢在腺垂体促性腺激素的作用下，产生雌激素和孕激素，雌激素对下丘脑和垂体既有正反馈也有负反馈作用，孕激素对下丘脑和垂体只有负反馈作用。

4. 下丘脑 - 垂体 - 卵巢轴之间的相互调节　月经周期中黄体萎缩后，体内雌、孕激素水平降至最低，对下丘脑和垂体的抑制解除，下丘脑开始分泌 GnRH，垂体在其作用下分泌并释放 FSH，促进卵泡发育，分泌雌激素，子宫内膜发生增生期变化。随着雌激素水平增高，对下丘脑的负反馈作用增强，抑制 GnRH 的分泌，垂体分泌并释放 FSH 也减少。成熟卵泡分泌雌激素达高峰时对下丘脑和垂体产生正反馈，形成 FSH 与 LH 高峰，促使成熟卵泡排卵。

排卵后，FSH 与 LH 水平急剧下降，黄体逐渐发育成熟，主要分泌孕激素及少量雌二醇，子宫内膜转化为分泌期内膜。排卵后第 7～8 日雌孕激素水平达高峰，共同发挥负反馈作用，促使垂体 FSH 与 LH 的分泌减少，黄体逐渐萎缩，雌、孕激素分泌减少，子宫内膜功能层发生剥脱而出现月经来潮。雌激素、孕激素水平降至最低水平，对下丘脑和垂体的负反馈抑制解除，开始下一个月经周期，如此周而复始（图 2-12）。

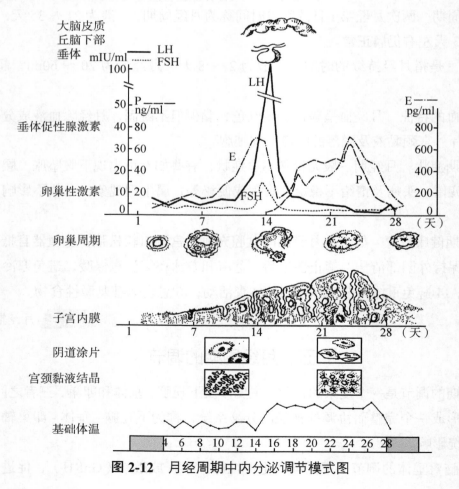

图 2-12　月经周期中内分泌调节模式图

自 测 题

A1/A2 型题

1. 女性正常中骨盆横径（坐骨棘间径）平均值为

    A. 8cm
    B. 9cm
    C. 10cm
    D. 11cm
    E. 12cm

2. 间接维持子宫前倾的韧带是

    A. 主韧带
    B. 圆韧带
    C. 阔韧带
    D. 宫骶韧带
    E. 骶棘韧带

3. 关于非孕期成人正常子宫，下列说法错误的是

    A. 子宫长 7 ~ 8cm

    B. 子宫体位于骨盆腔中央

    C. 容积 5ml

    D. 子宫峡部位于子宫颈与子宫体相连处

    E. 子宫腔呈下宽上窄的三角形

4. 患者，女，35 岁，于高处取物时不慎摔下，呈骑跨式伤及外阴部，疼痛难忍，出现外阴血肿，血肿最易发生的部位是

    A. 阴阜
    B. 阴道前庭
    C. 大阴唇
    D. 阴蒂
    E. 小阴唇

5. 生殖能力最旺盛期是

    A. 青春前期
    B. 青春期
    C. 性成熟期
    D. 绝经后期
    E. 绝经过渡期

6. 下列不是雌激素生理作用的是

    A. 提高子宫对缩宫素的敏感性

    B. 使宫颈黏液分泌增多

    C. 使阴道上皮细胞增生角化

    D. 使乳腺管增生

    E. 使基础体温升高 0.3 ~ 0.5℃

7. 使子宫内膜由增生期转化为分泌期的激素是

    A. 胎盘生乳素
    B. 雄激素
    C. 雌激素
    D. 孕激素
    E. 人绒毛膜促性腺激素

8. 有关月经的描述错误的是

    A. 经血一般不凝

    B. 月经期抵抗力降低

    C. 经期 2 ~ 8 天

    D. 月经血量 90ml 属于正常

    E. 是女性性成熟的标志

9. 蔡某，女，27 岁。平素月经规律，月经周期为 30 天，该患者的排卵一般在月经周期的

    A. 第 5 天
    B. 第 12 天
    C. 第 14 天
    D. 第 16 天
    E. 第 20 天

10. 患者，女，29 岁。平素月经规律，周期为 28 天，持续时间为 4 天，末次月经是 5 月 6 号，今天是 5 月 25 号，其子宫内膜变化处于

    A. 月经期
    B. 增殖期
    C. 分泌期
    D. 月经前期
    E. 初潮期

（吴晓明）

|第3章|
正常妊娠期妇女的护理

第1节 妊娠生理

一、受精与受精卵的着床与发育

妊娠是胚胎和胎儿在母体内发育成长的过程。卵子受精是实际妊娠的开始,胎儿及其附属物自母体排出是妊娠的终止。临床以末次月经第1日作为妊娠的开始,妊娠期约40周(280日),以4周作为1个妊娠月,共10个妊娠月。

1. 受精 是指获能的精子和卵子结合形成受精卵的过程。受精多数发生在排卵后数小时内,一般不超过24小时。

精子经阴道、子宫颈管、子宫腔进入输卵管腔,在生殖道分泌物中淀粉酶的作用下获得受精能力,称为精子获能。成熟卵子从卵巢排出后,经输卵管伞"拾卵"后进入输卵管壶腹部等待精子的到来,精卵相遇后精子头部释放顶体酶,溶解卵子外围的放射冠和透明带,进入卵子内形成受精卵,完成受精过程。

2. 受精卵的输送、发育与着床 受精卵借助输卵管蠕动和上皮纤毛摆动向子宫腔方向移动,同时进行有丝分裂,受精后72小时分裂成16个细胞的实心细胞团,称桑葚胚,随后形成早期囊胚。受精后4日,早期囊胚进入宫腔,受精后第5~6日透明带消失,体积增大,继续分裂发育成晚期囊胚。

晚期囊胚植入子宫内膜的过程称为植入或着床。着床在受精后第6~7日开始,11~12日完成。着床部位多位于子宫后壁上部。

二、胎儿附属物的形成与功能

胎儿附属物是指胎儿以外的组织,包括胎盘、胎膜、脐带和羊水。

(一)胎盘

1. 胎盘的形成 胎盘由羊膜、叶状绒毛膜和底蜕膜构成,是母儿间进行物质交换的器官。

(1)蜕膜:受精卵着床后,子宫内膜迅速发生蜕膜样改变,根据子宫蜕膜与囊胚的位置关系可分为三部分(图3-1)。①底蜕膜:位于受精卵与子宫肌层之间的蜕膜;②包蜕

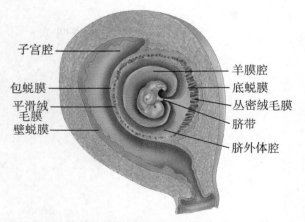

子宫腔

包蜕膜
平滑绒
毛膜
壁蜕膜

羊膜腔
底蜕膜
丛密绒毛膜
脐带
脐外体腔

图3-1 胚胎与蜕膜间的关系

膜：覆盖在囊胚表面的蜕膜，随囊胚发育逐渐凸向宫腔，妊娠中期以后与真蜕膜逐渐融合，成为胎膜的一部分；③真蜕膜：除底蜕膜及包蜕膜以外覆盖子宫腔表面的蜕膜，又称壁蜕膜。

（2）叶状绒毛膜：晚期囊胚着床后，滋养层表面长出许多毛状突起，称绒毛。与底蜕膜相接触的绒毛，营养丰富，发育良好，反复分支生长繁茂称为叶状绒毛膜（即丛密绒毛膜），是构成胎盘的主要部分；与包蜕膜接触的绒毛，血供匮乏，绒毛逐渐萎缩退化称平滑绒毛膜，是构成胎膜的主要部分。

（3）羊膜：是胎盘最内层附着在胎盘胎儿面的半透明薄膜，光滑，无血管、神经及淋巴，有一定弹性，参与羊水的交换。

2. 胎盘的结构　妊娠足月胎盘呈圆形或椭圆形盘状，重 450～650g，直径 16～20cm，厚 1～3cm，中间厚，边缘薄。胎盘分为胎儿面和母体面。胎儿面光滑、灰白色，表面为羊膜，中间或稍偏处有脐带附着。母体面粗糙，暗红色，由 18～20 个胎盘小叶构成。

3. 胎盘的功能　胎盘具有物质交换、防御、合成及免疫等功能。

（1）气体交换：O_2 是维持胎儿生命最重要的物质。胎儿和母体之间 O_2 和 CO_2 经简单扩散方式进行交换，以保证胎儿 O_2 的需要和 CO_2 的排出，替代胎儿呼吸系统功能。

（2）营养供给：由母体经胎盘供给胎儿生长发育所需的营养，如葡萄糖、水、电解质等。

（3）排出胎儿代谢产物：尿素、肌酐等代谢产物，经胎盘入母血后由母体排出体外。

（4）防御功能：胎盘的屏障功能有限。各种病毒（如风疹病毒、流感病毒等）易通过胎盘侵袭胎儿；细菌、弓形虫、衣原体等可在胎盘部位形成病灶，破坏绒毛结构感染胎儿；分子量小、对胎儿有害的药物亦可通过胎盘作用于胎儿，导致胎儿畸形甚至死亡。母血中免疫抗体 IgG 可通过胎盘，使胎儿得到抗体，在出生后短时间内对婴儿起到保护作用。

（5）合成功能：胎盘能合成多种激素和酶。

1）人绒毛膜促性腺激素（hCG）：受精卵着床后，合体滋养细胞开始分泌 hCG，受精后 10 日左右可自母体血清中测出 hCG，检测 hCG 是诊断早孕最敏感的方法。妊娠 8～10 周分泌达最高峰，持续 1～2 周后迅速下降，分娩后 2 周内消失。hCG 可使月经黄体发育成为妊娠黄体，分泌甾体激素维持妊娠。

2）胎盘生乳素（HPL）：由合体滋养细胞分泌，妊娠 5～6 周开始，34～36 周达高峰，直至分娩，约产后 7 小时即测不出。主要功能是促进孕妇乳腺腺泡发育。

3）雌激素和孕激素：妊娠早期由卵巢妊娠黄体产生，妊娠 8～10 周起由胎盘合成。主要生理作用是共同参与妊娠期母体的生理变化。

4）酶：胎盘能合成多种酶，包括缩宫素酶和耐热性碱性磷酸酶。

考点　胎盘的功能

（二）胎膜

胎膜由外层的平滑绒毛膜和内层的羊膜组成。具有保持羊膜腔的完整性、预防宫腔感染、参与维持羊水平衡和分娩发动等作用。

（三）脐带

脐带是连接胎儿和胎盘的条索状组织，脐带一端连于胎儿腹壁脐轮，另一端附着于胎盘胎儿面。足月妊娠脐带长 30～100cm，平均约 55cm，脐带表面由羊膜覆盖，内有 1 条脐静脉和 2 条脐动脉，血管周围有保护脐带血管的华通胶。脐带是母儿间气体交换、营养物质供应和代谢产物排出的重要通道，若脐带受压，可致胎儿宫内窘迫或死亡。

考点 脐带的长度与血管

（四）羊水

羊水为充满羊膜腔内的液体。

1. 羊水的来源　羊水在妊娠早期主要来自母体血清经胎膜进入羊膜腔的透析液，在妊娠中期以后主要来自胎儿的尿液，妊娠晚期胎肺参与羊水的生成。

2. 羊水量、性状及成分　妊娠期羊水量逐渐增加。妊娠 38 周约 1000ml，此后逐渐减少，妊娠 40 周羊水量约 800ml。足月妊娠时羊水比重为 1.007～1.025，pH 约 7.20，略浑浊，内含胎脂、毳毛、胎儿脱落上皮细胞、少量白细胞、白蛋白、大量激素和酶等。

3. 羊水的功能

（1）保护胎儿：保持羊膜腔恒温；避免胎儿受到挤压，防止胎体粘连，避免脐带受压致胎儿窘迫；促进胎儿消化道及肺发育。

（2）保护母体：减轻胎动不适；临产后扩张软产道；破膜后润滑和冲洗阴道，减少感染机会。

考点 羊水的量

三、胎儿的发育及特征

（一）胚胎、胎儿发育的特征

受精后 8 周（妊娠第 10 周）内称为胚胎，是主要器官分化形成的时期；自受精 9 周（妊娠第 11 周）起称为胎儿，是各器官进一步发育成熟的时期。各期发育特征如下表（表 3-1）。

表 3-1　胎儿发育特征

胎龄（周）	外形特征	身长（cm）	体重（g）
8 周末	胚胎初具人形，头大，能分辨眼、耳、口、鼻、手指及脚趾，各器官正在发育。B 超显示心脏已形成并有搏动	—	—
12 周末	外生殖器已经发育，部分可初辨性别，胎儿四肢可活动	9	45
16 周末	从外生殖器可确认胎儿性别，头皮已长毛发，开始出现呼吸运动。部分孕妇能自觉胎动	16	110
20 周末	皮肤暗红，出现胎脂，全身覆盖毳毛，有吞咽和排尿功能，检查孕妇时听诊在腹壁可听到胎心音，胎动明显	25	320

胎龄（周）	外形特征	身长（cm）	体重（g）
24 周末	各脏器均已发育，皮下脂肪开始沉积，皮肤呈皱缩状，出现眉毛和睫毛	30	630
28 周末	头发、指（趾）甲已长出、皮下脂肪少。出生后能啼哭及吞咽，但生存能力弱，易患特发性呼吸窘迫综合征，加强护理可存活	35	1000
32 周末	皮肤深红，面部毳毛已脱落，生存能力尚可，出生后注意护理可存活	40	1700
36 周末	身体圆润，毳毛明显减少，乳房突出，指（趾）甲超出指端，出生后生存能力良好，基本可存活	45	2500
40 周末	胎儿发育成熟，皮肤粉红，皮下脂肪多。男性睾丸已降至阴囊内，女性大、小阴唇发育良好。出生后哭声响亮，吸吮力强，能很好存活	50	3400

（二）胎头的结构与径线

分娩过程中，胎儿大小是决定分娩能否顺利进行的重要因素之一。胎头径线过大时，可因相对性骨盆狭窄造成难产。

1. 胎头颅骨　由 2 块顶骨、2 块额骨、2 块颞骨及 1 块枕骨构成。颅骨间缝隙称颅缝，两顶骨之间为矢状缝，顶骨与额骨之间为冠状缝，枕骨与顶骨之间为人字缝，两额骨之间为额缝。两颅缝交界处空隙较大称为囟门，位于胎头前方的囟门呈菱形称前囟（大囟门），位于胎头后方的囟门呈三角形称后囟（小囟门）（图 3-2）。临产后可通过矢状缝和囟门位置判断胎方位。

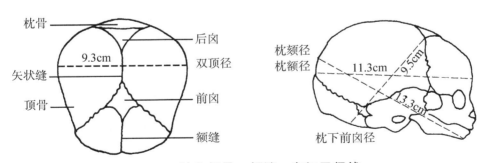

图 3-2 胎儿颅骨、颅缝、囟门及径线

2. 胎头径线　①双顶径：为两顶骨隆突间的距离，是胎头最大的横径，足月时平均约 9.3cm；②枕额径：鼻根上方至枕骨隆突间的距离，足月时平均约 11.3cm；③枕下前囟径：为前囟中央至枕骨隆突下方的距离，足月时平均约 9.5cm；④枕颏径：为颏骨下方中央至后囟顶部间的距离，足月时平均约 13.3cm（图 3-2）。

考点 胎头的正常径线

第 2 节　妊娠期母体的变化及护理

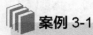

案例 3-1

赵女士，28 岁，已婚，因"停经 50 天，乏力、嗜睡 1 周"就诊，经检查确诊为早孕。该女士想要了解妊娠期相关知识，你是值班护士，请对该女士提出的问题从专业角度进行解答：

1. 孕妇的身体在妊娠期会发生哪些变化？

2. 孕妇该注意哪些问题？

一、生理变化

在胎盘产生的激素及神经内分泌的影响下，孕妇全身各系统发生一系列生理性变化。

（一）生殖系统

1. 子宫　随着妊娠进展，子宫体增大变软，妊娠足月时子宫体积达到 35cm×25cm×22cm，子宫腔容量约 5000ml，重量约 1100g。妊娠 12 周后，增大的子宫超出盆腔，可在耻骨联合上触及。妊娠晚期子宫多呈不同程度右旋。

子宫峡部随着妊娠进展逐渐伸展拉长变薄，扩展为子宫腔的一部分，临产后伸展至 7～10cm，成为产道的一部分，称为子宫下段。

子宫颈充血、水肿，变软，呈紫蓝色；腺体增生、肥大。宫颈黏液增多，形成黏液栓，保护子宫腔免受外来感染侵袭。

2. 输卵管　伸长、充血；黏膜可呈蜕膜样改变。

3. 卵巢　卵巢停止排卵及卵泡发育；略增大，妊娠 10 周内妊娠黄体产生大量雌激素及孕激素，以维持妊娠；妊娠 10 周后胎盘取代黄体功能，黄体开始萎缩。

4. 阴道　黏膜变软，充血呈紫蓝色，皱襞增多，伸展性增加，分泌物增多，阴道酸度增高，有利于防止感染。

5. 外阴　皮肤增厚，色素沉着，组织变松软，伸展性增加。

考点　子宫体容积容量与子宫峡部的变化

（二）乳房

妊娠早期乳房开始增大，孕妇自觉乳房发胀或偶有刺痛。乳头、乳晕色素沉着，乳头增大易勃起。乳晕皮脂腺肥大形成结节状小隆起，称蒙氏结节。妊娠末期挤压乳房有少许黄色稀薄液体溢出称初乳。

（三）血液循环系统

1. 血容量　从妊娠 6～8 周开始增加，妊娠 32～34 周达高峰，其中血浆增加量多于红细胞增加量，血液稀释出现生理性贫血。

2. 血液成分　红细胞及白细胞增多，白细胞计数一般为（5～12）×10⁹/L，有时可达 15×10⁹/L，主要为中性粒细胞；凝血因子除Ⅺ、Ⅻ降低，其他均增加，血液处于高凝状态。

3. 心脏　心脏向左、向上移位，部分孕妇在心尖区可闻及Ⅰ～Ⅱ级柔和吹风样收缩期杂音。妊娠晚期心率增加 10 ～ 15 次 / 分。

4.血压　妊娠早期和中期血压偏低，妊娠晚期血压轻度升高。妊娠晚期长时间仰卧位时增大的子宫压迫下腔静脉，导致回心血量减少和心排血量减少，血压下降，称仰卧位低血压综合征。

考点　妊娠期血容量达高峰时间、心脏杂音的类型和妊娠晚期血压的变化

（四）其他系统的变化见表 3-2。

表 3-2　妊娠期其他系统的生理变化

系统名称	生理变化
泌尿系统	因肾血浆流量及肾小球滤过率增加而肾小管对葡萄糖的重吸收能力不变，约15% 的孕妇餐后出现生理性糖尿；妊娠早期、晚期因为子宫压迫膀胱均有尿频现象；右旋子宫压迫右侧输尿管，孕妇易发生右侧肾盂肾炎
呼吸系统	过度通气现象有利于供给孕妇和胎儿所需的氧，并通过胎盘排出胎儿血中的二氧化碳；妊娠晚期以胸式呼吸为主，呼吸快而深；上呼吸道黏膜增厚，充血、水肿，易发生上呼吸道感染
消化系统	妊娠早期有早孕反应；妊娠中晚期孕激素影响胃内容物逆流至食管产生烧灼感；肠蠕动减弱，易发生便秘甚至痔疮
内分泌系统	腺垂体、甲状腺等均有不同程度的增大，激素分泌增多；垂体催乳素增加为泌乳做准备
皮肤	促黑素细胞刺激激素分泌增加，故孕妇面颊、乳头、乳晕等处出现色素沉着；面颊出现呈蝶形分布的褐色妊娠斑，产后逐渐消退；孕妇腹壁皮肤弹力纤维过度伸展而断裂出现妊娠纹
新陈代谢	基础代谢率妊娠早期略下降，中期略增高，晚期可增高15% ～ 20%；至妊娠足月时，体重平均约增加 12.5kg；胎儿生长发育需要大量的钙，妊娠期应注意加强钙的摄入
其他	骨质通常无变化；韧带、关节有松弛，可能与胎盘分泌的松弛素有关，易出现腰骶部及肢体疼痛不适

二、心理 - 社会调适

随着妊娠的进展，孕妇及家庭成员的心理会有不同的变化。准父母的心理及社会方面需要重新适应和调整，孕妇良好的心理适应有助于产后亲子关系的建立及母亲角色的完善。

（一）孕妇常见的心理反应

1.惊讶和震惊　几乎所有孕妇在妊娠初期都会产生此反应。

2.矛盾心理　既有妊娠的愉悦感，又有诸多不适宜妊娠的理由，多见于未计划妊娠孕妇。

3.接受　在适应了妊娠的多种不适后，特别是胎动的出现让孕妇真实接纳了孩子的存在并开始为孩子出生做各种准备，称为"筑巢反应"。

4.情绪波动　孕妇情绪波动大，易激动。

（二）孕妇的心理调适

美国妇产科护理学专家鲁宾（Rubin）提出，孕妇为接受新生命的诞生，维持个人及家庭的功能完整及和谐，必须适应以下几项孕期心理发展调适。

1.确保自己及胎儿顺利度过妊娠期、分娩期　孕妇的注意力集中于胎儿和自己的健康，学习相关的产科护理方面的知识。

2. 促使家庭成员接受新生儿　孕妇接受了孩子的同时寻求家庭成员对孩子的接受和认可。

3. 学习对孩子奉献自己　妊娠过程中，孕妇为了适应孩子的成长尽量调整自己，从而顺利担负起产后照顾孩子的重任。

4. 情绪上与胎儿连成一体　随着妊娠的进展，尤其是胎动出现后，孕妇和胎儿在胎教的实施过程中逐渐建立起亲密的感情。

第 3 节　妊娠诊断

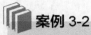**案例 3-2**

　　张女士，26 岁，已婚，因"停经 48 天，恶心、呕吐 3 天"就诊，经检查确诊为早孕。如果你是责任护士，请问：

　　1. 医生是根据哪些临床表现诊断早期妊娠的？

　　2. 该孕妇妊娠中、晚期有哪些临床表现？

　　3. 如何判断胎方位？

　　根据妊娠不同时期的特点将妊娠分为三个时期：妊娠 13 周末以前称早期妊娠；妊娠第 14 ～ 27 周末称中期妊娠；妊娠第 28 周及其后称晚期妊娠。

一、早期妊娠诊断

（一）临床表现

1. 停经　妊娠最早、最重要的症状。月经周期正常且有性生活史的生育期妇女，一旦月经过期 10 日以上，首先考虑妊娠。

2. 早孕反应　约半数妇女于停经 6 周出现头晕、乏力、嗜睡、流涎、食欲减退、厌油、恶心、晨起呕吐、喜食酸物或择食等症状，称早孕反应。多于妊娠 12 周左右自行消失。

3. 尿频　前倾增大的子宫压迫膀胱，可引起尿频。子宫增大进入腹腔后尿频消失。

4. 乳房变化　乳房增大、发胀，乳头刺痛；乳头、乳晕着色，出现蒙氏结节。

5. 妇科检查　阴道黏膜和宫颈阴道部充血，呈紫蓝色。停经 6 ～ 8 周，双合诊检查子宫峡部极软，感觉宫颈与宫体似不相连，称黑加征（Hegar sign），是早孕的典型体征。子宫增大变软，停经 8 周时为非孕期的 2 倍，停经 12 周时为非孕期的 3 倍，在耻骨联合上方可触及。

（二）辅助检查

1. 妊娠试验　受精后 10 日，即可用放射免疫法测出受检者血中 hCG 升高。临床多用早早孕试纸法检测受检者尿液，阳性结果有助于诊断早孕，但要确定是否为宫内妊娠，还需超声检查。

2. 超声检查　B 超是确诊早孕快速、准确的方法，最早在停经 5 周时即可见圆形或椭圆形妊娠囊。停经 9 ～ 13^{+6} 周，B 超检查可排除严重的胎儿畸形，如无脑儿。

二、中、晚期妊娠诊断

（一）临床表现

1. 子宫增大　腹部检查触及子宫底，随着妊娠月份的增加，子宫底逐渐升高，根据手测宫底高度或尺测耻骨联合上子宫长度，可以估计胎儿大小与妊娠周数（表 3-3，图 3-3）。

表 3-3　不同妊娠周数的子宫底高度及子宫长度

妊娠周数	手测子宫底高度	尺测耻骨联合上子宫长度（cm）
12 周末	耻骨联合上 2～3 横指	—
16 周末	脐耻之间	—
20 周末	脐下 1 横指	18（15.3～21.4）
24 周末	脐上 1 横指	24（22.0～25.1）
28 周末	脐上 3 横指	26（22.4～29.0）
32 周末	脐与剑突之间	29（25.3～32.0）
36 周末	剑突下 2 横指	32（29.8～34.5）
40 周末	脐与剑突之间或略高	33（30.0～35.3）

2. 胎动　胎儿在子宫内的躯体活动称胎动。孕妇于妊娠 20 周左右开始自觉胎动，随孕周增加，妊娠 32～34 周达高峰，妊娠 38 周后逐渐减少。妊娠 28 周以后，正常胎动次数 ≥ 10 次 /2 小时。

3. 胎心音　妊娠 12 周用多普勒胎心听诊仪能探测到胎心，妊娠 18～20 周用听诊器经孕妇腹壁能听到胎心音，正常情况下每分钟 110～160 次。

4. 胎体　妊娠 20 周后，经孕妇腹壁可触及子宫内的胎体。妊娠 24 周后，运用腹部四步触诊法能辨别胎头、胎背、胎臀及胎儿四肢，从而判断胎产式、胎先露和胎方位。

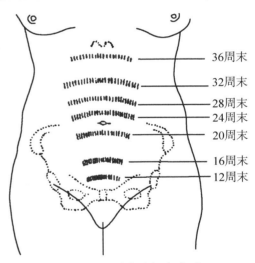

图 3-3　手测子宫底高度

考点　不同妊娠周数的手测子宫底高度、胎心胎动出现的时间及正常值

（二）辅助检查

1. 超声检查　B 超能清楚显示胎儿数目、胎方位、胎心、胎盘位置、羊水量，评估胎儿体重，且能测定胎头双顶径、股骨长等多条径线，了解胎儿生长发育情况。妊娠 18～24 周，可采用超声进行胎儿系统检查，筛查胎儿有无结构畸形。

2. 其他检查　根据具体情况来选择，如羊水、血常规、尿常规、血糖、心电图检查等。

三、胎产式、胎先露、胎方位

（一）胎产式

胎体纵轴与母体纵轴的关系称胎产式。两轴平行者称纵产式，占妊娠足月总数的

99.75%；两轴垂直者称横产式，仅占妊娠足月总数的 0.25%；两轴交叉呈角度者称斜产式，属暂时的，在分娩过程中多数转为纵产式，偶尔转成横产式（图 3-4）。

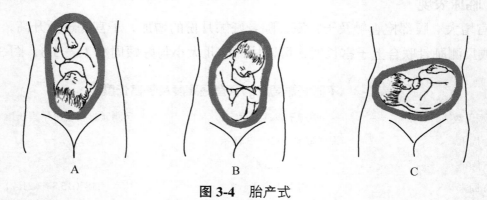

图 3-4　胎产式

A. 纵产式 - 头先露；B. 纵产式 - 臀先露；C. 横产式 - 肩先露

（二）胎先露

最先进入骨盆入口的胎儿部分称胎先露。纵产式有头先露及臀先露，横产式为肩先露。头先露分为枕先露、前囟先露、额先露及面先露（图 3-5）。臀先露分为单臀先露、完全臀先露和不完全臀先露（图 3-6）。不完全臀先露可以分为单足先露、双足先露等。横产式时最先进入骨盆的是胎儿肩部，为肩先露。偶见头先露或臀先露与胎手或胎足同时入盆，称复合先露（图 3-7）。临床上最常见的胎先露为头先露，头先露中最常见的是枕先露。

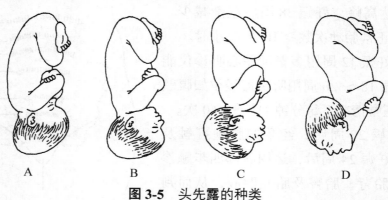

图 3-5　头先露的种类

A. 枕先露；B. 前囟先露；C. 额先露；D. 面先露

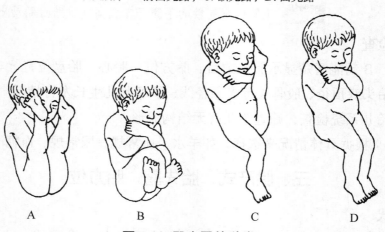

图 3-6　臀先露的种类

A. 单臀先露；B. 完全臀先露；C 和 D. 不完全臀先露

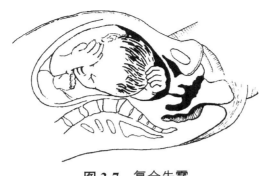

图 3-7　复合先露

（三）胎方位

胎儿先露部的指示点与母体骨盆的关系称胎方位。枕先露以枕骨、面先露以颏骨、臀先露以骶骨、肩先露以肩胛骨为指示点。每个指示点与母体骨盆入口左、右、前、后、横的不同位置构成不同胎方位（表 3-4）。如枕先露时，胎头枕骨位于母体骨盆的左前方，应为枕左前位，余类推。

表 3-4　胎产式、胎先露和胎方位的关系与种类

胎产式	胎先露		胎方位		
纵产式 （99.75%）	头先露 （95.75%～97.75%）	枕先露 （95.55%～97.55%）	枕左前（LOA）	枕左横（LOT）	枕左后（LOP）
			枕右前（ROA）	枕右横（ROT）	枕右后（ROP）
		面先露 （0.2%）	颏左前（LMA）	颏左横（LMT）	颏左后（LMP）
			颏右前（RMA）	颏右横（RMT）	颏右后（RMP）
	臀先露 （2%～4%）		骶左前（LSA）	骶左横（LST）	骶左后（LSP）
			骶右前（RSA）	骶右横（RST）	骶右后（RSP）
横产式 （0.25%）	肩先露（0.25%）		肩左前（LScA）	—	肩左后（LScP）
			肩右前（RScA）	—	肩右后（RScP）

考点　胎产式、胎先露、胎方位的概念

第 4 节　妊娠期管理

案例 3-3

赵女士，28 岁，已婚，停经 6 周，尿妊娠试验（＋）。产科门诊首次产前检查，既往月经规律，末次月经（LMP）2021 年 8 月 27 日，一般检查无异常，骨盆外测量检查显示：髂棘间径 23.5cm，髂嵴间径 27cm，骶耻外径 17.5cm，出口横径 8.5cm。护士应对孕妇进行指导：

1. 该孕妇的预产期是什么时候？正常产前检查的时间是什么时候？

2. 骨盆外测量的结果是否正常？还需要做什么检查进行确诊？

妊娠期管理指从确定妊娠开始，对孕妇定期产前检查以明确孕妇和胎儿的健康状况，及

早发现和处理异常妊娠，加强胎儿宫内监护，保障孕妇和胎儿的健康，直至安全分娩。

妊娠期管理主要通过定期产前检查来实现，收集完整的病史资料，进行体格检查，为孕妇提供连续的整体护理。

产前检查从确诊早孕开始，首次检查一般在 6～8 周为宜。妊娠 20～36 周每 4 周检查 1 次，妊娠 37 周后每周检查 1 次。我国的《孕前和孕期保健指南（2018 年）》推荐的产前检查时间为：妊娠 6～13^{+6} 周、14～19^{+6} 周、20～24 周、25～28 周、29～32 周、33～36 周各 1 次，37～41 周每周检查 1 次。高危妊娠者，应酌情增加产前检查次数和检查项目。

围生医学是研究围生期内对围生儿及孕产妇进行卫生保健的一门科学，对降低围生期母儿死亡率和残疾儿发生率、保障母儿健康具有重要意义。围生期指产前、产时、产后的一段时间。我国现阶段认为从妊娠满 28 周（即胎儿体重 ≥ 1000g 或身长 ≥ 35cm）至产后 1 周为围生期。

一、护理评估

（一）健康史

1. 个人资料

（1）年龄：年龄过小易发生难产；年龄超过 35 岁易发生妊娠期高血压、产力异常、产道异常等。

（2）职业：妊娠早期接触放射线者能诱发基因突变，造成流产和胎儿畸形。

（3）其他：孕妇受教育程度、婚姻状况、经济状况、住址、电话等资料。

（4）目前健康状况：询问孕妇的饮食习惯、休息与睡眠情况、排泄情况、日常活动与自理情况等。怀孕后各方面的变化及对孕妇的影响程度等。

2. 月经史　询问初潮年龄，了解月经周期、经期、末次月经日期。

3. 孕产史　既往有无流产、早产、难产、死胎、死产、产后出血史。了解本次妊娠经过，早孕反应出现时间、程度，有无病毒感染史及用药情况，胎动开始时间，妊娠过程中有无阴道流血、头痛、心悸、气短、下肢水肿等症状。有异常者了解发生经过及治疗情况。

4. 既往史　有无心脏病、高血压、结核病、糖尿病、血液病、肝肾疾病及药物过敏史等。

5. 家族史　家族有无遗传病史、精神病史、双胎妊娠及妊娠合并症病史等。

6. 配偶健康状况　询问丈夫有无烟酒嗜好、遗传性疾病及传染性疾病。

7. 预产期的推算　问清末次月经（LMP）的日期，推算预产期（EDC）。按末次月经的第 1 日计算，月份加 9 或减 3，日期加 7 即为预产期。实际分娩日期与推算的预产期可以相差 1～2 周。若末次月经记不清或哺乳期月经未来潮而妊娠者，可根据早孕反应、胎动开始时间、子宫底高度及 B 超测得胎头双顶径等值推算预产期。

考点 预产期的推算

（二）身体状况

1. 全身检查　观察孕妇发育、营养状况及步态；测量身高、体重，身高＜145cm 者常伴骨盆狭窄；测量血压，孕妇正常血压不应超过 140/90mmHg；计算体重指数（BMI），妊娠晚期孕妇体重每周增加不超过 500g；听诊心、肺，检查肝、脾、肾等；检查乳房发育及乳头有无凹陷；检查脊柱有无畸形、下肢有无水肿。

2. 产科检查　包括腹部检查、骨盆测量、阴道检查及绘制妊娠图。

（1）腹部检查：孕妇排空膀胱后仰卧于检查床上，头部稍垫高，露出腹部，双腿略屈曲稍分开，使腹肌放松。检查者站在孕妇右侧。

1）视诊：注意腹形及大小，腹部有无妊娠纹、手术瘢痕和水肿。如孕妇腹部向前突出（尖腹，多见于初产妇）或向下悬垂（悬垂腹，多见于经产妇），应考虑骨盆狭窄的可能。

2）触诊：注意腹肌紧张度，有无腹直肌分离，了解羊水量及子宫的敏感度。用手测子宫底高度，用软尺测耻骨联合上子宫底的弧形长度和腹围值。用四步触诊法检查子宫大小、胎产式、胎先露、胎方位及胎先露是否衔接（表 3-5，图 3-8）。

表 3-5　腹部四步触诊法方法及意义

步骤	操作者位置	检查方法	意义
第一步	面向孕妇头端	检查者双手置于子宫底部，然后双手指腹相对交替轻推，判断子宫底的胎儿部分，如为胎头，圆而硬有浮球感；如为胎臀，软而宽且形状略不规则	了解子宫外形、子宫底高度，估计胎儿大小与妊娠月份是否相符，判断宫底为胎儿何部分
第二步	面向孕妇头端	检查者两手置于腹部两侧，一手固定，另一手轻轻深按检查，两手交替。平坦饱满者为胎背，并确定胎背朝向。凹凸不平、可变形的部分为胎儿肢体	分辨胎背及胎儿四肢的位置
第三步	面向孕妇头端	检查者右手置于耻骨联合上方，拇指与其余 4 指分开，握住胎先露，并左右推动确定是否衔接。胎先露高浮表示尚未入盆；如已衔接，胎先露不能被推动	查清先露是胎头或胎臀，并确定胎先露是否衔接
第四步	面向孕妇足端	检查者两手置于胎先露的两侧，沿骨盆入口方向向下深压	再次核查先露部的诊断是否正确，并确定胎先露入盆的程度

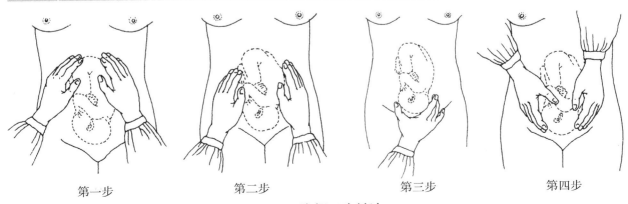

第一步　　　　第二步　　　　第三步　　　　第四步

图 3-8　腹部四步触诊

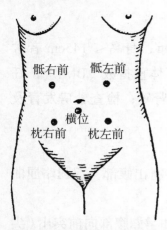

图 3-9　不同胎方位的胎
　　　　心音听诊部位

骶右前　骶左前

横位

枕右前　枕左前

3）听诊：胎心音在孕妇腹壁胎背侧上方听得最清楚。妊娠 24 周后枕先露时，胎心音在脐下方左侧或右侧；臀先露时，胎心音在脐上方左侧或右侧；肩先露时，胎心音在靠近脐下方听得最清楚（图 3-9）。

考点　胎心音听诊的部位

（2）骨盆测量：了解骨产道情况，判断胎儿是否能经阴道分娩。

1）骨盆外测量：常测量髂棘间径、髂嵴间径、骶耻外径、坐骨结节间径、出口后矢状径及耻骨弓角度等（表 3-6）。

表 3-6　骨盆外测量的方法、正常值及意义

名称	体位与方法	正常值（cm）	意义
髂棘间径	孕妇伸腿仰卧位，测两髂前上棘外缘间的距离（图 3-10）	23～26	低于正常提示入口平面横径狭窄
髂嵴间径	孕妇伸腿仰卧位，测量两髂嵴外缘间的最宽距离（图 3-11）	25～28	低于正常提示入口平面横径狭窄
骶耻外径	孕妇左侧卧位，左腿屈曲，右腿伸直，测量耻骨联合上缘中点到第 5 腰椎棘突下凹陷处（相当于腰骶部米氏菱形窝上角）的距离（图 3-12）	18～20	可间接推测骨盆入口前后径长短，是骨盆外测量中最重要的径线
出口横径（坐骨结节间径）	产妇仰卧位，两腿屈曲，双手抱膝，测两侧坐骨结节内缘间的距离（图 3-13）	8.5～9.5	低于 8cm 提示出口横径狭窄，需要加测出口后矢状径
出口后矢状径	坐骨结节间径中点到骶骨尖的距离。检查者戴手套，右手示指伸进孕妇肛门向骶骨方向，拇指在体外骶尾部，共同找到骶骨尖端，用骨盆出口测量器测量坐骨结节间径中点至骶骨尖端的距离，即为出口后矢状径（图 3-14）	8～9	出口横径与出口后矢状径之和小于 15cm 提示出口平面狭窄
耻骨弓角度	体位同坐骨结节间径的测量，用两拇指尖斜着对拢，放于耻骨联合下缘，左右两拇指平放在耻骨降支的上面，测量两拇指之间的角度即耻骨弓角度（图 3-15）	90°	小于 80° 提示出口平面狭窄

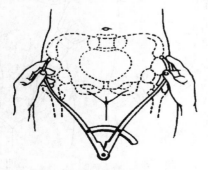

图 3-10　测量髂棘间径

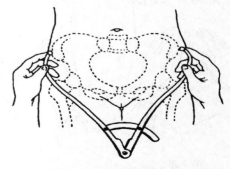

图 3-11　测量髂嵴间径

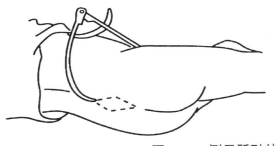

图 3-12　测量骶耻外径

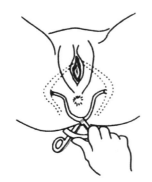

图 3-13　测量坐骨结节间径

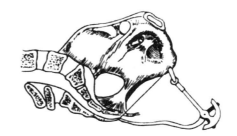

图 3-14　测量出口后矢状径

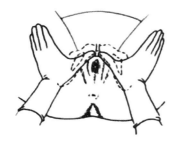
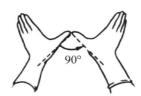
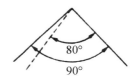

图 3-15　测量耻骨弓角度

2）骨盆内测量：阴道分娩前或产时需要确定骨产道的情况时可进行骨盆内测量（表 3-7）。孕妇取膀胱截石位，消毒外阴，检查者戴无菌手套，动作要轻柔。

表 3-7　骨盆内测量的方法及正常值

名称	体位与方法	正常值及意义
对角径（骶耻内径）	指耻骨联合下缘至骶岬上缘中点的距离。检查者一手示、中指伸入阴道，用中指尖触骶岬上缘中点，示指上缘紧贴耻骨联合下缘，并标记示指与耻骨联合下缘的接触点。中指尖到该接触点的距离为对角径（图 3-16）	12.5 ～ 13.0cm，此值减去 1.5 ～ 2.0cm，即为真结合径值。如触不到骶岬，说明此径线大于 12.5cm。真结合径 < 11.5 提示入口平面狭窄
中骨盆横径（坐骨棘间径）	测量两侧坐骨棘间的距离。检查者一手示指、中指伸入阴道内，分别触及两侧坐骨棘，估计其间距离（图 3-17）	10cm，< 10cm 提示中骨盆平面狭窄
坐骨切迹宽度	坐骨棘与骶骨下部之间的距离。检查者将伸入阴道的示指置于韧带上移动（图 3-18）	5.5 ～ 6.0cm 能容纳 3 横指，否则为中骨盆狭窄

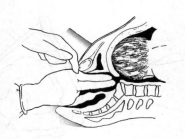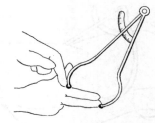

图 3-16　对角径

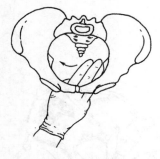

图 3-17　坐骨棘间径

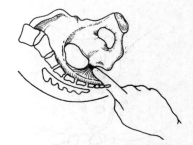

图 3-18　坐骨切迹宽度

（3）阴道检查：妊娠最后 1 个月及临产后，应避免不必要的检查，如确实需要，需外阴消毒及戴消毒手套，防止感染。

（4）绘制妊娠图：将检查结果如血压、体重、子宫底高度、腹围、胎头双顶径值、胎位、胎心率等，填于妊娠图中，绘制成曲线图，动态观察其变化，可及早发现孕妇和胎儿的异常情况并处理。

（三）心理 – 社会状况

妊娠早期评估孕妇对妊娠的态度，以及有哪些影响因素。评估孕妇对妊娠的接受程度、遵循产前指导的能力、筑巢行为，能否主动或在鼓励下谈论妊娠的不适、感受和困惑，了解家人尤其是配偶对孕妇的关心程度和态度。妊娠中、晚期评估孕妇对妊娠有无不良的情绪反应，对即将为人母和分娩有无焦虑和恐惧心理。评估孕妇家庭经济情况、居住环境及孕妇在家庭中的角色等。

（四）高危因素评估

重点评估孕妇高危因素：年龄＜ 18 岁或≥ 35 岁；异常孕产史；遗传性疾病；妊娠合并症或并发症等。

（五）相关辅助检查

常规检查包括血常规、尿常规、血型、空腹血糖、肝肾功能、唐氏筛查、肝炎病毒标志物、HIV 筛查、阴道分泌物及梅毒螺旋体等。必要时行 B 超、妊娠期糖尿病（GDM）筛查、胎心监测等。

（六）复诊评估

每次产检后告知孕妇下次检查时间，要求孕妇系统地进行产检。复诊评估内容包括：询问有无头晕、眼花、阴道流血、腹痛、水肿、胎动异常等；测量体重、血压；复查胎位、胎心音、测量子宫底高度及腹围等。根据需要行辅助检查，进行孕期指导，预约下次复诊时间。

二、主要护理诊断/问题

1. 知识缺乏：缺乏妊娠期保健知识。

2. 便秘　与孕妇肠蠕动减弱有关。

3. 有胎儿受伤的危险　与孕期感染、胎盘功能异常有关。

三、护理措施

（一）一般护理

告知孕妇产前检查的意义和重要性，预约下次检查时间和产前检查内容。

（二）心理护理

了解孕妇的心理状态，鼓励孕妇说出内心的感觉和想法，做好孕期知识宣传教育，告知孕妇有关分娩知识，使孕妇树立信心，解除焦虑、紧张心理，轻松愉快度过妊娠期。

（三）症状护理

1. 恶心、呕吐　半数妇女妊娠 6 周左右出现早孕反应，12 周左右消失。应避免空腹、饮食清淡、少量多餐，给予精神鼓励和支持。妊娠剧吐者需住院治疗。

2. 尿频、尿急　常发生于妊娠初 3 个月和妊娠晚期。因妊娠子宫压迫导致，及时排空膀胱即可。

3. 白带增多　妊娠期正常生理现象，每日清洗外阴，保持外阴清洁。穿透气的棉质衣裤，勤更换。

4. 水肿　嘱孕妇休息时取左侧卧位，抬高下肢，避免长时间站立或久坐。水肿严重或休息后不消退者应及时就诊。

5. 下肢、外阴静脉曲张　避免长时间站立、行走，指导孕妇穿弹力裤或弹力袜，休息时取左侧卧位，抬高下肢和臀部，促进血液回流。

6. 下肢痉挛　增加钙和维生素 D 的摄入。注意保暖，避免疲劳。发作时嘱孕妇足背屈向肢体或局部热敷按摩。

7. 贫血　适当增加含铁丰富的食物；妊娠 4 个月开始补充铁剂，加服维生素 C，促进吸收。

8. 仰卧位低血压综合征　指导孕妇休息时取左侧卧位，避免长时间仰卧位。

9. 便秘　定时排便，清晨 1 杯温开水，多吃新鲜蔬菜、水果、粗纤维食物，每日适量运动。在医师指导下使用缓泻剂。

10. 腰背痛　穿平底鞋，睡硬板床，避免弯腰动作，休息时腰背部垫枕头缓解疼痛。严重时卧床休息，局部热敷。

四、健康教育

1. 避免毒物接触和病毒感染　经常开窗通风，不宜养宠物，防止弓形虫和病毒感染；妊娠早期避免 X 线照射、甲醛等有害物质的接触，戒烟忌酒。

2. 卫生与衣着　每次进食后用软毛刷刷牙；勤洗澡，宜淋浴，水温适宜，时间短，不盆浴；衣着宽松舒适，厚薄适宜，内衣全棉。

3. 活动与休息　妊娠 28 周后减轻工作量，不上夜班，避免长时间站立或重体力劳动，坐时抬高下肢；活动适度，可散步、晒太阳，不剧烈运动。保证每日睡眠 8 ～ 9 小时，午休 1 ～ 2 小时。妊娠中、晚期睡觉取左侧卧位。

4. 合理膳食　孕妇应合理摄入蛋白质、脂肪、糖类、维生素及矿物质，膳食应由多样化食物组成，符合均衡、自然的原则，采用正确的烹饪方法，避免破坏营养素。

5. 孕期自我监护　妊娠 28 周开始指导孕妇自我监测胎动计数，＜ 10 次 /2 小时或减少 50% 提示胎儿缺氧可能，应及时就诊。有条件者教会家庭成员听胎心率并做好记录，若胎心率＞ 160 次 / 分或＜ 110 次 / 分，应立即取左侧卧位并及时就诊。

6. 识别异常症状　孕妇出现阴道流血、腹痛、头晕、视物模糊、胎动减少等症状，须立即就诊。

7. 先兆临产和临产的判断　接近预产期出现不规律宫缩、阴道少量血性分泌物预示着即将临产。如果宫缩间歇 5 ～ 6 分钟，持续 30 秒，提示临产，须尽快去医院就诊。阴道突然大量流液，考虑胎膜早破，嘱孕妇平卧，抬高臀部，避免脐带脱垂，立即入院。

8. 用药指导　大多数药物可通过胎盘作用于胎儿，直接或间接影响胎儿生长发育，尤其在妊娠最初 2 个月，用药必须慎重。

自 测 题

A1/A2 型题

1. 孕妇，末次月经不详，自述停经半年多，检查发现宫底位于脐与剑突之间，胎心率 140 次 / 分，此阶段孕妇可能的孕周为
   A. 30 周　　　　B. 32 周
   C. 36 周　　　　D. 28 周
   E. 16 周

2. 正常妊娠足月时，胎心率的正常值是
   A. 80 ～ 100 次 / 分
   B. 100 ～ 120 次 / 分
   C. 110 ～ 160 次 / 分
   D. 160 ～ 180 次 / 分
   E. 180 ～ 200 次 / 分

3. 妊娠期血容量达高峰的时间是
   A. 24 ～ 26 周　　　B. 27 ～ 28 周
   C. 29 ～ 30 周　　　D. 32 ～ 34 周
   E. 36 ～ 40 周

4. 初孕妇，25 岁，妊娠末期长时间取仰卧位姿势休息，易发生
   A. 妊娠期高血压疾病
   B. 仰卧位低血压综合征
   C. 出血
   D. 前置胎盘
   E. 胎膜早破

A3/A4 型题

（5 ～ 8 题共用题干）

王女士，28 岁，平素月经规律，周期 28 ～ 30 天，每次持续 5 ～ 6 天。其末次月经是 2 月 11 日，距今已有 8 周，现感觉疲乏，乳房触痛明显。

5. 若考虑该女士怀孕，对诊断妊娠帮助最大的检查是

A. hCG 测定

B. X 线检查

C. 基础体温测定

D. 宫颈黏液涂片镜检

E. 黄体酮试验

6. 产前检查中产科检查的内容应除外

A. 腹部检查　　　B. 产道检查

C. 阴道检查　　　D. 乳房检查

E. 肛门检查

7. 以下该女士骨盆测量的数值哪项是正常的

A. 髂棘间径 24.5cm

B. 坐骨结节间径 9.5cm

C. 骶耻外径 19cm

D. 耻骨弓角度 95°

E. 以上均正常

8. 该女士的预产期是

A. 10 月 18 日　　　B. 11 月 5 日

C. 11 月 18 日　　　D. 12 月 5 日

E. 12 月 18 日

（高宝珍）

| 第4章 |
正常分娩期妇女的护理

　　妊娠达到及超过 28 周（196 日），胎儿及其附属物从临产开始至全部从母体娩出的全过程，称为分娩。正常分娩是指妊娠达到 37 周至 41^{+6} 周的孕妇自然临产，产程进展正常，胎儿以头位自然娩出，且分娩后母儿状态良好的分娩。妊娠达到 28 周至 36^{+6} 周之间分娩者为早产；妊娠达到 37 周至 41^{+6} 周之间分娩者为足月产；妊娠达到及超过 42 周（$\geqslant 294$ 日）分娩者为过期产。

考点 分娩、早产、足月产、过期产的概念

案例 4-1

　　王女士，28 岁，G_1P_0。因"停经 39^{+5} 周，阵发性腹痛伴阴道少量血性分泌物 5 小时"于今日上午 9 时入院。孕妇自述：前天晚上 10 时左右自觉腹部有紧缩感，出现下腹部阵发性胀痛，10～15 分钟一次，每次胀痛时间长短不一，持续 8～15 秒，躺在床上休息 1 小时余，下腹胀痛消失。今天上午 6 时左右下腹部疼痛频繁，5～6 分钟一次，持续 30～35 秒，伴阴道少量血性物流出而来医院检查。孕期行正规产前检查，无明显异常发现。既往体健，无重大疾病史。

　　问题： 1. 该孕妇的护理评估重点内容有哪些？

　　　　　2. 如何判断该孕妇能否经阴道自然分娩？

　　　　　3. 应采取哪些护理措施？

第 1 节　决定分娩的因素

　　决定分娩的因素包括产力、产道、胎儿及产妇的社会心理因素。若四个因素均正常且相互适应，胎儿能顺利经阴道自然娩出，即为正常分娩，临床亦称顺产或平产。

考点 决定分娩的四大因素

一、产　　力

　　将胎儿及其附属物从子宫腔内逼出的力量称为产力。产力包括子宫收缩力、腹肌与膈肌收缩力及肛提肌收缩力。

（一）子宫收缩力

　　子宫收缩力（简称为宫缩）贯穿于整个分娩过程，是临产后的主要产力。临产后的宫缩能使子宫颈管缩短消失、宫口扩张、胎先露下降和胎儿、胎盘娩出。正常宫缩具有以下特点。

　　1. 节律性　节律性子宫收缩是临产的重要标志。正常子宫收缩是子宫体平滑肌不随意、有节律的阵发性收缩，因子宫收缩产生疼痛，故临产后节律性子宫收缩又称阵痛。子宫收缩的节律性是指每次子宫收缩都是由弱到强（进行期），达高峰后持续一段时间（极期），又

逐渐减弱（退行期），直至消失进入间歇期，之后又开始下一次子宫收缩，如此反复直至分娩结束（图 4-1）。每次子宫收缩时，子宫肌收缩，子宫体变硬，肌壁血管及胎盘受压，使子宫血流量、胎盘绒毛间隙血流量减少，致胎儿暂时性缺血缺氧；宫缩间歇期，子宫肌松弛，子宫体变软，子宫血流量和胎盘绒毛间隙的血流量又恢复到原来水平，胎儿恢复血氧供应。因此，子宫收缩的节律性有利于对胎儿血氧的供应。

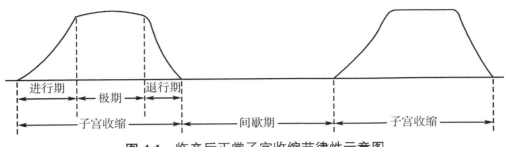

图 4-1　临产后正常子宫收缩节律性示意图

2. 对称性和极性　正常子宫收缩起自双侧子宫角部，以微波形式向子宫底部中线集中，左右对称，再以每秒 2cm 的速度向子宫下段扩散，约 15 秒遍及整个子宫，引起协调一致的子宫收缩，此为子宫收缩的对称性。子宫收缩在子宫底部最强、持续时间最长，子宫体部次之，子宫下段最弱。子宫底部子宫收缩强度约是子宫下段的 2 倍，此为子宫收缩的极性（图 4-2）。

3. 缩复作用　子宫收缩时子宫体部肌纤维缩短变宽，间歇时肌纤维松弛，但不能完全恢复到原来长度，较前略微缩短，经过反复收缩，子宫体部肌纤维逐渐变短变宽，此为子宫肌纤维的缩复作用。缩复作用使子宫体部的肌层逐渐增厚，子宫下段被动牵拉变长变薄，子宫腔内容积逐渐缩小，迫使胎先露下降及子宫颈管逐渐缩短直至消失，子宫颈口逐渐开大。

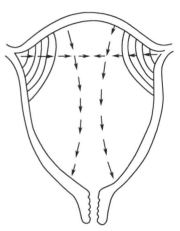

图 4-2　子宫收缩对称性和极性示意图

（二）腹肌、膈肌收缩力及肛提肌收缩力

腹肌及膈肌收缩力统称为腹压，是第二产程胎儿娩出的重要辅助力量。进入第二产程后，胎先露部降至阴道，当子宫收缩时胎先露部压迫盆底组织及直肠，反射性引起排便感，产妇不自主屏气用力，使腹肌及膈肌收缩，腹内压增高，协同子宫收缩促使胎儿娩出。在第二产程指导产妇正确使用腹压配合子宫收缩，能促使胎儿顺利娩出；在第三产程使用腹压可促使已剥离的胎盘娩出。肛提肌收缩力可协助胎先露内旋转、胎头仰伸、胎体娩出及胎盘娩出。

考点　产力包括哪几种力量？主要产力是什么？正常子宫收缩力的特点

二、产　道

产道是胎儿娩出的通道，包括骨产道和软产道两部分。

（一）骨产道

骨产道是指真骨盆，又称骨盆腔。骨盆的形状及大小与分娩能否顺利进展密切相关。详见第 2 章第 1 节。

（二）软产道

软产道是由子宫下段、子宫颈、阴道及骨盆底软组织共同组成的弯曲管道。

1. **子宫下段的形成**　由未孕时的子宫峡部逐渐伸展而形成。未孕时子宫峡部长约 1cm，妊娠 12 周后，子宫峡部扩展成为宫腔的一部分，至妊娠末期被逐渐拉长形成子宫下段。临产后，规律子宫收缩使子宫下段进一步拉长达 7 ～ 10cm，成为软产道的一部分。由于子宫收缩时子宫肌纤维的缩复作用，子宫体部的肌壁越来越厚，子宫下段肌壁被牵拉而变得越来越薄，在子宫上、下段的肌壁间的子宫内面形成一环状隆起，称生理性缩复环（图 4-3）。生理情况下，在产妇腹壁看不到此环。

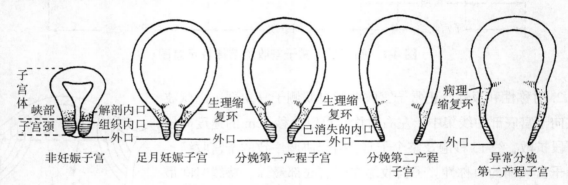

图 4-3　子宫下段形成及宫口扩张

2. **子宫颈的变化**

（1）子宫颈管消失：临产前子宫颈管长 2 ～ 3cm，初产妇较经产妇长。临产后，规律子宫收缩牵拉子宫颈内口的肌纤维及周围韧带，同时宫腔内压力增大、胎先露部下降和前羊膜囊呈楔状压迫子宫颈，使子宫颈内口的子宫肌纤维向上向外牵拉，子宫颈管形成漏斗状，随后子宫颈管逐渐变短直至消失，形成软产道的一部分。初产妇通常是子宫颈管先缩短消失，然后子宫颈口扩张；经产妇多为子宫颈管缩短消失与子宫颈口扩张同时进行（图 4-4）。

（2）宫口扩张：临产前，初产妇的子宫颈外口仅容一指尖，经产妇能容一指。临产后，宫口扩张主要是子宫收缩及肌纤维的缩复作用向上向外牵拉的结果。加之前羊膜囊的形成可协助宫口扩张；破膜后，胎先露部直接压迫宫颈，扩张宫口的作用更明显。随着产程进展，宫口进一步扩张，当宫口开全（开大 10cm）时，足月胎头才能娩出。

3. **阴道及会阴、骨盆底组织的变化**　前羊膜囊及胎先露部下降，将阴道上部撑开，破膜后胎先露下降直接压迫骨盆底组织，使软产道下段形成一个向前向上弯曲的长筒

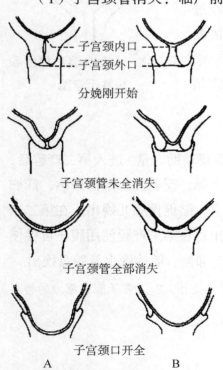

图 4-4　子宫颈管消失与宫口扩张
A. 初产妇；B. 经产妇

状，阴道壁黏膜皱襞展平，使腔道变宽。肛提肌向下、向两侧扩展，肌纤维被拉长，使厚约5cm的会阴体变薄到仅 2 ～ 4mm，有利于胎儿娩出。妊娠期，阴道及骨盆底的结缔组织和肌纤维增生肥大，血管变粗，血运丰富，组织柔软。分娩时，变薄的会阴体虽可承受一定的压力，但如果接产者指导或保护会阴不当，仍可造成裂伤。

考点 软产道的组成

三、胎　　儿

分娩能否顺利进行，除产力、产道、社会心理因素外，还与胎儿大小、胎位及胎儿有无畸形密切相关。

（一）胎儿大小

胎头是胎体最大的部分，也是胎儿通过产道最困难的部分。临床上，常通过 B 型超声检测双顶径值来判断胎儿大小。分娩时因产道阻力的作用，胎头颅骨可轻度重叠，使胎儿头颅变形、体积缩小，有利于胎头娩出。胎头过大或胎儿过熟时可因胎头径线过大或颅骨较硬不易变形，即使骨盆正常，也可因头盆相对不称而导致难产。

（二）胎位

产道为一纵行管道。当胎体的纵轴与骨盆轴一致时绝大多数是能经阴道分娩的。横产式时，胎体的纵轴与骨盆轴垂直，故足月活胎不可能顺利通过产道，只有将胎体转为纵产式时方可经阴道娩出。

（三）胎儿畸形

胎儿先天畸形，如脑积水、联体双胎等，由于胎头或胎体过大，胎儿无法顺利通过产道，而发生分娩困难。

四、社会心理因素

分娩是一个自然的生理过程，但对产妇可产生心理上的应激，引起机体产生一系列变化从而影响产力。由于缺乏分娩的相关知识或接受了关于分娩的一些负面信息，产妇对分娩产生害怕和恐惧心理，加之陌生的环境、宫缩痛，产妇担心难产、害怕手术产、担心胎儿性别不理想或胎儿畸形及自身的安危等，多数产妇产生不同程度的紧张、焦虑、恐惧等心理。临床表现为不吃、不喝、不睡、大声喊叫、不听医护人员解释等，从而出现心率加快、呼吸急促、肺内气体交换不足，引起水、电解质紊乱和酸中毒，产妇体力消耗过度，使子宫缺氧而出现宫缩乏力、宫口扩张缓慢、胎先露下降受阻和产程延长、产后出血；同时引起机体神经内分泌发生变化，交感神经兴奋，儿茶酚胺释放，血压升高，导致胎儿缺血、缺氧甚至胎儿窘迫发生。

第 2 节　分娩机制

分娩机制是指胎儿先露部通过产道时，为适应骨盆各平面的不同形态及大小，被动地进行一系列适应性转动，以其最小径线通过产道的过程。临床上枕先露占 95.55% ～ 97.55%，其中枕左前位最多见，因此，以枕左前位为例分析分娩机制，其过程包括衔接、下降、俯屈、内旋转、仰伸、复位及外旋转、胎肩及胎儿娩出等一系列连贯动作（图4-5）。

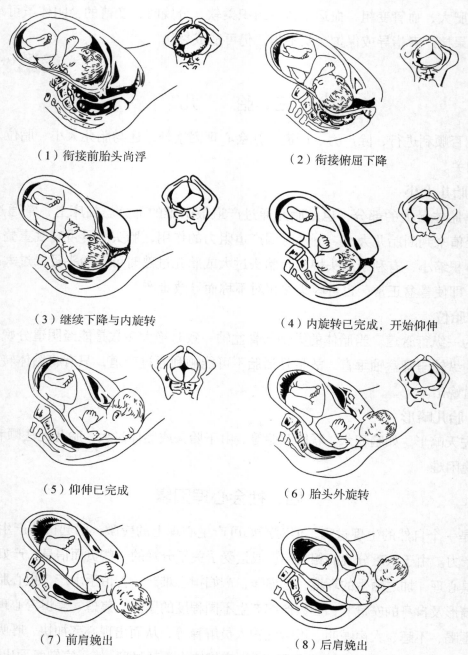

（1）衔接前胎头尚浮　　　　　　　　　　（2）衔接俯屈下降

（3）继续下降与内旋转　　　　　　　　　（4）内旋转已完成，开始仰伸

（5）仰伸已完成　　　　　　　　　　　　（6）胎头外旋转

（7）前肩娩出　　　　　　　　　　　　　（8）后肩娩出

图4-5　枕左前位分娩机制示意图

（一）衔接

胎头双顶径进入骨盆入口平面，颅骨最低点接近或达到坐骨棘水平，称为衔接或入盆。胎头呈半俯屈状态，以枕额径衔接进入骨盆入口平面，因枕额径大于骨盆入口前后径，故胎头矢状缝多在骨盆入口右斜径上，胎头枕骨位于母体骨盆左前方。初产妇大多在预产期前1～2周内衔接，经产妇多在临产后衔接。

考点　衔接的时间

（二）下降

胎头沿骨盆轴前进的动作称为下降。下降动作贯穿于分娩全过程，与其他动作相伴随。下降动作呈间歇性，子宫收缩时胎头下降，间歇时胎头稍回缩。临床上将观察胎头下降程度作为判断产程进展的重要标志。

（三）俯屈

胎头以枕额径沿产轴下降，当胎头枕部遇到肛提肌阻力，处于半俯屈状态的胎头借杠杆作用进一步俯屈，使下颏部贴近胸部，胎头由衔接时枕额径变为枕下前囟径，有利于胎头顺利通过产道。

（四）内旋转

为适应中骨盆平面与骨盆出口平面前后径大于横径的特点，在胎头下降过程中其枕部向母体前方旋转 45° 达耻骨联合后方，使矢状缝与中骨盆平面及骨盆出口平面前后径相一致的动作称为内旋转。枕先露时，胎头枕部位于骨盆腔最低点，遇到肛提肌阻力，肛提肌反射性收缩将胎头枕部推向阻力小、部位宽的前方，但胎肩不旋转。内旋转动作一般在第一产程末完成。

（五）仰伸

俯屈的胎头完成内旋转后，即达阴道口。宫缩和腹压使胎头下降，而肛提肌收缩力又将胎头向前推进，两者合力使胎头沿骨盆轴下段向下、向前的方向转向上，当胎头枕骨下部达耻骨联合下缘时，以耻骨弓为支点逐渐仰伸，胎头的顶、额、鼻、口、颏相继从会阴前缘娩出。此时，胎儿双肩径沿左斜径进入骨盆入口平面。

（六）复位及外旋转

胎头娩出时，胎儿双肩径沿骨盆入口平面左斜径下降。胎头娩出后，胎头枕部向母体左外旋转 45°，以恢复胎头与胎肩的正常解剖关系，称为复位。胎肩在盆腔内继续下降，为适应中骨盆平面和骨盆出口平面前后径长的特点，此时在骨盆内的胎儿前肩向前向母体中线旋转 45°，使双肩径与骨盆出口前后径相一致，胎头枕部在外继续向左转 45°，以保持胎头与胎肩的垂直关系，称外旋转。

考点　复位、外旋转度数

（七）胎肩及胎儿娩出

胎头完成外旋转后，胎儿前肩从耻骨弓下娩出，胎体侧弯，后肩从会阴前缘娩出，随即胎体及胎儿下肢取侧位娩出。此时，完成分娩全过程。

第 3 节　先兆临产、临产与产程

一、先兆临产

分娩发动之前，孕妇常出现一些预示不久即将临产的症状，如不规律宫缩、胎儿下降感及阴道少量淡血性分泌物，称先兆临产。

（一）不规律子宫收缩

临产前 1～2 周，孕妇常有不规律子宫收缩，称为假临产。假临产具有以下特点：①子宫收缩频率不一致，持续时间短、间歇时间长且不规律；②子宫收缩强度未逐渐增加；③常在夜间出现，次日清晨消失；④不伴有子宫颈管消失、宫口扩张等；⑤若给予镇静药物，子宫收缩可被抑制。

（二）胎儿下降感

初产妇在临产前因胎先露部进入骨盆入口、子宫底下降，孕妇自觉上腹部有轻松感，食欲增强，食量增多，呼吸较前舒适。同时下降的胎先露压迫膀胱，常出现尿频。

（三）见红

见红是分娩即将开始的比较可靠的征象。分娩前 24～48 小时，因子宫颈内口附近的胎膜与该处的子宫壁分离，毛细血管破裂，出现少量出血，与子宫颈管内黏液混合呈淡红色并经阴道排出，称为见红。

二、临产的诊断

临产的重要标志是规律且逐渐增强的子宫收缩，持续 30 秒或以上，间歇 5～6 分钟，伴有进行性子宫颈管消失、宫口扩张和胎先露部下降，用镇静剂不能抑制。

考点 临产的诊断

三、产程分期

总产程即分娩全过程，是指从规律子宫收缩开始至胎儿、胎盘全部娩出的全过程。临床上分为三个产程，其中第一产程又分为潜伏期和活跃期（表 4-1）。

表 4-1　产程分期

	第一产程（宫颈扩张期）	第二产程（胎儿娩出期）	第三产程（胎盘娩出期）
产程起止	规律子宫收缩（临产）开始至宫口开全（10cm）。潜伏期是指从规律子宫收缩至宫口扩张 < 5cm 的过程，此期宫口扩张缓慢；活跃期是指从宫口扩张 5cm 至宫口开全的过程，为宫口扩张的加速阶段。此期宫口扩张速度应 ≥ 0.5cm/h	宫口开全至胎儿娩出	胎儿娩出至胎盘娩出
初产妇产程时间	潜伏期 < 20 小时 活跃期 < 12 小时	未硬膜外麻醉者 ≤ 3 小时 硬膜外麻醉者 ≤ 4 小时	5～15 分钟，不超过 30 分钟
经产妇产程时间	潜伏期 < 14 小时 活跃期 < 10 小时	未硬膜外麻醉者 ≤ 2 小时 硬膜外麻醉者 ≤ 3 小时	

注：初产妇第二产程超过 1 小时即应关注产程进展，超过 2 小时必须由有经验的医师进行母胎情况全面评估，决定下一步的处理方案。

考点 产程分期及所需时间

第 4 节　分娩妇女的护理

一、第一产程的护理

（一）护理评估

1. 健康史　查阅产前检查记录，快速评估产妇的一般情况，如年龄、身高、体重、步态、营养状况、皮肤弹性等；孕产史、月经婚育史；核实预产期；本次妊娠经过，是否存在高危妊娠；妊娠期有关检查的结果等。

2. 身心状况

（1）身体状况

1）规律子宫收缩：分娩开始时子宫收缩持续时间约 30 秒，间歇时间 5 ～ 6 分钟，子宫收缩强度较弱。随着产程进展，子宫收缩强度不断增强，持续时间逐渐延长，间歇时间逐渐缩短。宫口近开全时，子宫收缩持续时间可达 1 分钟或更长，间歇时间仅为 1 ～ 2 分钟。

2）宫口扩张：子宫颈管逐渐变软、变短、消失，宫口逐渐扩张。通过阴道检查可确定宫口扩张程度。当宫口开全时，子宫颈边缘消失，子宫下段、子宫颈和阴道共同形成宽阔的筒腔。

3）胎头下降：是决定能否经阴道分娩的重要指标和重要观察项目。坐骨棘平面是判断胎头高低的标志。胎头颅骨最低点平坐骨棘平面时，以 "S^0" 或 "$S=0$" 表示；在坐骨棘平面上 1cm 时，以 "S^{-1}" 表示；在坐骨棘平面下 1cm 时，以 "S^{+1}" 表示，余依此类推（图 4-6）。潜伏期胎头下降不明显，活跃期下降加快，平均每小时下降 0.86cm，胎头下降程度可作为评估分娩是否顺利的重要指标。

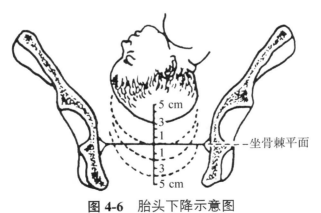

图 4-6　胎头下降示意图

考点　判断胎先露下降的标志；胎先露下降的表示方法

4）胎膜破裂：简称破膜。胎儿先露部衔接后，将羊水阻断为前、后两部分，在胎先露部前面的羊水为前羊水。随着宫缩增强，当前羊膜腔内压力增加到一定程度时，胎膜自然破裂，前羊水流出。自然分娩破膜多发生在宫口近开全时。

考点　第一产程的临床经过；自然分娩破膜时间

（2）心理 - 社会状况：评估产妇面临陌生的住院环境、分娩阵痛、其他产妇的影响和医护人员的服务态度与服务质量等是否会产生紧张、无助的心理。同时，产妇是否有因为担心分娩能否顺利、害怕手术产、担心新生儿的健康状况及性别与期盼不相符、家庭经济状况等因素，产生焦虑、紧张情绪。评估产妇及家属对分娩过程的认知、分娩信心、应对方式、配合情况。

3. 辅助检查

（1）常规检查：血常规、尿常规。

（2）特殊检查：用胎儿电子监护仪监测胎心率，了解其变化与子宫收缩及胎动的关系，了解胎儿宫内情况。

（二）主要护理诊断 / 问题

1. 分娩疼痛　与规律子宫收缩和宫颈扩张引起腹部疼痛有关。

2. 焦虑　与产妇缺乏分娩知识、担心分娩能否顺利和胎儿健康状况有关。

3. 舒适度减弱　与子宫收缩、膀胱充盈、胎膜破裂、环境嘈杂有关。

4. 潜在并发症：产力异常、胎儿窘迫。

（三）护理措施

1. 心理护理　提供温馨的住院分娩环境，有条件者可提供家庭化的分娩环境。给产妇以心理支持，加强与产妇的沟通，建立良好的护患关系，护理人员守在产妇身边，及时提供分娩过程中的信息，向产妇及其家属耐心讲解分娩的生理过程，教会产妇掌握分娩时必要的呼吸和躯体放松技术；分娩时允许配偶、父母或导乐陪伴分娩，帮助产妇树立自然分娩的信心，使产妇在分娩过程中密切配合，分娩得以顺利完成。

2. 减轻疼痛、促进舒适　保持待产室内舒适、安静、温暖，减少不良刺激。观察孕妇面部表情及其他应对行为。选用合适的测评工具，如数字评分法、文字描述评定法、面部表情疼痛评定法等判断疼痛程度。鼓励采用非药物镇痛方法减轻分娩疼痛，详见本章第5节。

3. 一般护理

（1）监测生命体征：每4小时监测1次。子宫收缩时血压上升5～10mmHg，间歇期恢复。发现血压升高应增加检查次数，并配合医生进行处理。

（2）清洁卫生：保持会阴部清洁，不需常规备皮。

（3）活动与休息：指导产妇休息时取左侧卧位，以改善胎盘血液循环，防止胎儿窘迫。临产后胎膜未破，宫缩不强者，可适当走动，以加速产程进展。

（4）饮食：鼓励产妇少量多餐进食高热量、易消化食物，及时补充水分，保证充沛的体力。

（5）排尿与排便：提醒产妇每2小时排尿1次，并及时排便，以避免膀胱和直肠充盈影响子宫收缩及胎头下降。不能自行排尿者，予导尿。

4. 观察产程进展　密切监护母儿安危，防治并发症，尽早发现异常，报告医生，及时处理。

（1）观察子宫收缩情况：产程中应密切观察并记录子宫收缩的频率、强度、持续时间、间歇时间及子宫放松情况。最简单也是最重要的方法是腹部触诊，将手掌放在产妇腹壁上，子宫收缩时宫体部隆起变硬，间歇期松弛变软，观察 3 次子宫收缩后记录。也可用胎儿电子监护仪监护子宫收缩的频率、强度。

（2）监测胎心率：监测胎心率的方法有两种。①多普勒听诊胎心音：在宫缩间歇期听诊，潜伏期 60 分钟听诊 1 次，活跃期 30 分钟听诊 1 次。每次听诊 1 分钟。②胎儿电子监护仪监测胎心音：多用外监护描记胎心率曲线，观察胎心率变化及其与宫缩和胎动的关系。

（3）观察宫口扩张及胎头下降情况：经阴道检查了解宫口扩张及胎先露下降情况。了解宫颈管消退和宫口扩张情况、胎先露高低，确定胎方位、胎先露下方有无脐带、是否破膜，并进行 Bishop 宫颈成熟度评分。潜伏期 2 ～ 4 小时检查 1 次，活跃期 1 ～ 2 小时检查 1 次。

（4）胎膜破裂的护理：一旦胎膜破裂，应立即听胎心并记录破膜时间，观察羊水的颜色、性状、流出量及有无子宫收缩。若胎头未衔接，应指导产妇取臀高侧卧位休息，禁止下地活动，以防止脐带脱垂。若破膜超过 12 小时遵医嘱给予抗生素预防感染。

（5）其他：观察会阴膨隆、阴道血性分泌物或流血的量及性状。

（四）健康教育

耐心讲解分娩相关知识，如分娩方式的指导、产程中如何配合、药物疗效及不良反应、镇痛方法的风险及效果等。指导产妇保持轻松愉快的心情，树立自然分娩的信心，积极配合医护人员的处理与护理，做好迎接新生命的准备。

考点　第一产程子宫收缩时血压变化情况、排尿时间及听诊胎心音的时间；胎膜破裂的护理措施

二、第二产程的护理

（一）护理评估

1. 健康史　了解第一产程的临床经过及处理，了解产妇的生命体征、产程进展及胎儿宫内情况、破膜时间。

2. 身心状况

（1）身体状况

1）子宫收缩频且强：宫口开全后，子宫收缩频率和强度进一步增强，持续时间可达 1 分钟或更长，间歇时间 1 ～ 2 分钟。随着宫腔内压力逐渐增大，子宫收缩疼痛程度亦逐渐加重。若仍未破膜应行人工破膜，以加速产程进展。

2）排便感：当胎头降至骨盆出口时，压迫骨盆底组织和直肠，反射性引起排便感，产妇不自主向下屏气用力，促使胎儿下降直至娩出。

3）胎头拨露与胎头着冠：随着产程进展，子宫收缩时胎头露出于阴道口，子宫收缩间歇期胎头又缩回阴道内，称为胎头拨露；经几次胎头拨露后，胎头露出部分不断增大，双顶径越过骨盆出口，子宫收缩间歇时胎头不再回缩，称为胎头着冠（图 4-7）。

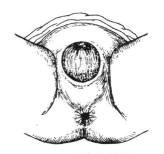

图 4-7　胎头着冠

4）胎儿娩出：胎头着冠后会阴极度扩张，产程继续进展，当胎头枕骨露出于耻骨弓下时，胎头以耻骨弓为支点完成仰伸动作，胎儿额、鼻、口、颏部相继娩出。随后胎头复位及外旋转，胎儿前肩、后肩、胎体相继娩出。

（2）心理 - 社会状况：进入第二产程，因剧烈腹痛及体力过度消耗，加之急于结束分娩，产妇常感到无助和恐惧，家属也因此表现出焦虑和紧张心理。护理人员应注意评估产妇对自然分娩是否有信心及目前的心理状态。

3. 辅助检查　胎儿电子监护仪监测胎心率、子宫收缩等情况。

（二）主要护理诊断 / 问题

1. 分娩疼痛　与子宫收缩和会阴伤口有关。

2. 焦虑　与担心分娩能否顺利和胎儿健康状况有关。

3. 知识缺乏：与产妇缺乏正常分娩知识和正确使用腹压的技巧有关。

4. 有受伤的危险　与可能造成的软产道裂伤、胎儿窘迫、新生儿窒息或产伤有关。

（三）护理措施

1. 心理护理　进入第二产程，助产人员应陪伴在产妇身边，及时提供产程进展信息，给产妇以精神和心理支持，要有耐心、爱心，缓解其紧张和恐惧心理。

2. 指导产妇正确使用腹压　第二产程开始时即指导产妇正确使用腹压，以加速产程进展，缩短第二产程。助产人员应指导产妇两手紧握产床把手，双足蹬在产床上，子宫收缩时，深吸气后屏住，然后如排便样向下屏气用力增加腹压，子宫收缩间歇期，呼气并放松全身肌肉，安静休息。

考点 何时开始指导产妇正确使用腹压

3. 观察产程进展　第二产程子宫收缩强而频，应注意观察子宫收缩及胎先露下降情况；若胎膜尚未破裂，应于子宫收缩间歇期行人工破膜术；于每次子宫收缩过后或每 5 ～ 10 分钟听胎心 1 次，有条件者用胎儿电子监护仪监测胎心音及子宫收缩情况。若发现第二产程延长、胎心率异常，应尽快采取措施结束分娩。

4. 做好接产准备　初产妇宫口开全、经产妇宫口扩张 6cm 以上且子宫收缩规律有力时，将产妇送上分娩床，做好接产准备工作。提前打开新生儿辐射台预热，调节温度至 32 ～ 34℃。

（1）环境准备：保持产房温度在 25 ～ 28℃。

（2）用物准备：准备好产包、新生儿出生后用物、药品等接产所需物品与器械。

（3）产妇准备：鼓励产妇采用最舒适的姿势进行分娩，可热敷和按摩会阴，做好会阴冲洗、消毒工作。

（4）接产者准备：接产者按无菌操作要求常规洗手、穿手术衣、戴无菌手套，打开产包，铺好消毒巾，准备接产。

5. 接产

（1）评估会阴条件，必要时行会阴切开术：会阴切开指征有胎儿过大、会阴过紧或瘢痕，估计分娩时会阴撕裂不可避免或母儿有病理情况需尽快结束分娩者。

（2）接产步骤：接产者站在产妇右侧，当胎头拨露使阴唇后联合紧张时开始保护会阴（图 4-8）。在胎头娩出时如发现脐带绕颈，先松解脐带后再协助胎儿娩出。胎儿娩出后立即将聚血器放置于产妇臀下收集阴道流血，记录胎儿娩出时间及出血量。

考点　第二产程听胎心音的时间；接产的步骤

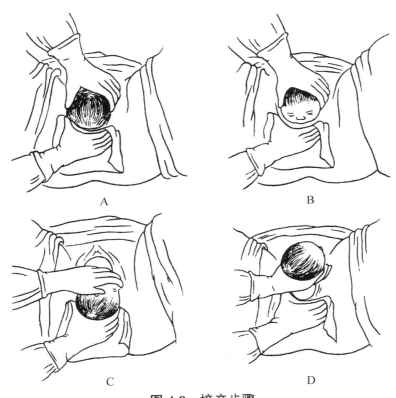

图 4-8　接产步骤

A. 保护会阴，协助胎头俯屈；B. 协助胎头仰伸；C. 助前肩娩出；D. 助后肩娩出

（四）健康教育

要告知产妇积极与医护人员配合。第二产程的时长因人而异；医护人员会积极采取措施，尽可能避免会阴损伤；新生儿出生后即刻行母婴皮肤接触、早哺乳、早吸吮；分娩过程消耗大量体力，应及时补充营养和水分，防止体力衰竭及电解质紊乱，以维持良好产力，保证产程进展顺利。

三、第三产程的护理

（一）护理评估

1. 健康史　了解第一、二产程的临床经过及护理。

2. 身心状况

（1）身体状况

1）子宫收缩：胎儿娩出后，子宫底降至平脐，产妇感到轻松，子宫收缩暂时停止，几分钟后重新出现。

2）胎盘剥离与娩出：胎儿娩出后，宫腔容积突然明显缩小，胎盘不能相应缩小而与子宫壁发生错位剥离，剥离面出血形成胎盘后血肿，随血肿继续增大和子宫收缩，胎盘剥离面不断扩大，直至胎盘完全从子宫壁剥离而娩出。

胎盘剥离征象：①宫体变硬呈球形，因剥离的胎盘下降至子宫下段，使子宫下段扩张，宫体呈狭长形被推向上，子宫底升高达脐上（图4-9）；②阴道口外露的一段脐带自行下降延长；③阴道少量流血；④接产者用手掌尺侧缘在产妇耻骨联合上方轻压子宫下段时，宫体上升而外露的脐带不回缩。

考点 胎盘剥离的征象

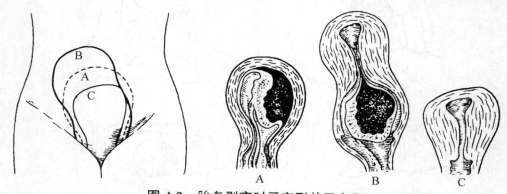

图4-9 胎盘剥离时子宫形状示意图
A.胎盘剥离开始；B.胎盘降至子宫下段；C.胎盘娩出后

胎盘剥离及娩出方式如下。①胎儿面先娩出：胎盘从中央开始剥离，再向周围剥离，胎盘的胎儿面先娩出，随后有少量阴道流血，临床多见；②母体面先娩出：胎盘从边缘开始剥离，血液沿胎盘剥离面流出，而后中心剥离，先有较多量阴道流血，后见胎盘母体面排出，临床少见。

考点 新生儿Apgar评分标准

（2）心理-社会状况：评估产妇对新生儿性别、健康、外貌等是否满意，是否进入母亲角色，家庭成员对分娩结果的反应。

3.辅助检查　根据产妇及新生儿状况进行必要的检查。

（二）主要护理诊断/问题

1.疲乏　与分娩过程中体力消耗有关。

2.潜在并发症：新生儿窒息、产后出血。

（三）护理措施

1.新生儿护理

（1）一般护理：将出生后的新生儿置于辐射台上，擦净新生儿身上的血迹和羊水，保暖。

（2）清理呼吸道：新生儿娩出后，立即吸去口咽部及鼻腔的黏液和羊水，当确定气道通畅仍未啼哭时，可抚摸新生儿背部或轻拍新生儿足底，促其啼哭。

（3）新生儿 Apgar 评分：新生儿出生后 1 分钟进行评分，必要时 5 分钟、10 分钟时再次评分。

新生儿娩出后 1 分钟内，以心率、呼吸、肌张力、喉反射及皮肤颜色五项为依据进行阿普加（Apgar）评分（表 4-2），判断新生儿有无窒息及窒息程度；每项 0 ~ 2 分，满分为 10 分；8 ~ 10 分为正常新生儿，4 ~ 7 分为轻度窒息，0 ~ 3 分为重度窒息。

表 4-2　新生儿 Apgar 评分标准

体征	0 分	1 分	2 分
每分钟心率	0	< 100 次	≥ 100 次
呼吸	0	浅慢，不规则	规则，哭声响亮
肌张力	瘫软、松弛	四肢稍屈曲	四肢屈曲，活动好
喉反射	无反射	有些动作如皱眉动作	恶心、咳嗽、啼哭
皮肤颜色	全身苍白	躯干红，四肢青紫	全身红润

考点　新生儿娩出时的首要措施

> **链接**
>
> **延迟脐带结扎**
>
> 延迟脐带结扎是指在新生儿出生后至少 60 秒后，或等待脐带血管搏动停止后（出生后 1 ~ 3 分钟）再结扎脐带。延迟脐带结扎可以增加新生儿的血容量，增加铁蛋白含量和储存铁含量，减少新生儿因铁缺乏引起的贫血，同时也可提供免疫因子和干细胞，提高脑组织的氧浓度。

（4）处理脐带：延迟脐带结扎。结扎脐带有气门芯、脐带夹、血管钳等方法，结扎后用 75% 乙醇或 5% 聚维酮碘溶液消毒脐带断面。

（5）皮肤接触与母乳喂养：新生儿出生擦干后立即开始皮肤接触。将新生儿以俯卧位与母亲开始皮肤接触，可预防新生儿低体温并且促进母乳喂养。

（6）预防接种：新生儿出生后 24 小时内接种第 1 剂乙型肝炎疫苗和卡介苗。

（7）其他：医护人员和母亲共同确认新生儿性别，在新生儿出生记录单上印留新生儿足印及产妇拇指印。对新生儿进行体格检查，注意有无产伤和畸形等。将腕带系在新生儿手腕和脚踝上。常规给予维生素 K_1 预防新生儿颅内出血。

2. 产妇护理

（1）协助胎盘娩出：正确处理胎盘娩出可减少产后出血的发生。确认胎盘已完全剥离，于子宫收缩时，接产者一手轻拉脐带，另一手按压宫底，嘱产妇增加腹压，协助胎盘娩出。当胎盘娩出至阴道口时，双手捧住胎盘向一个方向旋转，并轻轻向下、向外牵拉，使胎盘胎膜完整娩出（图 4-10）。胎儿娩出 30 分钟后胎盘尚未娩出，或不到 30 分钟胎盘未完全剥离而出血多时，应人工剥离胎盘。胎盘胎膜娩出后，促进子宫收缩，减少阴道流血量。

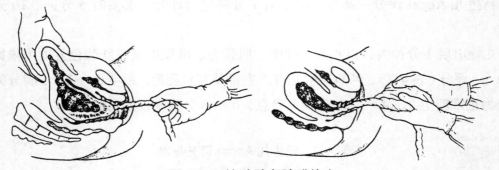

图 4-10　协助胎盘胎膜娩出

（2）检查胎盘胎膜完整性：将胎盘铺平，用纱布轻轻擦去胎盘母体面的血凝块，检查胎盘小叶有无缺损，然后将胎盘提起，检查胎膜是否完整，再检查胎儿面边缘有无血管断裂，及时发现有无胎盘异常及副胎盘残留。

（3）检查软产道：胎盘娩出后，应仔细检查会阴、小阴唇内侧、尿道口周围、阴道、阴道穹隆及宫颈有无裂伤及裂伤程度，若有裂伤、活动性出血应及时缝合。

（4）预防产后出血：预防性使用宫缩剂是预防产后出血最重要的常规推荐措施。胎儿前肩娩出后予缩宫素 10U 肌内注射或将缩宫素 10 ～ 20U 稀释于 250 ～ 500ml 生理盐水中快速静脉滴注，加强子宫收缩，减少出血。

考点　预防产后出血的措施

（5）产后观察：准确估计出血量，及早识别产后出血情况。产后出血 80% 发生在产后 2 小时内，故产妇应留在产房观察 2 小时。注意观察子宫收缩、子宫底高度、阴道流血量、膀胱充盈情况、会阴及阴道有无血肿等，并监测体温、呼吸、脉搏、血压。发现异常及时配合医生处理。观察 2 小时无异常，将产妇、新生儿送回母婴同室病区休息。

考点　产后 2 小时产妇留产房观察的内容

（6）提供舒适，情感支持：为产妇提供舒适、清洁的休养环境，及时更换臀下污染的臀垫、会阴垫及床单；为产妇擦汗、更衣；帮助产妇接受新生儿，进入母亲角色；指导第一次母乳喂养和母婴皮肤接触，促进乳汁分泌，加深母婴感情；注意关注产妇情绪，不可过度兴奋或抑郁。

（7）一般护理：指导产妇进食清淡、易消化的流质饮食，帮助产妇恢复体力。指导产妇充分休息，鼓励产后 2 ～ 4 小时排尿，若产后 6 小时未排尿，应及时处理，必要时导尿。

（四）健康教育

讲解产程过程，宣教母乳喂养、早期皮肤接触的优点，如何识别新生儿的觅乳信号和母乳喂养的方法。指导产妇及家属学会观察阴道流血颜色及量的多少，会阴伤口护理的方法。指导产妇如有不适症状，如头晕、乏力、肛门坠胀感、膀胱充盈感，要及时告知医务人员，便于发现异常情况。鼓励产妇早期下床活动，促进血液循环，防止血栓形成。

第 5 节　分娩镇痛

分娩疼痛是一种生理现象，但分娩时的过度疼痛可使产妇产生焦虑、恐惧和紧张等应激情绪，使产妇交感神经兴奋，体内儿茶酚胺类物质分泌增加，产妇血管收缩，血压升高，心率加快，呼吸急促，导致子宫胎盘缺血缺氧，子宫收缩乏力，产程延长，胎儿宫内窘迫。产妇紧张、焦虑又可导致害怕-紧张-疼痛综合征，如此恶性循环，对产妇和胎儿十分不利。分娩镇痛的目的就是有效缓解疼痛，同时可能有利于增加子宫血流，减少产妇因过度换气而引起的不良影响。

一、分娩镇痛的基本原则

对产程影响小；安全、对产妇及胎儿副作用小；药物起效快、作用可靠、给药方法简便；避免运动阻滞，不影响子宫收缩和产妇运动；有创镇痛由麻醉医师实施并全程监护。

二、分娩镇痛的方法

分娩镇痛的方法有非药物性分娩镇痛和药物性分娩镇痛两种。鼓励采用非药物方法减轻分娩疼痛。

（一）非药物性分娩镇痛法

常用的非药物分娩镇痛方法有拉玛泽呼吸法、导乐陪伴分娩、催眠、水中分娩、体位疗法、按摩、呼吸调节、会阴热敷、穴位镇痛（针刺镇痛、穴位按摩、水针镇痛）等。非药物镇痛方法能缓解分娩不适，减轻分娩疼痛，提高孕妇对分娩过程的积极体验。必要时可联合药物分娩镇痛。

（1）对孕妇身体干预：鼓励孕妇采取自觉舒适的任何体位，提供必要的支持工具，如床栏、分娩椅或凳、分娩球、软垫等，并给予按摩、热敷、冷敷、水疗、经皮电神经刺激、针刺镇痛等。

（2）心理支持：导乐陪伴、家庭化分娩、催眠分娩等。

（3）营造温馨环境：柔和的灯光、音乐、芳香疗法等。

（二）药物性分娩镇痛法

目前常用的药物分娩镇痛是椎管内麻醉分娩镇痛技术，主要包括：①硬膜外麻醉镇痛；②脊椎麻醉（腰麻）镇痛；③腰硬联合麻醉镇痛。镇痛前产妇要知情同意，积极配合。

1. 镇痛前评估　评估产妇病史（现病史、既往史、麻醉手术史、药物过敏史、合并症、特殊药物应用等）、体格检查，以及相关实验室检查（包括血常规和血小板计数、凝血功能检查等）。存在合并症或其他异常情况者，应当进行相应的特殊实验室检查。

2. 适应证　产妇自愿应用；经产科医师评估，可阴道分娩或经阴道试产者。

3. 禁忌证　产妇不同意，拒绝签署知情同意书者；存在椎管内阻滞禁忌证者，如凝血功能异常、穿刺部位感染或损伤、低血容量或低血压、颅内压增高、脊柱病变或严重脊柱畸形，神经系统疾病或神经病变等；对局部麻醉药及阿片类药物过敏者；产妇无法配合进行穿刺的情况。

4.镇痛开始的时机　产程的任何阶段均可开始实施椎管内分娩镇痛。

5.常用的分娩镇痛药物

（1）麻醉性镇痛药：常用的有芬太尼、舒芬太尼等。特点是起效快、持续时间短。

（2）吸入麻醉药：氧化亚氮不引起呼吸循环抑制，可增加子宫的收缩力和频率，优点是起效快、苏醒快，但需防止产妇缺氧或过度通气。

（3）局麻药：布比卡因和罗哌卡因，不易对胎儿呼吸产生抑制作用，麻醉效能强，并能保持产妇清醒。

（4）静脉麻醉药：氯胺酮有镇痛、增强子宫肌张力的作用。

6.护理　全程监测体温、脉搏、呼吸、血压、胎心。试验剂量注入后应每5～10分钟监测一次直至首剂量注入后半小时。出现低血压、胎心率异常、镇痛不全或偏侧阻滞、瘙痒、恶心呕吐、尿潴留、发热、呼吸抑制、局部麻醉药全身中毒反应、高位脊髓阻滞等情况要及时配合医生处理。

自 测 题

A1/A2 型题

1.临产子宫收缩的特点，下列哪项是错误的

　　A.底部最强，下段最弱

　　B.子宫收缩高峰时子宫体变硬

　　C.节律的阵发性收缩

　　D.由子宫两角开始向宫底中部集中后向下扩展

　　E.体部肌纤维收缩变短、变宽，间歇时肌纤维恢复原状

2.下述哪个征象可以肯定进入第二产程

　　A.子宫收缩时产妇向下屏气用力

　　B.胎膜破裂

　　C.胎先露最低点达坐骨棘水平

　　D.宫口全开

　　E.子宫收缩频而强

3.产后2小时观察的内容不包括

　　A.阴道流血量　　　　B.血压

　　C.子宫收缩　　　　　D.膀胱是否充盈

E.乳汁的量

4.下图所示的分娩机制中属于仰伸动作的是

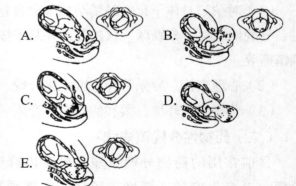

5.下列哪项不是临产的表现

　　A.规律子宫收缩　　　B.子宫颈管消失

　　C.胎先露下降　　　　D.宫口扩张

　　E.见红

6.临床上以哪项作为判断胎头下降程度的标志

　　A.骶骨岬　　　　　　B.坐骨棘

　　C.骶尾关节　　　　　D.坐骨结节

E. 尾骨

7. 第三产程处理错误的是

    A. 胎儿娩出后应立即挤压子宫，促使胎盘娩出

    B. 检查阴道、会阴有无裂伤

    C. 胎盘娩出后详细检查胎盘、胎膜是否完整

    D. 产后 2 小时情况良好，护送到休养室

    E. 第三产程结束后，产妇在产房观察 2 小时

8. 初产妇，25 岁，规律子宫收缩 11 小时，于上午 10 时宫口开大 10cm，11 时 28 分顺利娩出一个男婴，体重 3000g，10 分钟后胎盘娩出。新生儿娩出后首先应采取的护理措施是

    A. 保暖
    B. 清理呼吸道

    C. 结扎脐带
    D. 新生儿 Apgar 评分

    E. 为新生儿体检

9. 某经产妇，孕 2 产 1，无难产史，孕 38 周，3 小时前开始出现规律子宫收缩。急诊检查：子宫收缩 40 ~ 50 秒 /3 ~ 4 分钟，胎心率 140 次 / 分，头先露，宫口开 6cm，前羊膜囊明显膨出，下列最恰当的护理是

    A. 留急诊室观察

    B. 破膜后收住院

    C. 收待产室住院待产

    D. 急收产房消毒准备接生

    E. 灌肠清洁肠道，避免产道污染

10. 某孕妇 26 岁，孕 1 产 0，妊娠 40 周，阵发性腹痛 8 小时于凌晨 3 时入院，宫口开大 2cm，6 时宫口开大 3cm，10 时宫口开大

5cm，15 时 30 分宫口开大 10cm，16 时行阴道助产娩出一男婴，16 时 20 分胎盘娩出。该产妇第一产程的时间为

    A. 8 小时
    B. 11 小时

    C. 15 小时
    D. 15 小时 30 分

    E. 20 小时 30 分

A3/A4 型题

（11 ~ 12 题共用题干）

初产妇，孕 39 周，不规则子宫收缩 2 天，阴道少许血性分泌物，血压 120/80mmHg，枕右前位，胎心率 150 次 / 分。骨盆外测量正常，肛查宫口未开。

11. 该产妇目前处于哪个阶段

    A. 第一产程
    B. 第二产程

    C. 早产临产
    D. 先兆临产

    E. 足月临产

12. 患者入院 24 小时后，子宫收缩规律，30 ~ 40 秒 /4 ~ 5 分，胎心率 140 次 / 分，S^{+1}，宫口开大 1cm，下列护理措施哪项不妥

    A. 送产妇到待产室待产

    B. 观察产程进展

    C. 肥皂水灌肠

    D. 静脉滴注缩宫素加速产程进展

    E. 每隔 1 ~ 2 小时听胎心一次

（黄爱松）

|第 5 章|
正常产褥期母儿的护理

产褥期是指从胎盘娩出至产妇全身各器官（除乳腺外）恢复至正常非孕状态所需要的一段时间，一般约为 6 周。

第 1 节　产褥期产妇的生理和心理变化

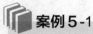 **案例 5-1**

> 李女士，27 岁。第一胎足月顺产，产后 3 天。查体：一般情况好，T37.5℃，P76 次 / 分，BP90/60mmHg。双侧乳房胀痛、无红肿、乳汁少。子宫轮廓清，质硬，宫底在脐耻之间，阴道少量出血。
>
> **问题：** 1. 该产妇的状况有无异常？
>
> 　　　 2. 如何对该产妇进行护理？

（一）产褥期产妇的生理变化

1. 生殖系统的变化

（1）子宫：妊娠子宫自胎盘娩出后逐渐恢复至非孕状态的过程称子宫复旧。主要变化为子宫体肌纤维缩复、子宫内膜再生及子宫颈和子宫下段的复原。

1）子宫体肌纤维缩复：产后的子宫缩复表现为体积的缩小和重量的减轻。子宫底每天下降 1～2cm，产后 1 周子宫缩小至妊娠 12 周大小，产后 10 天子宫降至骨盆腔内，产后 6 周子宫恢复至正常非妊娠大小。

2）子宫内膜再生：胎盘胎膜娩出后，子宫内膜的基底层逐渐再生新的功能层，宫腔表面由新生内膜修复。胎盘附着处的子宫内膜完全修复需 6 周，其余部位的内膜修复约需 3 周。

3）子宫下段及子宫颈变化：产后子宫肌纤维缩复，子宫下段逐渐恢复至非孕时的子宫峡部。产后 1 周，子宫颈内口关闭，子宫颈管复原；产后 4 周，子宫颈管恢复至非孕状态。由于分娩时子宫颈外口多发生轻度裂伤，初产妇子宫颈外口由产前的圆形变为产后的"一"字形。

> **考点** 子宫复旧的概念、子宫入盆腔时间、子宫颈内口关闭时间及子宫内膜修复的时间

（2）阴道：产后松弛的阴道壁肌张力逐渐恢复，阴道黏膜皱襞在产后 3 周重新呈现。但产褥期结束后阴道仍不能完全恢复到未孕时的紧张度。

（3）外阴：分娩后的外阴轻度水肿，于产后 2～3 天逐渐消退。因会阴部血液循环丰富，若有轻度撕裂或会阴切开缝合，一般产后 3～4 天能愈合。

（4）盆底组织：盆底肌肉和筋膜在分娩时受胎先露长时间压迫，过度伸展导致弹性降低，常伴有盆底肌纤维部分撕裂，产褥期应避免过早进行较强的体力劳动。产后适度的康复训练，有利于盆底肌的恢复。

2. 乳房　乳房的主要变化是泌乳。婴儿吸吮乳头时，刺激产妇的垂体释放大量催乳素和缩宫素，促进乳汁分泌，吸吮是保持不断泌乳的关键，不断排空乳房是维持泌乳的重要条件，此外乳汁的分泌还与产妇的营养、睡眠、情绪及健康状况密切相关。

3. 血液及循环系统　产褥早期血液仍然处于高凝状态，有利于减少产后出血。血红蛋白于产后 1 周回升，白细胞总数在产褥早期较高，可达（15～30）×10^9/L，一般于产后 1～2 周恢复正常。红细胞沉降率于产后 3～4 周降至正常。分娩后子宫胎盘血液循环终止，大量血液从子宫涌入体循环，加之妊娠期组织间潴留的液体回收，产后 72 小时内产妇的血容量增加 15%～25%，于产后 2～3 周降至正常。

4. 消化系统　因分娩时能量的消耗及体液流失，产后 1～2 天内常感口渴。产妇因卧床时间长、腹肌及盆底肌肉松弛、肠蠕动减弱等，容易发生便秘及肠胀气。

5. 泌尿系统　妊娠期体内潴留大量的水分主要由肾脏排出，故产后早期尿量增多。妊娠期发生的肾盂及输尿管扩张于产后 2～8 周恢复。由于分娩过程中膀胱受压导致黏膜充血水肿、肌张力下降及会阴伤口疼痛、不习惯卧床排尿等原因，产妇极易出现尿潴留。

6. 内分泌系统　月经复潮及排卵受哺乳影响，不哺乳产妇一般在产后 6～10 周月经复潮，产后 10 周左右恢复排卵；哺乳产妇月经复潮延迟，平均在产后 4～6 个月恢复排卵。

7. 腹壁变化　妊娠期的下腹正中线色素沉着逐渐消退，初产妇腹壁紫红色妊娠纹逐渐变成银白色。产后腹壁明显松弛，腹壁紧张度于产后 6～8 周恢复。

（二）产褥期产妇的心理变化

产褥期产妇由于躯体的不适和社会及家庭角色的转换，心理处于脆弱和不稳定的状态。产褥期妇女的心理调适分为 3 个时期。

1. 依赖期　产后第 1～3 天。产妇的很多需要是通过别人的帮助来满足的，如给孩子沐浴、喂奶等。

2. 依赖 - 独立期　产后第 4～14 天。这一时期产妇表现出较为独立的行为，开始学习照顾孩子，亲自给孩子喂奶等。但也容易产生压抑情绪，可能与产后内分泌系统的急剧变化、体会到太多的母亲责任、照顾新生儿产生的疲劳等有关，严重者可能会出现产后抑郁。

3. 独立期　产后 2～4 周。这一时期产妇逐渐从疲劳和抑郁的情绪中恢复，和孩子、家人形成新的家庭系统和生活方式，生活变得忙碌而充实。

第 2 节　产褥期产妇的护理

（一）护理评估

1. 健康史　了解孕前的健康状况；孕期是否定时接受产前检查，有无并发症、合并症及其他特殊状况和处理等；分娩过程是否顺利、分娩方式、产后出血量、会阴有无伤口及新生儿的状况。

2.身心状况

（1）一般情况：体温多在正常范围，部分产妇由于分娩时过度疲劳及脱水，产后24小时内体温可稍升高，但一般不超过38℃；产后3～4天也可因乳房血管、淋巴管极度充盈而出现发热，一般持续4～16小时，这种现象称为泌乳热。产后脉搏略缓，一般为60～70次/分。产后呼吸缓慢而深，一般为14～16次/分。产后血压平稳。

> **考点** 泌乳热概念及产褥期体温、脉搏、呼吸、血压的变化

（2）生殖系统

1）子宫：产后第1～2天子宫产生强烈收缩，引起下腹部阵发性剧烈疼痛，称为产后宫缩痛，持续2～3天自然消失，以经产妇多见，哺乳时疼痛加剧。子宫收缩良好时，子宫圆而硬且子宫底位置随产后天数增加而逐渐下降。胎盘娩出后，子宫底位于脐下一横指，产后第1天略上升平脐，以后每天下降1～2cm，产后10天子宫降到盆腔内。

> **考点** 产后宫缩痛

2）恶露：产后子宫蜕膜从子宫壁脱落，自阴道排出的血液及坏死的蜕膜组织称为恶露。正常恶露有血腥味，但无臭味，可持续4～6周，总量为250～500ml。正常恶露性状见表5-1。应注意评估恶露的量、颜色、气味。

表5-1　正常恶露性状

评估内容	血性恶露	浆液恶露	白色恶露
持续时间	产后第1～3天	产后第4～14天	产后14天后，持续3周
颜色	鲜红	淡红色	白色
组成	大量血液，有时可见小血块，少量胎膜及坏死蜕膜组织	少量血液、较多的坏死蜕膜组织、宫颈黏液、细菌	大量白细胞、坏死蜕膜组织、表皮细胞及细菌

> **考点** 恶露的定义及分类

3）会阴：阴道分娩者产后会阴有轻度水肿，多于产后2～3天自行消退。会阴有切口或撕裂行修补缝合的产妇，应每天评估会阴部有无红肿、疼痛、水肿、渗出等现象。

（3）乳房：产后乳腺开始泌乳，产后1～2天乳房较软，产后3～4天开始出现乳房肿胀、充盈，有时可形成硬结，产妇感觉胀痛，可伴有体温升高。应通过视诊、触诊评估产妇乳房情况。①评估乳头的类型：有无平坦乳头或凹陷乳头。②评估乳汁的质和量：初乳淡黄色、质稠，量少；过渡乳及成熟乳白色，乳汁分泌量逐渐增多。③评估有无乳房胀痛及乳头皲裂：产后若未及时哺乳或排空乳房，可导致乳房坚硬、胀痛。

（4）排泄情况

1）排尿：产后5天内尿量增多，应评估产妇泌尿系统及膀胱功能。评估产后有无尿潴留，是否有尿急、尿频、尿痛等异常现象。

2）排便：评估产妇排便是否通畅、有无便秘。

3）排汗：产后 1 周内，产妇体内潴留的水分通过皮肤排泄，以夜间睡眠和初醒时更为明显，表现为汗多，此为生理现象，称为褥汗。

（5）心理 - 社会状况：产妇在产后 2 ～ 3 天内发生轻度或中度的情绪反应称产后压抑。其发生可能与产妇体内雌激素、孕激素水平的急剧下降、产后心理压力及疲劳等因素有关。因此，应评估产妇的心理状态，包括产妇对分娩经历的感受、对自我形象改变的接受度、母亲角色转变的接受程度、产妇个人性格特征及家庭支持系统等情况，以便及时发现异常情况，预防产后抑郁症的发生。

3. 辅助检查　必要时行血常规、尿常规检查，药物敏感试验等。

（二）处理要点

为产妇及家属提供支持和指导，帮助产妇缓解疼痛，促进舒适，促进产后生理功能恢复，预防产后出血、感染等并发症的发生，指导正确的哺乳方法，促进产后身心恢复。

（三）主要护理诊断 / 问题

1. 疼痛　与产后宫缩痛、会阴伤口等有关。

2. 知识缺乏：缺乏产后保健及新生儿护理相关知识。

3. 母乳喂养无效　与母乳供给不足或喂养技能不熟练有关。

4. 潜在并发症：产后出血、产褥感染、尿潴留等。

（四）护理措施

1. 一般护理

（1）饮食：产后 1 小时鼓励产妇进流食或清淡半流食，之后逐渐过渡为普通饮食。饮食应均衡，哺乳期应多补充蛋白质、维生素、矿物质和微量元素，多进汤汁。

（2）排尿：鼓励产妇产后 4 小时内排尿，以免发生尿潴留。若排尿困难，应解除产妇疼痛顾虑，协助产妇采取蹲式、听流水声、热水熏洗外阴或用温开水冲洗尿道外口周围、热敷或按摩下腹部、针刺穴位、遵医嘱肌内注射甲硫酸新斯的明等方法促进排尿。无效者给予导尿并留置导尿管。

（3）排便：鼓励产妇尽早下床活动，多吃蔬菜和含纤维素食物，预防便秘。若发生便秘，遵医嘱口服缓泻剂。

（4）休息与活动：保证足够的休息和睡眠，会阴侧切者取健侧卧位。鼓励产妇尽早下床活动，经阴道自然分娩者，产后 6 ～ 12 小时可下床轻微活动，24 小时后可在室内随意走动，并开始做产后保健操。会阴切开或剖宫产者，可适当延迟下床活动时间，鼓励产妇床上适当活动，预防下肢静脉血栓形成。由于产后盆底肌肉松弛，应避免过早负重或蹲位活动，以防子宫脱垂。

2. 子宫复旧与恶露护理　①子宫复旧的观察：每日在同一时间测量子宫底高度，密切观察产妇的子宫高度变化和阴道出血情况。如有异常及时汇报医师并进行相应处理。②恶露的观察：每日评估恶露的量、颜色、气味及有无残留的组织排出。阴道有组织物排出时，应保留送病理检查。

3. 会阴护理　①会阴擦洗：保持会阴清洁干燥，用 0.05% 聚维酮碘溶液擦洗会阴，每日 2 次，及时更换会阴垫，大便后清洗会阴。②会阴水肿：用 50% 硫酸镁湿热敷。③会阴红肿：用 95% 乙醇湿敷，产后 24 小时以后红外线照射，局部硬结用大黄、芒硝外敷。④会阴侧切：指导产妇取切口对侧卧位；产后 3 ～ 5 天拆线，若伤口化脓感染，应提前拆线引流。

考点　产后会阴的护理措施

4. 乳房护理

（1）一般护理：保持乳房清洁、干燥，佩戴合适的乳罩支托乳房。乳头处有痂垢应先用油脂浸软后再用温水洗净，忌用肥皂或乙醇强行擦洗，以免引起局部皮肤干燥、皲裂。

（2）乳头平坦及凹陷的护理：哺乳时先吸吮平坦一侧，此时婴儿吸吮力强，容易吸住乳头和大部分乳晕；吸吮无效时可用吸奶器吸引。此外，可指导产妇进行以下练习。①乳头伸展练习（图 5-1）：将两示指平行放在乳头两侧，向外侧方向拉开，通过牵拉乳晕皮肤及皮下组织，促使乳头向外突出。每日 2 次，每次 10 ～ 15 分钟。②乳头牵拉练习：用一手托住乳房，另一手的拇指和中指、示指捏住乳头向外牵拉，每日 2 次，每次重复 10 ～ 20 次。③佩戴乳头罩：从妊娠 7 个月开始佩戴乳头罩，对乳头周围组织起到稳定作用。柔和的压力可促进内陷的乳头外翻，乳头可保持持续突起。

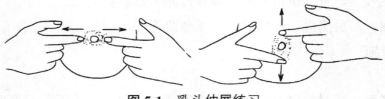

图 5-1　乳头伸展练习

（3）乳房胀痛的护理：①清淡饮食，尽早哺乳。哺乳时先吸吮胀痛严重的一侧，哺乳后将剩余乳汁吸出；②哺乳前热敷乳房 3 ～ 5 分钟，两次哺乳间冷敷乳房以减少局部充血、肿胀；③哺乳前从乳房边缘向乳头方向按摩乳房，促进乳腺管畅通；④佩戴乳罩，扶托乳房，减少沉重感。

（4）乳腺炎的护理：①轻度乳腺炎时，哺乳前湿热敷乳房 3 ～ 5 分钟，并按摩乳房，轻轻拍打和抖动乳房；哺乳时先喂患侧，有利于疏通乳腺管。每次哺乳至少 20 分钟，应吸空乳汁，并增加哺乳次数。②若持续发热，应暂停哺乳，遵医嘱用抗生素，定时吸出乳汁并弃用，同时热敷乳房，促进炎症消散。

（5）乳头皲裂的护理：①轻者可继续哺乳，哺乳前湿热敷乳房 3 ～ 5 分钟，挤出少许乳汁使乳晕变软，让乳头和大部分乳晕含在婴儿口中；哺乳时先吸吮损伤程度轻的一侧。②严重者暂停哺乳，皲裂处涂抗生素软膏，促进伤口愈合，其间可用吸奶器吸出乳汁喂养新生儿，吸出前应清洗乳房。

（6）乳汁不足：指导产妇尽早哺乳，按需哺乳。保持休养环境安静，促进产妇良好睡眠，多摄入营养丰富的食物，还可使用中药或针灸催乳。

（7）退乳：减少汤类食物摄入，停止吸吮和挤奶。常用退乳方法有以下几种。①生麦芽

60 ～ 90g 水煎当茶饮，连用 3 ～ 5 天；②芒硝 250g 分装两个纱布袋内，外敷于乳房，湿硬时更换；③维生素 B₆ 200mg，每日 3 次，共 5 ～ 7 天。目前不推荐服用雌激素或溴隐亭退奶。

> **考点**　产后乳房的护理措施

5. 母乳喂养指导

（1）母乳喂养原则：①早开奶：新生儿出生后 30 分钟内开始哺乳。早吸吮可刺激乳汁分泌，是母乳喂养成功的关键措施之一。②母婴同室，按需哺乳：母亲和婴儿最好 24 小时在一起，根据婴儿需要进行哺乳，每次哺乳时间为 20 ～ 30 分钟。③提倡纯母乳喂养：除母乳外，不给新生儿添加包括水在内的其他任何食物或饮料。纯母乳喂养至少 6 个月，WHO 建议添加辅食后继续母乳喂养至 2 岁或 2 岁以上。

（2）哺乳方法：①哺乳前准备：洗净双手及乳头、乳晕，按摩或用毛巾湿热敷乳房，促进乳腺管扩张，刺激排乳。②哺乳姿势：产后最初几天半卧位，之后以端坐位为宜（图 5-2）。哺乳姿势宜放松、舒适，婴儿身体尽量贴紧母亲身体，婴儿面部紧贴母亲乳房，刺激新生儿觅食反射，张口含住乳头及大部分乳晕；用一只手掌呈"C"形托住乳房，避免乳房堵住新生儿鼻孔。产妇身体不便或夜间哺乳时，也可采取侧卧位（图 5-2）。哺乳结束时，用示指轻轻向下按压婴儿下颌，避免在口腔负压情况下拉出乳头而引起局部疼痛和皮肤损伤。

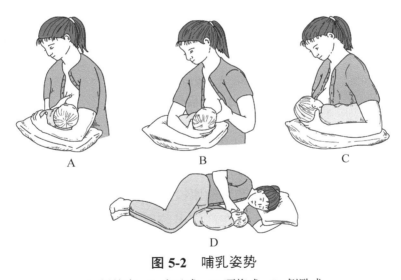

图 5-2　哺乳姿势
A. 摇篮式；B. 交叉式；C. 环抱式；D. 侧卧式

（3）注意事项：哺乳时先吸空一侧乳房，再吸另一侧。哺乳结束后，将婴儿竖着抱起，使其趴在母亲肩部，轻拍婴儿背部 1 ～ 2 分钟，排出其胃内空气，以防溢乳。母亲的健康状况直接影响乳汁的质量，因此，母亲应保持膳食平衡，睡眠充足，心情愉快，生活规律，谨慎用药。

> **考点**　母乳喂养的方法指导

（五）健康教育

1. 一般指导　居室清洁舒适，保持适宜温湿度。合理膳食，多食汤类，增加膳食纤维。注意休息，合理安排婴儿护理时间。注意个人卫生和会阴部清洁，保持良好的心情。产后

42 天内应避免重体力劳动及长时间蹲位或站立。

2. 产后异常症状的识别　向产妇和家属讲解出现下列状况时要及时到医院就诊：发热；乳房红、肿、热、痛；持续的外阴疼痛；尿急、尿频、尿痛；恶露有臭味或血性恶露淋漓不尽；会阴或腹部伤口红肿、疼痛、有分泌物；下肢皮肤发白、肿胀和肌肉疼痛等。

3. 产后健身操　产后健身操（图 5-3）可促进腹壁、盆底肌肉张力的恢复，促进子宫复旧等。应根据产妇的情况，循序渐进地进行练习。一般在产后第 2 天开始，每 1 ～ 2 天增加 1 节，坚持 2 ～ 3 个月。

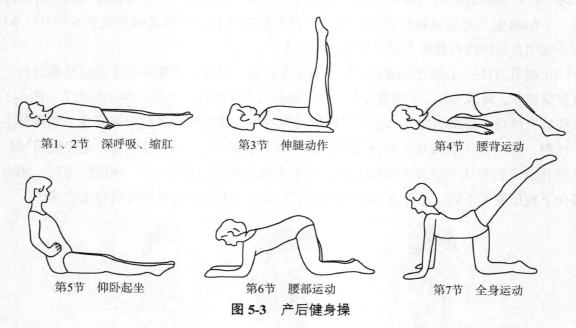

第1、2节　深呼吸、缩肛　　　　第3节　伸腿动作　　　　第4节　腰背运动

第5节　仰卧起坐　　　　第6节　腰部运动　　　　第7节　全身运动

图 5-3　产后健身操

4. 计划生育指导　产后 42 天之内禁止性生活。性生活恢复时间根据产后检查情况而定，指导产妇避孕措施，哺乳者以工具避孕为宜，不哺乳者可选用药物避孕。

5. 产后检查　主要包括产后访视和产后健康检查两部分。

（1）产后访视：由社区医疗保健人员在产妇出院后 3 天、产后 14 天、产后 28 天入户进行，主要了解产妇及新生儿健康状况。产后访视内容包括：①产妇饮食、睡眠及心理状况；②子宫复旧及恶露情况；③检查乳房，指导母乳喂养；④观察会阴伤口或剖宫产腹部伤口情况，发现异常给予及时指导。

（2）产后健康检查：告知产妇于产后 42 天携婴儿回分娩医院门诊进行产后全面检查，以了解产妇各器官的恢复情况及新生儿生长发育情况。

6. 出院后喂养指导　评估产妇母乳喂养知识和技能，并给予指导，强调母乳喂养的重要性；指导产妇出院后保证充足的睡眠和休息；饮食营养均衡；保持心情愉快；注意乳房卫生，保持乳腺管通畅；上班的产妇可将乳汁挤出放冰箱保存，待婴儿需要时给予喂哺。告知产妇和家属母乳喂养可用支持资源，如医院母乳喂养热线电话、社区保健人员的联系方式等。

第 3 节　正常新生儿的护理

正常足月新生儿是指胎龄满 37 周至不满 42 周，出生体重在 2500～4000g，身长在 47cm 以上（平均 50cm），无任何畸形和疾病的活产婴儿。从胎儿出生后断脐至满 28 天，称新生儿期。

一、正常新生儿的生理特点

1. 呼吸系统　新生儿由于呼吸中枢发育不成熟，呼吸节律常不规则，频率快，为 40～45 次 / 分。由于呼吸肌弱，胸腔小，故呼吸浅表，以腹式呼吸为主。

2. 循环系统　新生儿心率较快，为 90～160次 / 分，且波动范围大。足月儿平均血压为 70/50mmHg。由于血流多集中于躯干、内脏，故四肢易发冷，末梢易出现发绀。

3. 消化系统　新生儿胃呈水平位，贲门括约肌松弛，幽门括约肌紧张，易发生溢乳。出生后 10～12 小时开始排出墨绿色胎粪，2～3 天排完。若超过 24 小时仍无胎粪排出，应检查是否有肛门闭锁或其他消化道畸形。

4. 泌尿系统　足月儿出生时肾脏结构的发育已经完成，但其功能仍不成熟。新生儿多在出生后 24 小时内排尿，如出生后 48 小时仍无尿，需查找原因。新生儿肾发育不成熟，故易出现脱水、水肿和代谢性酸中毒。

5. 血液系统　足月儿出生时血液中血红蛋白偏高（140～200g/L），胎儿血红蛋白占 70%～80%，以后逐渐被成人血红蛋白替代。足月儿出生时白细胞较高，且以中性粒细胞为主，以后逐步下降。

6. 神经系统　新生儿脑相对较大，重 300～400g，大脑皮质兴奋性低，睡眠时间长。足月儿出生时已具备原始的神经反射如握持反射、觅食反射、吸吮反射、拥抱反射等。

7. 体温调节　新生儿体温调节功能差，故体温不稳定，易随外界环境温度变化而变化，故新生儿宜处于适中温度中。

8. 免疫系统　足月儿非特异性和特异性免疫功能均不成熟。新生儿皮肤薄嫩，血管丰富，脐部有天然伤口，易感染。胎儿通过胎盘可从母体得到免疫球蛋白 IgG，因此，新生儿对一些传染病如麻疹有免疫力而不易感染；而免疫球蛋白 IgA 和 IgM 则不能通过胎盘传给新生儿，因此，新生儿易发生细菌感染，尤其是革兰氏阴性菌感染。母乳特别是初乳中含较高的免疫球蛋白 SIgA，故应提倡母乳喂养。

考点　新生儿的概念及新生儿的生理特点

二、新生儿的特殊生理状态

1. 生理性黄疸　常在出生后 2～3 天出现，4～5 天达高峰，7～14 天消退，早产儿延至 3～4 周，一般情况良好。

2. 生理性体重下降　新生儿出生数日内由于进食少、水分丢失及胎粪排出等原因，会出现体重下降，但一般不超过 10%，出生后 10 天左右恢复到出生时体重。

3.乳腺肿大　部分新生儿出生后 4 ～ 7 天出现乳腺肿大如蚕豆或鸽蛋大小，是由于来自母亲体内的雌激素作用所致，一般 2 ～ 3 周自然消退，切忌挤压，以免发生感染。

4.假月经　部分女婴出生后 5 ～ 7 天阴道可见少许血性分泌物，可持续 1 周，称假月经。是由于来自母亲体内的雌激素突然中断所致，一般不必处理。

5."马牙"和"螳螂嘴"　在新生儿口腔上腭中线或齿龈切缘上常有黄白色米粒大小的颗粒，是由上皮细胞堆积或黏液腺分泌物积聚所致，俗称"马牙"，于出生后数周至数月自行消退；两侧颊部各有一隆起的脂肪垫，俗称"螳螂嘴"，有利于吸吮乳汁。两者均不可挑割，以免发生感染。

三、护　理

（一）护理评估

1.健康史　了解母亲本次妊娠经过，胎儿生长发育情况及其监测结果；了解分娩方式及经过，产程中胎儿情况、出生体重、性别、Apgar 评分等；检查产妇和新生儿病史记录是否完整，认真核对病历上新生儿脚印、母亲手印是否清晰，并与新生儿腕带核对。

2.身心状况　评估一般在出生后 24 小时内进行，如无异常，以后每日评估 1 次；发现异常可增加评估次数，评估时注意保暖，评估后做好记录。

（1）生命体征

1）呼吸：在安静状态下测量 1 分钟。产时母亲使用麻醉剂、镇静剂或新生儿头部产伤，可致呼吸减慢，持续性呼吸过快见于呼吸窘迫综合征。

2）心率：正常心率一般为 120 ～ 140 次 / 分。睡眠时可稍慢，啼哭时可加快。

3）体温：一般测量腋下体温。正常为 36.0 ～ 37.2℃，体温低于 36.0℃可见于室温较低、早产儿或感染等情况；体温超过 37.5℃可见于室温高、保暖过度或脱水等情况。

4）血压：新生儿一般情况下不测量血压。

（2）体重：一般在沐浴后裸体测量。正常新生儿在生理性体重下降停止后每天长 50g 左右。若新生儿体重下降超过生理性体重下降范围，或回升过慢、回升过晚，要寻找原因并报告医师。

（3）身高：正常为 45 ～ 55cm。

（4）头面部及颈部：观察头颅大小、形状，有无产瘤、血肿及皮肤破损；检查囟门大小和紧张度，有无颅骨骨折和缺损；巩膜有无黄染；口腔外观有无唇腭裂；观察颈部是否对称、活动度及胸锁乳突肌的肌张力。

（5）胸部：观察胸廓形态、对称性，有无畸形；心脏听诊了解心率、节律、有无杂音；肺部听诊判断呼吸音是否清晰，有无啰音及其性质和部位。

（6）腹部：出生时腹部平软，随后肠管充满气体，腹部略膨出。观察呼吸时胸腹是否协调，外形有无异常；触诊肝脾大小；听诊肠鸣音。

（7）脐带：观察脐带残端有无出血或异常分泌物，如脐部红肿或分泌物有臭味，提示脐部感染。

（8）脊柱、四肢：检查脊柱、四肢发育是否正常，四肢是否对称，有无骨折或关节脱位。

（9）肛门、外生殖器：肛门外观有无闭锁。外生殖器有无异常，男婴睾丸是否已降至阴囊，女婴大阴唇有无完全遮住小阴唇。

（10）大小便：如 24 小时后未排胎便，应检查是否有消化道发育异常。

（11）肌张力：正常新生儿肌张力正常、活动好、反应灵敏，哭声响亮。

（12）反射：新生儿反射是否存在，提示新生儿神经系统的发育情况。觅食、吸吮、握持、拥抱等反射，随着小儿的发育逐渐减退，一般于出生数月后消失。

（二）主要护理诊断 / 问题

1. 有窒息的危险　与吸入羊水、溢奶及呕吐有关。

2. 体温调节无效　与体温调节中枢功能不够完善，环境温度过低或过高、包裹太多或太少有关。

3. 营养失调：低于机体需要量　与母乳喂养无效或乳汁分泌不足导致摄入量少有关。

4. 有感染的危险　与吸入羊水、开放的脐带及免疫机制发育不完善有关。

（三）护理措施

1. 一般护理

（1）环境：母婴同室房间宜光线充足，空气流通，室内温度保持在 24 ～ 26℃，相对湿度以 50% ～ 60% 为宜。新生儿床应配有床围，房间面积不少于 6m² 为宜。

（2）生命体征：观察新生儿呼吸道通畅情况，保持新生儿侧卧位，防止溢乳引起窒息。定时测新生儿体温，维持体温在 36.0 ～ 37.2℃。

（3）大小便及体重观察：注意观察大小便情况，尤其是第 1 次排出的大小便，应记录时间、颜色、气味和量及有无伴随症状。每天沐浴后测量新生儿体重，观察新生儿生长情况。

（4）安全措施：检查产妇和新生儿病史记录是否完整、相符，并与新生儿的腕带核对。查看新生儿记录单上新生儿脚印、母亲手印是否清晰。新生儿腕带出院前不能随意解开。

（5）预防感染：医护人员必须身体健康，定期体检。房间里配有手消毒液，接触新生儿前应消毒双手。新生儿患有脐部感染、脓疱疮等感染性疾病时，应采取消毒隔离措施。

2. 日常护理

（1）新生儿沐浴：沐浴可以清洁皮肤，促进舒适，既可对新生儿身体进行评估，观察皮肤颜色有无异常及生长发育情况，同时预防感染，还可促进母子间情感交流。沐浴方式有淋浴、盆浴和擦浴。正常新生儿在医院内以淋浴为主，在家以盆浴为主。新生儿出生后体温未稳定前暂不沐浴，一般在出生后 24 小时可以沐浴。

（2）脐部护理：保持脐部清洁干燥。每次沐浴后用 5% 聚维酮碘对脐带残端和脐轮部擦拭消毒，如脐部有分泌物，则用 75% 乙醇消毒后涂 2.5% 碘酊使其干燥。脐带脱落处如有红色肉芽组织增生，可用 2.5% 硝酸银溶液烧灼，再用生理盐水棉签擦洗局部。新生儿使用尿布时，注意尿布勿接触到脐部，以防尿粪污染脐部。

（3）新生儿抚触：通过抚触者双手对婴儿皮肤各部位进行有秩序、有技巧的抚摸与按触，给新生儿皮肤适度的舒适刺激，促进其大脑的感知觉和运动觉的发育；有益于新生儿消化、吸收，改善睡眠；加快免疫系统完善，提高免疫力；增进母子间情感交流。新生儿出生后第2天，基本状态稳定的情况下，沐浴后进行新生儿抚触。

（4）臀部护理：新生儿要及时更换尿布或纸尿裤，尿布松紧合适，大、小便后用温水擦洗或冲洗臀部并保持臀部干燥，可有效地防止臀红的发生。一旦发生臀红，可将臀部暴露于空气或阳光下，也可用红外线照射，每次 10 ～ 20 分钟，每日 2 ～ 3 次。如臀部皮肤发生糜烂，可用植物油或鱼肝油纱布敷于患处。

3. 喂养指导

（1）母乳喂养：母乳是婴儿最适宜的天然食品，一般健康母亲的乳汁量可满足 4 ～ 6 个月内婴儿的营养需要。母乳喂养有以下优点。①满足营养需要：母乳中营养成分高，含有丰富的优质蛋白质、不饱和脂肪酸、乙型乳糖类和酶，维生素含量高，矿物质含量低，适应婴儿肾脏发育水平，而且所含钙磷比例适当，最有利于婴儿的吸收利用。②增强机体免疫力：母乳中含有多种抗体和丰富的抗感染物质，能增强婴儿的抗病能力。③喂养经济方便：母乳直接喂哺不易污染，便于携带、喂养方便，温度适宜，新鲜、经济。④有益产妇康复：产后哺乳可刺激子宫收缩，促进子宫复旧，预防产后出血，还可降低妇女乳腺癌和卵巢癌的发生率。⑤培养母子感情：哺乳过程是母子情感沟通的方式，通过哺乳母子间紧密接触，能增进母子感情。

考点 母乳喂养的优点

（2）人工喂养：不宜母乳喂养者，可选用人工喂养。一般人工喂养首选配方奶，无条件选用配方奶时可选择牛奶、羊奶等喂养，但是必须经过加热等改造后才可以喂养新生儿。

4. 免疫接种

（1）卡介苗：正常足月新生儿出生后 12 ～ 24 小时接种。方法为 0.1ml 卡介苗做左臂三角肌下端偏外侧皮内注射。体温高于 37.5℃、早产儿、低体重儿，有产伤、严重腹泻或其他疾病者禁止接种。

（2）乙肝疫苗：正常新生儿出生后 24 小时内、1 个月、6 个月各注射 1 次。方法为 10μg 乙肝疫苗注射于右臂三角肌。

考点 疫苗接种的时间及部位

（四）健康教育

鼓励产妇母乳喂养。教会产妇给新生儿沐浴、换尿布、脐带护理等的方法和技巧；讲解添加辅食的时间和种类；告知预防接种的时间和注意事项。教导家长认识新生儿正常生理特点，会识别异常状况。

自　测　题

A1/A2 型题

1. 关于产后循环系统的变化，下列描述正确的是
    A. 血小板数量减少
    B. 白细胞于产褥早期较高
    C. 血液处于低凝状态，易出血
    D. 红细胞计数和血红蛋白值变化不大
    E. 循环血容量于产后 3 天恢复至未孕状态

2. 产褥期禁止性生活的时间是
    A. 产后 2 周　　　　　B. 产后 4 周
    C. 产后 6 周　　　　　D. 产后 8 周
    E. 产后 10 周

3. 初产妇，23 岁，阴道助娩一男婴，产褥期保健内容错误的是
    A. 出院后 42 天来院复查
    B. 产后访视至少 3 次
    C. 产褥期禁止性生活
    D. 出院后访视每周 1 次
    E. 产褥期后采取避孕措施

4. 某初产妇。分娩后第 3 日，体温 38.2℃，持续 12 小时后下降至正常，子宫收缩佳，无压痛，恶露淡红色、无恶臭，会阴伤口无红肿，双乳肿胀、血管充盈，其发热原因最可能是
    A. 泌乳热　　　　　　B. 产后疲劳
    C. 生殖道感染　　　　D. 会阴伤口感染
    E. 泌尿系统感染

5. 新生儿的特殊生理现象不包括下列哪项
    A. 乳腺肿大　　　　　B. 脱水热
    C. 假月经　　　　　　D. 生理性黄疸
    E. 生理性体重下降

6. 新生儿生理性黄疸常发生在出生后什么时间
    A. 出生后 1 ～ 2 天　B. 出生后 2 ～ 3 天
    C. 出生后 3 ～ 4 天　D. 出生后 4 ～ 5 天
    E. 出生后 5 ～ 6 天

A3/A4 型题

（7 ～ 11 题共用题干）

初产妇，26 岁，足月顺产，产后 5 天，体温 37℃，脉搏 68 次 / 分，呼吸 14 次 / 分。血压 120/80mmHg，宫底脐下 1 横指，恶露红色，无臭味，量多，会阴切口无红肿及脓性分泌物。双乳软，无硬结，有少量乳汁分泌。

7. 产后会阴护理擦洗的次数是
    A. 1 次 / 天　　　　　B. 1 ～ 2 次 / 天
    C. 2 ～ 3 次 / 天　　　D. 3 次 / 天
    E. 3 ～ 4 次 / 天

8. 产妇存在的护理问题是
    A. 子宫复旧不良　　　B. 尿潴留
    C. 感染　　　　　　　D. 发热
    E. 排尿困难

9. 应如何处理
    A. 排空膀胱　　　　　B. 使用抗生素
    C. 降温　　　　　　　D. 导尿
    E. 使用宫缩剂

10. 为促进乳汁的分泌，主要应
    A. 加强饮食　　　　　B. 让新生儿多吸吮
    C. 多休息　　　　　　D. 按摩乳房
    E. 调节心情

11. 指导产妇休息时宜采取的体位为
    A. 仰卧位　　　　　　B. 半卧位
    C. 俯卧位　　　　　　D. 侧卧位
    E. 健侧卧位

（李玉春）

| 第6章 |
妊娠并发症妇女的护理

第1节 自然流产

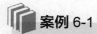 **案例** 6-1

> 李女士，28 岁，停经 60 天，2 天前开始出现阴道少量流血，今晨阴道流血量增多，阵发性腹痛加重，自诉有烂肉样组织排出。患者面色苍白、皮肤湿冷、血压 90/50mmHg，妇科检查：子宫略小于妊娠周数，宫口已开，有胚胎组织堵塞宫口。
>
> **问题：** 1. 该孕妇最可能患有什么疾病？
>
>   2. 如何护理该患者？

（一）概述

凡妊娠不足 28 周、胎儿体重不足 1000g 而终止者，称为流产。发生在妊娠 12 周以前的流产称为早期流产，发生在妊娠 12 周及以后的流产称为晚期流产。流产分为自然流产和人工流产。本节内容阐述自然流产。

1. 自然流产发生的原因

（1）胚胎因素：染色体异常是导致早期流产的主要原因，早期自然流产中 50% ～ 60% 是由于染色体异常导致的。

（2）母体因素主要有以下几方面。①全身性疾病：妊娠期任何疾病引起的高热，都可能刺激子宫收缩而导致流产；细菌毒素或病毒通过胎盘进入胎儿血液循环，导致胎儿死亡而流产；母体患有慢性疾病（如严重贫血、心力衰竭、高血压等）也可导致流产。②内分泌功能失调、生殖系统疾病（子宫畸形、宫颈内口松弛等）、不良习惯（如酗酒、抽烟、吸毒）、免疫因素等均可导致流产。

（3）环境因素：接触过多有害的化学物质（如汞、苯、铅、镉等）和物理因素（如放射性物质、噪声、高温等），可直接或间接导致流产。

2. 病理　早期流产时，胚胎多已死亡，底蜕膜出血，刺激子宫收缩至胚胎全部排出。妊娠 8 周前的胚胎，此时胎盘绒毛发育不成熟，与子宫蜕膜连接不紧密，妊娠产物多能完全剥离排出，出血量一般不多。妊娠 8 ～ 12 周，胎盘绒毛发育茂盛，与子宫蜕膜连接紧密，流产时妊娠产物往往不易完整地剥离排出，从而影响子宫的收缩，出血较多。妊娠 12 周后，胎盘已完全形成，流产时是先有腹痛，然后排出胎儿、胎盘。

3. 自然流产的常见类型　根据流产发展的不同阶段，可分为以下四种类型。

（1）先兆流产：停经后先出现少量阴道流血，少于月经量，有时伴有轻微下腹腰酸或坠胀感。妇科检查：可见子宫颈口未开，胎膜未破，子宫大小与停经周数相符。经休息和治疗后症状消失，可继续妊娠；若阴道流血量增多或腹痛加剧，则可发展为难免流产。

（2）难免流产：由先兆流产发展而来，阴道流血量增多，阵发性腹痛加重。妇科检查：子宫大小与停经周数相符或略小，子宫颈口已扩张，但组织尚未排出；有时可有羊水流出或胚胎组织堵于子宫颈口。

（3）不全流产：难免流产继续发展，部分妊娠物排出体外，部分残留于宫腔内，影响子宫收缩而致阴道持续流血，严重时可引起出血性休克。妇科检查：子宫小于停经周数，子宫颈口已扩张，可见持续性血液流出，妊娠物堵塞子宫颈口。

（4）完全流产：妊娠物已完全排出，阴道流血逐渐停止，腹痛消失。妇科检查子宫大小接近正常或略大，子宫颈口已关闭。

常见自然流产类型的发展过程如下所示：

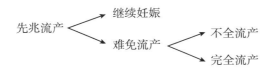

除此之外，流产还有 3 种特殊情况。

（1）稽留流产：又称过期流产，指胚胎或胎儿已死亡未及时自然排出者。此时，子宫体不再增大，反而缩小，早孕反应或胎动消失，可有反复阴道流血，时多时少，色暗。妇科检查子宫小于停经周数，质地较硬，子宫颈口关闭。死亡的胎儿及胎盘组织在子宫腔内稽留过久，可导致凝血功能障碍。

（2）复发性流产：指与同一性伴侣连续发生 2 次或 2 次以上的自然流产。复发性流产大多数为早期流产，且每次流产多发生于同一妊娠月份。

（3）流产合并感染：流产过程中，若阴道流血时间长，有组织残留在宫腔内，有可能引起宫腔感染，严重时感染可扩展至盆腔、腹腔甚至全身，发生盆腔炎、腹膜炎、败血症及感染性休克。

考点　自然流产的类型

（二）护理评估

1. 健康史　详细询问停经史、早孕反应等情况；阴道流血时间与流血量；有无腹痛，腹痛的部位、性质和程度；有无妊娠产物排出等。了解孕妇既往病史，有无全身性疾病、生殖器官疾病、内分泌功能失调及有害化学物质接触史等，以识别发生流产的诱因。

2. 身心状况

（1）症状：主要表现为阴道流血和下腹部疼痛。不同类型的流产，其症状的严重程度也不相同（见表 6-1）。

（2）体征：出血量多，呈贫血貌，甚至出现面色苍白、四肢厥冷、脉搏细速、血压下降等休克征象。妇科检查：子宫大小是否与妊娠周数相符，子宫颈口是否扩张，阴道内是否有组织排出，甚至堵塞子宫颈口的情况，不同的流产类型有不同的体征特点（表 6-1）。

（3）并发症：大量失血可导致失血性休克；阴道流血时间长，宫腔内有残留组织可导致感染的发生。

表 6-1 各种不同类型流产的身体状况

流产类型	症状			妇科检查	
	阴道流血	下腹疼痛	妊娠物排出	子宫颈口	子宫大小（与停经周数相比）
先兆流产	少	轻或无	无	闭	相符
难免流产	增多	加重	无	开	相符或略小
不全流产	少→多	减轻	部分排出	开，有组织堵塞宫口	小于
完全流产	少→无	渐无	全部排出	闭	恢复非孕时大小

（4）心理 - 社会状况：孕妇因担心胎儿安危、腹痛、阴道流血而表现出焦虑、伤心、忧郁、烦躁不安等情绪，家属表现紧张。

3. 辅助检查

（1）常规检查：连续测定血 hCG、孕激素等动态变化，有助于妊娠诊断和预后判断。

（2）特殊检查：B 超检查可了解有无胎囊、胎心、胎动等，诊断并鉴别流产类型，指导正确处理。

（三）治疗要点

根据流产的类型给予相应处理。

1. 先兆流产　应绝对卧床休息，禁止性生活，以减少各种刺激。遵医嘱给予孕激素、镇静药、维生素 E 等保胎药物治疗。

2. 难免流产　应尽快清除宫腔妊娠物，以防出血和感染。

3. 不全流产　尽快行刮宫术或钳刮术，以清除宫腔内残留组织。流血过多发生休克时应进行抗休克治疗。

4. 完全流产　一般不需特殊处理。

5. 稽留流产　应尽早使胎儿胎盘排出，术前检查凝血功能，若凝血功能异常，应纠正凝血功能，待好转后妊娠 12 周前行刮宫术；妊娠 ≥ 12 周者可使用米非司酮和米索前列醇，或静脉滴注缩宫素，排出胎儿和胎盘。

6. 复发性流产　应查找原因，针对不同病因进行治疗。宫颈内口松弛者，于妊娠 12 ～ 14 周行宫颈内口环扎术，分娩前拆除缝线。

（四）主要护理诊断 / 问题

1. 有感染的危险　与阴道流血时间过长、宫腔内有残留组织等因素有关。

2. 焦虑　与担心胎儿能否存活或是否健康有关。

3. 潜在并发症：失血性休克。

（五）护理措施

1. 先兆流产孕妇的护理

（1）绝对卧床休息，禁止性生活，减少各种刺激，遵医嘱给予保胎治疗。

（2）严密观察阴道流血的量、颜色及腹痛的情况，配合医生做好 hCG 测定及超声检查等，以监测胚胎发育情况。

（3）注意孕妇情绪反应，提供心理支持，使其情绪稳定，增强保胎信心。同时争取家属的配合。

2. 妊娠不能再继续者的护理

（1）及时做好终止妊娠准备，协助医生完成手术，同时做好输液、输血准备。

（2）密切观察孕妇的生命体征，观察其面色、腹痛、阴道流血及与休克相关的征象。

（3）有凝血功能障碍者，应在纠正后再予手术。

（4）对出现伤心、悲哀等不良情绪的患者，护士给予心理护理，帮助患者及其家属度过悲伤期。

3. 预防感染　监测患者的生命体征、血常规及阴道流血情况，注意阴道分泌物的性质、颜色、气味等；严格无菌操作，加强会阴护理，保持会阴清洁。有感染征象者遵医嘱予抗感染治疗。

考点　自然流产的护理措施

（六）健康教育

1. 注意卫生，术后禁止性生活 1 个月。

2. 讲解相关知识，使孕妇及家属对流产有正确的认识，为再次妊娠做好准备。

3. 有复发性流产史的孕妇，保胎时间应超过以往发生流产的妊娠月份。再次妊娠前应积极寻找病因，对因治疗。

第 2 节　异位妊娠

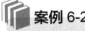
案例 6-2

　　吴女士，30 岁。停经 50 天，阴道少量流血 1 天。晨起 5 时突发下腹剧痛，伴恶心、呕吐及一过性晕厥。急诊入院查体：血压 70/40mmHg，脉搏 120 次 / 分，面色苍白。妇科检查：阴道通畅，有少量血液，宫颈举痛明显，后穹隆触痛（+），盆腔触诊不满意，尿妊娠试验弱阳性。
问题： 1. 该孕妇可能发生了什么？
　　　　2. 应采取哪些护理措施？

（一）概述

　　受精卵在子宫体腔以外着床发育时，称为异位妊娠，俗称宫外孕。根据受精卵在子宫体腔外种植部位的不同分为输卵管妊娠、卵巢妊娠、腹腔妊娠、宫颈妊娠等，其中以输卵管妊娠最多见，约占 95%。输卵管妊娠按其发生的部位不同分为间质部、峡部、壶腹部和伞部妊娠（图 6-1），其中壶腹部妊娠最多见，其次为峡部、伞部妊娠。异位妊娠是妇产科常见急腹症，是早期妊娠孕妇死亡的主要原因。近年来由于临床对异位妊娠的早期诊断和处理的能力提升，患者的存活率和生育保留能力明显提高。

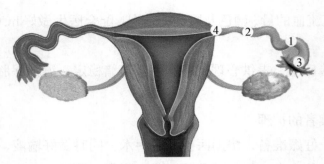

图 6-1　输卵管妊娠的发生部位

①壶腹部妊娠；②峡部妊娠；③伞部妊娠；④间质部妊娠

1.病因

（1）输卵管炎症：是导致输卵管妊娠的主要病因。慢性炎症使管腔变窄，甚至堵塞，或管壁与邻近器官粘连，致使输卵管扭曲，受精卵运行受阻而发生异位妊娠。

（2）输卵管妊娠史或手术史：曾有输卵管妊娠史，再次异位妊娠的概率达10%。输卵管绝育史及手术史者，输卵管妊娠的发生率为10%～20%。

（3）输卵管发育不良或功能异常：输卵管过长、肌层发育差、黏膜纤毛缺乏、先天性憩室等都可影响受精卵正常运行。

（4）辅助生殖技术：近年来辅助生殖技术的应用，使输卵管妊娠发生率增加。既往少见的卵巢妊娠、宫颈妊娠、腹腔妊娠的发生率也有增加。

（5）其他：精神因素、内分泌失调、输卵管子宫内膜异位、肿瘤压迫、宫内节育器避孕失败等因素均可引发输卵管妊娠。

2.病理

（1）输卵管妊娠流产：以壶腹部妊娠多见，常发生于妊娠8～12周。由于蜕膜形成不完整，易导致囊胚与管壁分离。若整个囊胚完全剥离落入管腔，刺激输卵管逆蠕动经伞端排出到腹腔，形成输卵管妊娠完全流产，出血一般不多。若囊胚剥离不完整，形成输卵管妊娠不全流产，此时滋养细胞继续侵蚀输卵管壁，导致持续或反复出血，形成输卵管血肿或输卵管周围血肿，血液不断流出积聚在直肠子宫陷凹形成盆腔血肿，甚至流入腹腔（图6-2）。

（2）输卵管妊娠破裂：多见于妊娠6周左右峡部妊娠，绒毛侵蚀管壁肌层及浆膜层，甚至穿破浆膜层，形成输卵管妊娠破裂。由于输卵管肌层血管丰富，患者可发生大量出血致休克（图6-3）。

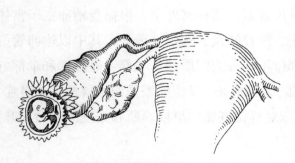

图 6-2　输卵管妊娠流产

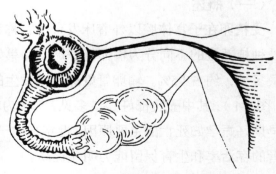

图 6-3　输卵管妊娠破裂

（3）陈旧性异位妊娠：输卵管妊娠流产或破裂，若长期反复内出血形成的盆腔血肿不消散，机化变硬并与周围组织粘连，临床称为陈旧性异位妊娠。

（4）继发性腹腔妊娠：输卵管妊娠流产或破裂后，胚胎从输卵管排到腹腔内或阔韧带内，多数胚胎会死亡，偶有存活者。存活的胚胎重新种植获得营养，继续生长发育形成继发性腹腔妊娠。

（二）护理评估

1. **健康史** 详细询问病史，推算停经时间。重视发生异位妊娠的高危因素，如盆腔炎、放置宫内节育器、输卵管手术史等。

2. **身心状况** 与受精卵着床部位、有无流产或破裂、出血量多少有关。

（1）症状

1）停经：多有 6～8 周停经史。

2）腹痛：是患者的主要症状。在输卵管妊娠流产或破裂前，常有一侧下腹部隐痛或酸胀感。当发生输卵管流产或破裂时，患者突感一侧下腹部撕裂样疼痛，常伴有恶心、呕吐。随后血液由局部流向全腹，疼痛则遍及全腹，甚至出现放射至肩胛部的疼痛及胸部疼痛。当血液积聚在子宫直肠陷凹时，可出现肛门坠胀感。

3）阴道流血：大部分患者可出现不规则阴道流血，色暗红或呈深褐色，量一般不超过月经量。阴道流血可伴有内膜碎片或蜕膜管型排出，是子宫内膜剥离所致。

4）晕厥及休克：由急性内出血及剧烈腹痛所致。轻者出现晕厥，严重者出现休克。内出血越急越多，症状就出现得越迅速越严重，但与阴道流血的量不成正比。

（2）体征

1）全身情况：患者呈贫血貌。腹腔内出血量大时，甚至出现面色苍白、脉搏细速、血压下降等休克体征。

2）腹部检查：下腹部尤其是患侧有明显的压痛、反跳痛。出血较多时，叩诊移动性浊音呈阳性。输卵管妊娠流产或破裂所形成的血肿时间较长者，由于血液凝固、机化并与周围组织器官粘连形成包块。

3）妇科检查：阴道后穹隆饱满，有触痛。出现宫颈举痛或摇摆痛为输卵管妊娠的主要体征之一。内出血较多时，子宫有漂浮感。子宫一侧或后方可触及边界不清、大小不一、触痛明显的包块。

考点 异位妊娠的身体状况

（3）并发症：因输卵管破裂引起大出血导致失血性休克。

（4）心理 - 社会状况：因剧烈疼痛和大出血，孕妇及家属出现恐惧、焦虑情绪；又因失去胎儿，孕妇表现为忧郁、悲伤、自责，并担心未来的受孕能力。

3. **辅助检查**

（1）常规检查：血清 hCG 测定是早期诊断异位妊娠的重要方法，其 hCG 水平较宫内妊娠低，动态监测 hCG 水平尤为重要；单一的血清 hCG 浓度测定无法判断妊娠活性与部位，应结合患者的病史、临床表现和超声检查以协助诊断异位妊娠。

（2）特殊检查

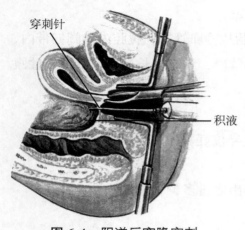

图 6-4　阴道后穹隆穿刺

1）B 超检查：经阴道超声检查是对可疑异位妊娠患者的首选诊断方法。经阴道超声提示附件区可见含有卵黄囊和（或）胚芽的宫外孕囊，可明确诊断异位妊娠。若阴道超声检查发现附件区独立于卵巢的肿块或包含低回声的肿块，应高度怀疑为异位妊娠。

2）阴道后穹隆穿刺：阴道后穹隆穿刺是一种简单可靠的诊断方法 （图 6-4），适用于疑有腹腔内出血的患者。异位妊娠流产或破裂可抽出暗红色不凝血。陈旧性异位妊娠时，可抽出小血块或不凝固的陈旧性血液，但抽不出血液并不能排除异位妊娠。

3）腹腔镜检查：确诊的同时可行镜下手术治疗。

4）子宫内膜病理检查：目前临床已很少应用。仅适用于阴道流血多的患者，排除同时合并宫内妊娠流产，刮出物仅见蜕膜组织未见绒毛，有助于诊断异位妊娠。

（三）治疗要点

异位妊娠的处理应结合病情，予以手术治疗或药物治疗。

1. 手术治疗　适用于异位妊娠流产或破裂出血多、症状重伴休克的患者。在积极纠正休克的同时进行手术，可根据情况行患侧输卵管切除术或保留输卵管的保守手术。

2. 药物治疗　主要使用化学药物治疗，适用于早期输卵管妊娠，要求保留生育能力的年轻患者，但需严格掌握适应证和禁忌证。若病情无改善，甚至发生急性腹痛或输卵管破裂症状，应立即予手术治疗。

（四）主要护理诊断 / 问题

1. 疼痛　与输卵管妊娠流产或破裂有关。

2. 恐惧　与担心生命安危及不能生育有关。

3. 潜在并发症：失血性休克、感染。

（五）护理措施

1. 手术治疗患者的护理

（1）积极抗休克并做好术前准备：去枕平卧、吸氧、开通静脉通路补充血容量、做好输血准备；按医嘱及时、准确给药；迅速做好术前准备。

（2）密切观察病情：严密监测生命体征、神志、面色、尿量等，及时发现休克征象。

（3）提供心理支持：向患者及家属介绍疾病相关知识、治疗及手术过程，给予心理安慰；帮助患者正视现实，以健康心态积极配合治疗，以利早日康复。

2. 药物治疗患者的护理

（1）指导患者休息与饮食：患者应卧床休息，指导进食富含铁及优质蛋白质，利于消化及排便的食物，防止便秘，减少异位妊娠破裂的机会。

（2）密切观察病情：密切观察其生命体征及一般情况，注意有无腹痛及腹痛变化，有无肛门坠胀感及阴道流血的情况。

（3）药物治疗护理：观察药物疗效，主要是血 hCG 的连续测定。注意药物的毒副反应，一旦发现异常及时报告医生。对化疗药物引起的反应，按医嘱给予对症处理。

> **考点**　异位妊娠的治疗要点及护理措施

（六）健康教育

1. 采取有效的避孕措施，制订家庭护理计划。

2. 介绍异位妊娠的相关知识，增强自我保健意识。

3. 术后指导患者加强营养，注意休息，禁止性生活 1 个月，注意个人卫生，预防术后感染。

第 3 节　妊娠期高血压疾病

案例 6-3

　　王女士，33 岁。"停经 31 周，胸闷、头痛 6 天，眼花 4 小时"入院。患者平素月经规则，2 个月前产检发现妊娠期高血压，未引起重视。6 天前出现胸闷、头痛，到当地诊所就诊治疗无好转。4 小时前出现眼花、视物模糊，急诊来院。查体：血压 165/120mmHg，水肿（++），尿蛋白（++++）。

问题： 1. 该孕妇最可能患的疾病是什么？

　　　　2. 如何护理该患者？

（一）概述

妊娠期高血压疾病是妊娠与血压升高并存的一组疾病，包括妊娠期高血压、子痫前期 - 子痫、妊娠合并慢性高血压、慢性高血压伴发子痫前期。妊娠期高血压疾病严重威胁母儿健康和安全，是产科常见的并发症，也是孕产妇死亡的重要原因之一。

1. **高危因素**　既往子痫前期史，子痫前期家族史，高血压遗传因素等；年龄≥ 35 岁，妊娠前 BMI ≥ 28kg/m²；原发性高血压、肾脏疾病、糖尿病或自身免疫性疾病如系统性红斑狼疮，抗磷脂综合征等，存在高血压危险因素如阻塞性睡眠呼吸暂停；初次妊娠、妊娠间隔时间≥ 10 年；收缩压≥ 130mmHg 或舒张压≥ 80mmHg（首次产前检查时，妊娠早期或妊娠任何时期检查时）、妊娠早期尿蛋白定量≥ 0.3g/24h 或持续存在随机尿蛋白≥（+）、多胎妊娠；不规律的产前检查或产前检查不适当，饮食、环境等因素。

2. **病因**　确切病因不明确，可能与异常滋养细胞侵入子宫肌层、免疫机制、血管内皮细胞受损、遗传因素、营养缺乏、胰岛素抵抗等有关。

3. **病理生理**　本病的基本病理变化是全身小血管痉挛和血管内皮损伤。由于全身小动脉痉挛，外周血管阻力增大，出现高血压；肾小动脉痉挛，肾小球毛细血管内皮细胞损伤，通透性增加，蛋白质漏出而出现蛋白尿；肾小球滤过功能下降，肾小管重吸收增加，引起水钠潴留，产生水肿。由此导致全身各系统及脏器血液灌注减少，造成组织细胞缺氧，引起脑、肾、肝脏、心血管、子宫、胎盘等出现一系列的并发症，严重威胁母儿健康及生命。

（二）护理评估

1. 健康史　详细询问，注意排查各种风险因素，询问孕妇显现或隐匿的基础疾病，如妊娠前有无高血压、肾脏疾病、糖尿病及自身免疫性疾病等病史或表现；有无妊娠期高血压疾病史及家族史或遗传史；了解孕妇的既往病理妊娠史；了解此次妊娠后孕妇的高血压、蛋白尿等症状出现的时间和严重程度，了解产前检查状况；了解孕妇的一般情况，包括体重、此次妊娠的情况如饮食、生活环境等。

2. 身心状况

（1）症状：根据妊娠期高血压疾病的分类评估孕妇的临床表现及严重程度。

1）妊娠期高血压：妊娠 20 周后首次出现高血压，收缩压 ≥ 140mmHg 和（或）舒张压 ≥ 90mmHg；尿蛋白检测阴性。收缩压 ≥ 160mmHg 和（或）舒张压 ≥ 110mmHg 为重度妊娠期高血压。妊娠期高血压于产后 12 周内恢复正常。

2）子痫前期 - 子痫

子痫前期：妊娠 20 周后孕妇出现收缩压 ≥ 140mmHg 和（或）舒张压 ≥ 90mmHg，伴有下列任意 1 项：尿蛋白定量 ≥ 0.3g/24h，或尿蛋白 / 肌酐比值 ≥ 0.3，或随机尿蛋白 ≥（+）（无条件进行蛋白定量时的检查方法）；无蛋白尿但伴有以下任何 1 种器官或系统受累：心、肺、肝、肾等重要器官，或血液系统、消化系统、神经系统的异常改变，胎盘 - 胎儿受到累及等。子痫前期也可发生在产后。血压和（或）尿蛋白水平持续升高，或孕妇器官功能受累或出现胎盘 - 胎儿并发症，是子痫前期病情进展的表现。子痫前期孕妇出现下述任一表现为重度子痫前期：①血压持续升高不可控制：收缩压 ≥ 160mmHg 和（或）舒张压 ≥ 110mmHg；②持续性头痛、视觉障碍或其他中枢神经系统异常表现；③持续性上腹部疼痛及肝包膜下血肿或肝破裂表现；④转氨酶水平异常：血丙氨酸转氨酶（ALT）或天冬氨酸转氨酶（AST）水平升高；⑤肾功能受损：尿蛋白定量 > 2.0g/24h；少尿（24h 尿量 < 400ml，或每小时尿量 < 17ml），或血肌酐水平 > 106μmol/L；⑥低蛋白血症伴腹水、胸腔积液或心包积液；⑦血液系统异常：血小板计数呈持续性下降并低于 100×10^9/L；微血管内溶血，表现有贫血、血乳酸脱氢酶（LDH）水平升高或黄疸；⑧心功能衰竭；⑨肺水肿；⑩胎儿生长受限或羊水过少、胎死宫内、胎盘早剥等。

子痫：子痫前期基础上发生不能用其他原因解释的强直性抽搐，可以发生在产前、产时或产后，也可以发生在无临床子痫前期表现时。

3）妊娠合并慢性高血压：孕妇存在各种原因的继发性或原发性高血压，各种慢性高血压的病因、病程和病情表现不一，如孕妇既往存在高血压或在妊娠 20 周前发现收缩压 ≥ 140mmHg 和（或）舒张压 ≥ 90mmHg，妊娠期无明显加重或表现为急性严重高血压；或妊娠 20 周后首次发现高血压但持续到产后 12 周以后。

4）慢性高血压伴发子痫前期：慢性高血压孕妇妊娠 20 周前无蛋白尿，妊娠 20 周后出现尿蛋白定量 ≥ 0.3g/24h 或随机尿蛋白 ≥（+），清洁中段尿并排除尿少、尿比重增高时的混淆；或妊娠 20 周前有蛋白尿，妊娠 20 周后尿蛋白量明显增加；或出现血压进一步升高等上述重度子痫前期的任何 1 项表现。慢性高血压并发重度子痫前期的靶器官受累及临床表现时，临床上均应按重度子痫前期处理。

（2）并发症：重症患者由于全身各脏器缺血缺氧，可出现脑出血、心力衰竭、肺水肿、急性肾衰竭、胎盘早期剥离、弥散性血管内凝血（DIC）、胎儿宫内窘迫、溶血肝功能异常血小板减少（HELLP）综合征等并发症。

（3）心理 - 社会状况：妊娠期高血压症状不明显，孕妇及家属往往不重视。当病情加重时孕妇因担心自己及胎儿的健康，而常表现出紧张和焦虑的情绪。

3. 辅助检查

（1）常规检查：血液检查（血常规、凝血功能等），尿液检查（尿常规，尿蛋白定性、定量检查，尿比重检查等），肝、肾功能检查（肝功能、肾功能、肌酐及尿酸等测定）。

（2）特殊检查

1）眼底检查：正常动静脉比例为 2 ∶ 3，妊娠期高血压疾病时动静脉比例为 1 ∶ 2，甚至 1 ∶ 4。严重时可出现视网膜水肿、渗出、出血，甚至视网膜剥离。

2）其他检查：胎盘功能、胎儿成熟度、B 超检查、心脏超声、心功能测定、心电图检查等结合病情而定。

> **链接**
>
> ### HELLP 综合征
>
> HELLP 综合征以溶血、肝酶升高及血小板减少为特点，是妊娠期高血压疾病的严重并发症。孕妇可发生子痫、胎盘早剥、DIC、肾衰竭、肺水肿、严重腹水、脑水肿等严重并发症。胎儿可发生缺氧、胎儿生长受限，甚至围生儿死亡。

（三）治疗要点

妊娠期高血压疾病的治疗目的是预防重度子痫前期和子痫的发生，降低母儿围产期并发症发生率和死亡率，改善围产结局。及时终止妊娠是治疗子痫前期 - 子痫的重要手段。治疗基本原则概括为：正确评估整体母儿情况；孕妇休息镇静，积极降压，预防抽搐及抽搐复发，有指征地利尿，有指征地纠正低蛋白血症；密切监测母儿情况以预防和及时治疗严重并发症，适时终止妊娠，治疗基础疾病，做好产后处置和管理。

（四）主要护理诊断 / 问题

1. 体液过多　与低蛋白血症、水钠潴留有关。

2. 有母儿受伤的危险　与发生子痫抽搐、昏迷及胎盘缺血缺氧有关。

3. 焦虑　与疾病可能危害母儿生命安全有关。

4. 潜在并发症：胎盘早剥、肾衰竭、DIC 等。

（五）护理措施

1. 一般护理

（1）休息饮食：休息时取左侧卧位为宜；保证充足睡眠，每天睡眠时间不少于 10 小时，必要时可睡前遵医嘱服用镇静剂；合理调节饮食，保证充足的蛋白质和热量；加强自我监测，每天自测血压及自数胎动。

（2）病情观察：注意孕妇头痛、眼花、胸闷、上腹部不适或疼痛及其他消化系统症状、下肢和（或）外阴水肿，动态监测血压变化、体重、尿量变化、血常规、尿常规，注意胎动、胎心。

（3）间断吸氧：增加血氧含量，改善全身主要脏器及胎盘的氧供。

2. 用药护理

（1）降压：降压治疗的目的是预防子痫、心脑血管意外和胎盘早剥等严重母儿并发症。收缩压≥160mmHg和（或）舒张压≥110mmHg的高血压孕妇应进行降压治疗；收缩压≥140mmHg和（或）舒张压≥90mmHg的建议降压治疗；用药期间严密监测血压，根据血压监测来调整用药，为保证子宫胎盘血流灌注，血压不应低于130/80mmHg。常用药物有拉贝洛尔、硝苯地平、尼莫地平、尼卡地平、酚妥拉明、硝酸甘油、硝普钠等。

（2）解痉：硫酸镁是治疗子痫的一线药物，也是重度子痫前期预防子痫发作的关键药物。

1）用药方法：静脉用药负荷剂量为4～6g，溶于10%葡萄糖溶液20ml静脉推注15～20分钟，或溶于5%葡萄糖溶液100ml快速静脉滴注，继而1～2g/h静脉滴注维持。或者夜间睡眠前停用静脉给药，改用肌内注射，用法为25%硫酸镁20ml+2%利多卡因2ml臀部深部肌内注射。24小时硫酸镁总量为25～30g。

2）毒性反应：硫酸镁的治疗浓度与中毒浓度相近，其中毒反应首先表现为膝反射消失，继而全身肌张力减退及呼吸抑制，严重时心跳可突然停止，故用药过程中要密切观测患者是否出现中毒症状。

3）注意事项：用药前及用药过程中的监测指标包括膝反射必须存在；呼吸≥16次/分；尿量≥25ml/h（即≥600ml/d）。应备好10%葡萄糖酸钙，一旦出现毒性反应，立即停止滴注硫酸镁，并立即缓慢静脉推注（5～10分钟）10%葡萄糖酸钙10ml。

（3）镇静：镇静药物可缓解孕产妇精神紧张、焦虑状态，改善睡眠，当应用硫酸镁无效或有禁忌证时，可使用镇静药物来预防并控制子痫。常用的药物有地西泮、冬眠药物、苯巴比妥钠等，使用时应嘱患者绝对卧床休息，防止直立性低血压。

（4）利尿：不主张常规使用利尿剂，仅限于全身或主要脏器严重水肿的情况下使用，用药期间应严密监测有无血容量不足的表现。常用利尿药物有呋塞米等。

3. 子痫患者的护理

（1）协助医生控制抽搐：控制抽搐是处理子痫患者的首要任务。硫酸镁为首选药物，必要时应同时使用强镇静药物如哌替啶或冬眠合剂等。

（2）保持呼吸道通畅：立即给予吸氧；应禁食、禁水，将头偏向一侧，以防呕吐物吸入导致窒息或吸入性肺炎，并备好气管插管和吸引器，以及时吸出呕吐物及呼吸道分泌物。

（3）避免刺激：安置患者在单人暗室，保持绝对安静，避免声光刺激，护理操作集中进行，动作轻柔，防止诱发抽搐。

（4）专人护理，严密监护：密切观察生命体征，留置导尿管监测尿量，记录出入量；做好血、尿检验及各项特殊检查，及时发现肺水肿、急性肾衰竭、脑出血等并发症。

（5）防止受伤：取出义齿，用开口器或纱布包裹的压舌板置于上、下磨牙间，防止舌唇咬伤；用床护栏防止患者坠床，必要时用约束带。

（6）做好终止妊娠准备：抽搐控制后可终止妊娠，并做好母儿抢救的准备。

4. 分娩期及产后护理

（1）终止妊娠的时机：①妊娠期高血压、病情未达重度的子痫前期孕妇可期待至妊娠37 周终止妊娠。②重度妊娠期高血压及重度子痫前期：妊娠不足 26 周的孕妇经治疗病情危重者建议终止妊娠。妊娠 26 周至不满 28 周的孕妇根据母儿情况及当地医院母儿诊治能力决定是否可以行期待治疗。妊娠 28～34 周，如病情不稳定，经积极治疗病情仍加重，应终止妊娠；如病情稳定，可以考虑期待治疗，并建议转至具备早产儿救治能力的医疗机构。妊娠＞34 周的孕妇，存在威胁母儿的严重并发症和危及生命者，应考虑终止妊娠。③子痫：控制病情后即可考虑终止妊娠。

（2）终止妊娠的方式：如无产科剖宫产指征，考虑阴道分娩。如果不能在短时间内阴道分娩，可放宽剖宫产指征。

（3）分娩期护理：应严密观察产程进展，加强全产程护理。第一产程应让产妇保持安静，注意休息，密切监测血压、脉搏、尿量、胎心及宫缩情况，重视产妇的主诉；尽量缩短第二产程，避免产妇过度用力屏气，做好接产与会阴切开、手术助产准备；第三产程高度重视，预防产后出血，在胎儿前肩娩出后立即注射缩宫素，及时娩出胎盘并按摩宫底、监测血压变化。分娩过程中随时做好抢救母儿的准备，需要剖宫产者做好手术准备。

（4）产后护理：胎儿娩出后监测血压，病情稳定后方可送回病房。病情严重者仍需使用硫酸镁 24～48 小时，产后 48 小时内至少每 4 小时观察 1 次血压，防止产后子痫；大量硫酸镁治疗的患者易发生宫缩乏力性产后出血，应密切观察子宫复旧情况，严防产后出血。

5. 心理护理　耐心倾听患者主诉，了解心理变化；说明本病的病理过程及转归，解释治疗、护理措施及目的，增强患者信心，使其积极配合治疗和护理；鼓励患者说出内心感受，并对其表示理解；教会患者自我放松的方法。

考点　子痫前期及子痫患者的护理措施

（六）健康教育

使患者及家属了解妊娠期高血压疾病的知识及对母儿的影响，主动进行产前检查；指导孕妇合理饮食，注意休息，取左侧卧位；教会孕妇自数胎动进行胎儿监测；有自觉症状及时就医；药物治疗患者掌握用药方法及药物反应；产后对产妇进行产褥期卫生及母乳喂养的指导；产后定期复查血压及尿蛋白，预防慢性高血压；再无生育要求的夫妇严格避孕；既往有妊娠期高血压疾病史的孕妇再次怀孕时，在孕早期即应到产科高危门诊就诊，加强产前检查和孕期保健指导。

第4节 前置胎盘

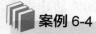

案例 6-4

　　周女士，29 岁。妊娠 32 周，阴道流血 2 次，量不多，今日突然阴道流血多于月经量，无腹痛。查体：血压 100/80mmHg，脉搏 96 次 / 分，宫高 30cm，腹围 85cm，臀先露，未入盆，胎心 140 次 / 分。

　　问题： 1. 该孕妇目前最主要的诊断是什么，确诊前还应再进行什么检查？

　　　　　　2. 应采取哪些护理措施？

（一）概述

　　妊娠 28 周后若胎盘附着于子宫下段，甚至胎盘的下缘达到或覆盖宫颈内口，其位置低于胎儿先露部，称为前置胎盘。前置胎盘是妊娠晚期阴道流血最常见的原因，也是妊娠期严重并发症之一。

　　1. 病因　病因不明，可能与以下几个方面有关。

　　（1）子宫内膜病变或损伤：如多次刮宫、多产、剖宫产及产褥感染、子宫内膜炎等，可致子宫内膜损伤，是前置胎盘的常见因素。损伤引起子宫内膜病变，待再次受孕时，子宫蜕膜血管形成不良而胎盘供血不足，致使胎盘面积增大延伸至子宫下段。

　　（2）胎盘异常：多胎妊娠或巨大儿时胎盘面积过大；或副胎盘、大而薄的膜状胎盘伸展到子宫下段或覆盖宫颈内口。

　　（3）受精卵发育迟缓：受精卵到达子宫腔后，尚未发育到可以着床的阶段，受精卵继续向下游走至子宫下段，并在该处着床发育形成前置胎盘。

　　（4）其他高危因素：高龄、不良生活习惯（吸烟、吸毒）等。

　　2. 分类　在以往的前置胎盘分类中，将前置胎盘分为完全性前置胎盘、部分性前置胎盘、边缘性前置胎盘和低置胎盘 4 种类型（图 6-5）。为了使分类简单易行，同时不影响临床处理，目前推荐将前置胎盘分为两种类型。

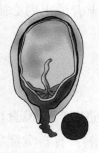 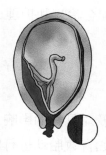 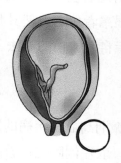 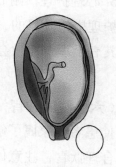

A. 完全性前置胎盘　　　B. 部分性前置胎盘　　　C. 边缘性前置胎盘　　　D. 低置胎盘

图 6-5　前置胎盘的类型

　　（1）前置胎盘：胎盘完全或部分覆盖子宫颈内口。包括既往的完全性和部分性前置胎盘。

（2）低置胎盘：胎盘附着于子宫下段，胎盘边缘距子宫颈内口的距离＜20mm。包括既往的边缘性前置胎盘和低置胎盘。

胎盘边缘与子宫颈内口的关系随着子宫颈的消失和宫口的扩张而改变，因此前置胎盘的类型可因诊断时期不同而不同，通常以最后一次检查结果来确定其分类。

考点　前置胎盘的类型

（二）护理评估

1. 健康史　了解孕妇的健康史、孕产史，注意有无人工流产史、剖宫产史、多产、子宫内膜炎及辅助生育治疗史等前置胎盘的高危因素。详细询问 28 周后，是否出现过无诱因、无痛性反复阴道流血的情况。

2. 身心状况

（1）症状：前置胎盘的典型症状是妊娠晚期或临产时，发生无诱因、无痛性反复阴道出血。前置胎盘阴道流血往往发生在妊娠 32 周前，可反复发生，量逐渐增多，也可一次就发生大量出血。低置胎盘者阴道流血多发生在妊娠 36 周以后，出血量较少或中等。有不到 10% 的孕妇至足月仍无症状。对于无产前出血的前置胎盘孕妇，要考虑胎盘植入的可能性。

考点　前置胎盘的典型症状

（2）体征：患者可出现贫血，贫血程度与出血量成正比，严重出血者可导致面色苍白、脉搏细速、血压下降等休克征象。腹部检查：子宫软，无压痛，大小与停经周数相符。因胎盘前置状态影响胎先露入盆，先露高浮，约有 15% 并发胎位异常，多为臀先露。若胎盘附着于子宫前壁时，可在耻骨联合上方听到胎盘杂音。

（3）并发症：由于子宫下段收缩力差，局部血窦不易闭合，易引发产后出血；胎盘剥离面靠近宫颈口，细菌易经阴道上行入侵，加之产妇出血过多导致体质虚弱，抵抗力下降，易引发产后感染；反复或大量阴道流血使胎儿宫内缺氧；因病情需要提前终止妊娠使早产率增加，而早产儿生存能力低下，合并症、并发症发生率高，围生儿死亡率亦高。

（4）心理 - 社会状况：因阴道突然出现流血，孕妇及其家属担心孕妇及胎儿的安危而感到焦虑或恐惧。

3. 辅助检查

（1）B 超检查：是首选的检查方法。经阴道超声检查的准确性明显高于腹部超声检查，尤其是其能更好地发现胎盘与子宫颈的关系，推荐使用经阴道超声检查进行确诊。

（2）产后检查胎盘与胎膜：胎盘前置部分可见陈旧性血块附着，呈黑紫色或暗红色，且胎膜破口处距胎盘边缘＜7cm，则前置胎盘诊断可成立。

（3）其他检查：血常规、胎儿电子监护等。

（三）治疗要点

抑制子宫收缩、止血、纠正贫血及预防感染。根据阴道流血量、有无休克、孕周大小、胎儿是否存活、前置胎盘类型及是否临产等综合分析，制订处理方案。

1. 期待疗法 适用于一般情况良好、胎儿存活、阴道流血不多、无需紧急分娩的前置胎盘孕妇。对于有阴道流血或子宫收缩的孕妇，推荐住院治疗。在保证孕妇安全的前提下，尽可能延长胎龄，以提高胎儿存活率。

2. 终止妊娠 适用于阴道流血量大甚至休克者；出现胎儿窘迫等产科指征时；临产后诊断为前置胎盘且出血量较多，短时间不能分娩者。剖宫产是处理前置胎盘的主要手段。

（四）主要护理诊断/问题

1. 有感染的危险 与失血导致产妇抵抗力下降，胎盘剥离面靠近子宫颈口，细菌易经阴道上行感染有关。

2. 有受伤的危险（胎儿） 与早产、阴道大量出血导致胎儿宫内窘迫相关。

3. 潜在并发症：失血性休克、产后出血、产褥感染。

（五）护理措施

1. 期待疗法孕妇的护理

（1）一般护理：绝对卧床休息，避免刺激，慎做阴道检查，禁止肛门检查及灌肠。

（2）纠正贫血：口服硫酸亚铁，必要时输血；加强营养，多食高蛋白及含铁丰富的食物。

（3）监测病情变化：严密观察并记录孕妇生命体征，观察阴道流血的量；注意胎心变化，必要时进行胎儿电子监护，按医嘱及时完成各项实验室检测项目。

（4）吸氧：间断吸氧，每日3次，每次30分钟，以提高胎儿血氧供应。

（5）预防感染：做好会阴护理，及时更换会阴垫，保持会阴部清洁。

2. 终止妊娠孕妇的护理

（1）剖宫产术：是处理前置胎盘的主要手段。护士应开放静脉通道，交叉配血，做好输血、输液等术前准备。

（2）阴道分娩：适用于无症状、无头盆不称的低置胎盘、阴道流血不多，估计短时间内能结束分娩者。备足血源，严密监测下行阴道试产。

3. 提供心理支持 向孕妇讲述前置胎盘的有关知识，鼓励孕妇及家属说出内心的焦虑与恐惧的心理感受，耐心解答她们的提问，让其感到被关心和照顾，增加患者的信心和安全感，使其积极配合治疗和护理。

考点 前置胎盘的护理措施

（六）健康教育

1. 加强孕期健康管理与教育，定期产前检查，做到早期发现、正确处理。

2. 做好计划生育的宣教工作，避免因多产、多次刮宫、引产而导致子宫内膜的损伤或子宫内膜炎的发生。

3. 产褥期禁止盆浴、性生活，做好个人卫生，防止感染。

4. 做好计划生育指导工作，产后42天来院复诊。

第 5 节　胎盘早剥

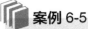

案例 6-5

李女士，25 岁。"停经 26^{+5} 周，持续性下腹部疼痛 2 小时"入院。患者平素月经规则，2 小时前因腹部受到撞击后出现持续性下腹疼痛，伴少量暗红色阴道流血，急来医院就诊。查体：血压 84/50mmHg，患者神志淡漠，呈贫血貌，面色苍白、四肢厥冷。产科检查：子宫硬如板状，子宫底升高，胎位不清，胎心听不清。

问题：1. 该孕妇目前的诊断是什么？

2. 应如何护理该患者？

（一）概述

妊娠 20 周以后，正常位置的胎盘在胎儿娩出前，部分或全部从子宫壁剥离，称为胎盘早剥。胎盘早剥是妊娠晚期的严重并发症，起病急、进展快，若处理不及时，可危及母儿生命。

1. 病因　确切病因及发病机制目前尚不清楚，可能与下述因素有关。

（1）血管病变：如严重的妊娠期高血压疾病、慢性肾脏疾病可导致底蜕膜血管破裂出血，在底蜕膜层与胎盘之间形成血肿，导致胎盘自子宫壁剥离。

（2）机械性因素：外伤尤其是腹部受到撞击导致子宫突然拉伸或收缩而诱发胎盘早剥。

（3）宫腔内压力骤降：羊水过多破膜后羊水流出过快，双胎妊娠的第一胎儿娩出过快，均可使宫腔内压力骤降，子宫突然收缩，胎盘与子宫壁发生错位而剥离。

（4）其他：如高龄孕妇、经产妇、吸烟孕妇、吸毒孕妇、孕妇代谢异常、患子宫肌瘤孕妇等易并发胎盘早剥。

2. 病理生理　胎盘早剥的主要病理变化是底蜕膜出血，形成胎盘后血肿，使胎盘自附着处剥离而出血。其病理类型有 2 种（图 6-6）。胎盘剥离出血形成胎盘后血肿，血液可冲破胎盘边缘及胎膜经宫颈管流出，称为显性剥离；如胎盘边缘仍附着于子宫壁，血液积聚于胎盘与子宫壁之间，无阴道流血表现，称为隐性剥离。

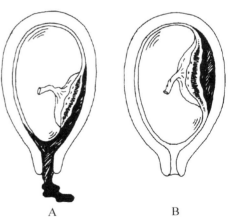

A　　　　　　　　B

图 6-6　胎盘早剥的类型

A. 显性剥离；B. 隐性剥离

链接

子宫胎盘卒中

当隐性剥离内出血急剧增多时，局部压力升高，使血液浸入子宫肌层，引起肌纤维分离，甚至断裂、变性。当血液渗透至浆膜层时，子宫表面呈现紫蓝色瘀斑，称为子宫胎盘卒中。

（二）护理评估

1. 健康史　询问有无胎盘早剥的高危因素，如妊娠期高血压疾病、慢性高血压、慢性肾脏疾病、胎盘早剥史、外伤史等，并注意了解本次妊娠过程中有无阴道流血、腹痛等情况出现。

2. 身心状况

（1）症状

1）腹痛：妊娠晚期突发性腹部持续性疼痛，尤以胎盘剥离处最明显。

2）阴道流血：胎盘早剥的阴道流血多为有痛性，出血量与贫血程度不相符合。

（2）体征：出现胎心率异常，子宫呈高张状态，胎位触诊不清。严重时子宫呈板状，压痛明显，胎心率改变或消失，甚至出现恶心、面色苍白、脉搏细弱、血压下降等休克征象。

> **考点** 胎盘早剥的临床表现

（3）心理-社会状况：因出血，孕妇感到自身和胎儿的生命受到威胁，并由于可能切除子宫而表现出紧张、害怕及恐惧情绪。

3. 辅助检查

（1）B超检查：显示胎盘与子宫壁之间有液性暗区，提示胎盘后血肿。

（2）实验室检查：包括全血细胞计数、凝血功能检查，如血常规、出凝血时间及纤维蛋白原等检查，必要时进行DIC筛选试验。

（三）治疗要点

纠正休克、及时终止妊娠、防止并发症，是胎盘早剥的处理原则。

（四）主要护理诊断/问题

1. 恐惧　与胎盘早剥起病急、进展快、危及母儿生命有关。

2. 有胎儿受伤的危险　重型胎盘剥离可导致胎儿宫内窘迫、死胎、死产。

3. 潜在并发症：产后出血、DIC、肾衰竭等。

（五）护理措施

1. 观察病情　密切监测孕妇生命体征，观察阴道流血量，子宫底高度、紧张度及子宫压痛，监测胎心，一旦发现异常，及时报告医生并配合处理。

2. 纠正休克　迅速建立静脉通路，积极补充血容量及凝血因子，及时输血、输液。面罩吸氧，纠正缺氧状态，注意保暖。

3. 做好终止妊娠的准备　孕妇一般情况好，胎盘剥离面积小，出血量不多，宫口已开全，胎心良好的情况下，行阴道分娩，做好接产及抢救新生儿的准备。若胎盘剥离面积大，外出血量与贫血程度不相符，病情危急时，应做好剖宫产术前准备。

4. 心理护理　护士在采取快速、积极的抢救及护理措施的同时，向患者及家属讲述胎盘早剥的相关知识，给予心理上的支持，使其能有效配合各项急救治疗及护理。

> **考点** 胎盘早剥的护理措施

（六）健康教育

嘱孕妇定期产前检查，及时发现并治疗妊娠期高血压疾病、慢性高血压、慢性肾病等，避免长时间仰卧位及腹部外伤。

第 6 节　早　产

（一）概述

早产指妊娠满 28 周至不满 37 周分娩者。此时娩出的新生儿称为早产儿。早产儿各器官发育尚不成熟，出生孕周越小，体重越轻，则预后越差。

考点　早产的概念

早产常见的病因有子宫过度膨胀、母体应激反应、宫内感染、胎膜早破、子宫畸形、宫颈机能不全、胎盘因素。

（二）护理评估

1. 健康史　仔细询问有无早产的高危因素，如流产、早产史，孕妇有无妊娠并发症或合并症，是否存在子宫畸形、子宫肌瘤等。并详细了解本次妊娠症状及有无阴道流血等。

2. 身心状况

（1）症状及体征：最初为不规律腹痛，常伴有少量阴道流血或血性分泌物。若出现规律或不规律子宫收缩，伴子宫颈管进行性缩短，为先兆早产。若规律性子宫收缩（20 分钟 ≥ 4 次，或 60 分钟 ≥ 8 次），伴有子宫颈管消退 80%、宫口扩张 1cm 以上则为早产临产，其临床经过与足月妊娠分娩相似。

（2）并发症：因胎膜早破易引起宫内感染。

（3）心理 - 社会状况：出现早产时，孕妇常与一些事情相关联，出现自责感。孕妇及家属因无法预测妊娠能否继续，担心胎儿能否存活等而产生焦虑、恐惧等情绪反应。

3. 辅助检查

（1）B 超检查确定胎儿大小，核实孕周，了解胎盘成熟度及羊水量等。

（2）胎心监护仪监测子宫收缩、胎心等情况。

（三）治疗要点

若胎膜完整，在母胎情况允许下，尽量保胎至 34 周。若胎膜已破，早产不可避免时，应尽可能预防新生儿并发症，提高早产儿存活率。

（四）主要护理诊断 / 问题

1. 疼痛　与子宫收缩有关。

2. 焦虑　与担心早产儿预后有关。

3. 有围生儿受伤的危险　与早产儿发育不成熟、生活能力低下有关。

（五）护理措施

1. 先兆早产的护理

（1）一般护理：嘱孕妇绝对卧床休息，取左侧卧位，增加子宫胎盘的血流量。避免性生活、刺激乳头及腹部等，慎做肛门检查和阴道检查，以免诱发子宫收缩。

（2）抑制子宫收缩：治疗早产的关键是有效抑制子宫收缩。常用硫酸镁，用药期间密切监测孕妇症状、心率、血压及子宫收缩变化。

（3）预防感染：如发生胎膜早破者，应保持外阴清洁，严密观察患者生命体征，破膜

12 小时应遵医嘱给予抗生素控制感染。

（4）病情观察：严密观察子宫收缩、胎心音及产程进展情况，若阴道流血增多，腹痛加重，应及时报告医生并积极配合处理。

2. 早产的护理

（1）一般护理：孕妇吸氧，改善胎儿缺氧。严密监测子宫收缩及胎心音情况，一旦发现异常，应及时报告医生，并做好新生儿窒息的抢救准备。

（2）促进胎肺成熟：分娩前，给孕妇肌内注射地塞米松，以促进胎肺成熟，避免发生新生儿呼吸窘迫综合征。

（3）选择分娩方式：根据胎儿情况，选择合适的分娩方式。大部分可经阴道分娩。产程中密切监护胎儿状况，早产儿应延长至分娩 60 秒后断脐，可减少新生儿输血的需要和脑出血的发生率。

（4）预防颅内出血：给早产儿肌内注射维生素 K_1 预防颅内出血。

3. 心理护理　早产往往会给孕妇和家属带来负面的情绪及心理感受，护士应讲解早产的保健知识、早产儿出生后可能出现的问题、将要接受的治疗和护理内容，增强孕妇的信心，使其积极配合治疗和护理。

考点　早产的护理措施

（六）健康教育

1. 注意卫生，避免感染，妊娠最后 3 个月避免性生活。尽量避免外伤的发生。

2. 定期产前检查，积极防治妊娠合并症及并发症。子宫颈内口松弛者应在妊娠 12 ～ 14 周行宫颈内口环扎术。

3. 向产妇传授早产儿喂养及相关护理知识，给予合适的早期健康干预指导。

第 7 节　过 期 妊 娠

（一）概述

平素月经规则，妊娠达到或超过 42 周（≥ 294 天）尚未分娩者，称过期妊娠，此时娩出的新生儿称为过期产儿。近年来由于对妊娠超过 41 周孕妇的积极处理，过期妊娠的发生率明显下降。

考点　过期妊娠的概念

1. 病因　可能与下列因素有关：①雌激素分泌不足而孕酮水平增高；②胎儿畸形，如无脑儿；③头盆不称；④遗传因素。

2. 病理

（1）胎盘：包括胎盘功能正常及胎盘功能减退两种病理类型。若胎盘功能正常，胎儿继续生长发育成巨大儿，手术产率增加；若胎盘功能减退，则易出现胎儿成熟障碍或胎儿宫内窘迫。

（2）羊水：羊水量在妊娠 42 周后明显减少，且羊水粪染率明显增高。

（二）护理评估

1. 健康史　了解孕妇的月经史、早孕反应及胎动时间，确认孕周，了解家族中有无过期妊娠史等。

2.身心状况

（1）症状：停经超过 42 周。

（2）体征：孕妇体重继续增加，子宫底高度，胎头入盆，监测胎动及胎心音情况。

（3）并发症：易发生巨大儿、胎儿窘迫、新生儿窒息等，使围生儿死亡率增加，同时增加母亲产伤及手术产率，导致产后出血率增高。

（4）心理 - 社会状况：孕妇及家属担心胎儿生命安危，希望医护人员尽快帮助孕妇结束分娩。

3.辅助检查

（1）B 超检查：观察胎动、羊水量，测定胎儿双顶径、股骨长度。

（2）监测胎盘功能：测定尿雌三醇（E_3）值＜ 10mg/24h，或尿雌三醇 / 肌酐（E/C）＜ 10，提示胎盘功能减退。

（3）胎心电子监护：无应激试验（NST）每周 2 次，无反应者继续做宫缩激惹试验（OCT），若反复出现晚期减速，提示胎儿缺氧。

（三）治疗要点

确认孕周，确诊后及时终止妊娠。根据胎盘及胎儿情况选择恰当的分娩方式。

（四）主要护理诊断 / 问题

1.有围生儿受伤的危险　与胎盘功能减退、巨大儿、胎儿窘迫、新生儿窒息等有关。

2.知识缺乏：缺乏过期妊娠对母儿危害的知识。

（五）护理措施

1.一般护理　注意休息，取左侧卧位，增加子宫胎盘血流量。

2.加强对胎儿监护　勤听胎心音，嘱孕妇每天自测胎动，必要时做胎儿电子监护，有异常情况及时报告医生。

3.协助终止妊娠

（1）阴道分娩：临产后给予氧气吸入，严密观察产程进展和胎心音的变化，必要时做胎儿电子监护，及时发现胎心音异常，并报告医生。如孕妇宫颈条件成熟、胎头已衔接，可行缩宫素引产，引产过程中注意监测胎心及子宫收缩情况。

（2）剖宫产：如出现胎盘功能低下或胎儿窘迫的征象，立即行剖宫产结束分娩。护士应及时做好术前准备及新生儿窒息抢救的准备。

（六）健康教育

1.适当活动，坚持散步，做力所能及的工作和家务等。

2.按时产前检查，并告知孕妇如超过预产期 1 周未临产者，及时到医院就诊。

3.向孕妇、家属说明过期妊娠对孕妇及胎儿的危害性，解释终止妊娠的必要性，使孕妇能配合医护人员的治疗及护理。

第 8 节　羊水量异常

正常妊娠时羊水的产生与吸收处于动态平衡中，若羊水的产生和吸收失衡，将导致羊水量的异常。羊水量异常分为羊水过多和羊水过少。

一、羊水过多

（一）概述

妊娠的任何时期羊水量超过 2000ml，称为羊水过多。若羊水量在数日内迅速增多，压迫症状明显，称为急性羊水过多；如羊水缓慢增加，称为慢性羊水过多。

考点 羊水过多的概念

约 1/3 的羊水过多原因不明，称为特发性羊水过多。但多数严重的羊水过多可能与胎儿畸形及妊娠合并症等因素有关。

1. 胎儿疾病　胎儿结构异常（以神经系统和消化道异常最常见）、胎儿肿瘤、神经 - 肌肉发育不良、代谢性疾病、染色体或遗传基因异常。

2. 多胎妊娠　双胎妊娠羊水过多的发病率约为 10%，是单胎妊娠的 10 倍。

3. 胎盘、脐带病变　胎盘绒毛血管瘤直径＞ 1cm 时，15% ～ 30% 合并羊水过多；巨大胎盘、脐带帆状附着也可导致羊水过多。

4. 妊娠合并症　妊娠期糖尿病、母儿血型不合、胎儿免疫性水肿及妊娠期高血压疾病、重度贫血等，均可导致羊水过多。

（二）护理评估

1. 健康史　注意孕妇有无并发羊水过多的高危因素，如胎儿畸形、妊娠合并糖尿病、多胎妊娠、或胎盘绒毛血管瘤等病史。

2. 身心状况

（1）症状：①急性羊水过多较少见，多发生在妊娠 20 ～ 24 周。羊水在数日内迅速增多，子宫急剧增大，因膈抬高而引起腹部胀痛、呼吸困难、不能平卧等症状。孕妇自觉行动不便，表情痛苦。②慢性羊水过多较多见，多发生于妊娠晚期。羊水在数周内缓慢增多，孕妇无明显不适，仅感腹部增大较快。

（2）体征：腹部检查发现子宫明显大于正常孕周，腹壁皮肤紧绷发亮、变薄、张力大，触诊有液体震颤感，胎位不清，胎心遥远或听不清。因增大的子宫压迫下腔静脉而影响血液回流出现外阴、下肢水肿或静脉曲张。

（3）并发症：羊水过多易并发妊娠期高血压疾病，胎膜早破、早产发生率增加，因突然破膜宫腔内压力骤减易发生胎盘早剥，产后出血发生率亦明显增加。羊水过多还可引起胎位异常、胎儿窘迫，破膜时羊水流出过快可导致脐带脱垂。羊水过多的程度越重，围产儿病死率越高。

（4）心理 - 社会状况：因子宫迅速增大，孕妇担心自身和胎儿的健康。羊水过多常合并胎儿畸形，孕妇常感到焦虑、紧张，甚至恐惧。

3. 辅助检查

（1）B 超检查：见羊水最大暗区垂直深度（AFV）≥ 8cm，或羊水指数（AFI）≥ 25cm，同时还可显示胎儿畸形。

（2）甲胎蛋白（AFP）测定：当羊水或母体血液中 AFP 含量显著增高时，往往提示胎儿神经管畸形。

（三）治疗要点

治疗方案主要取决于胎儿有无畸形、孕周及症状的严重程度。胎儿畸形者，确诊后应及时终止妊娠。胎儿无畸形者，自觉症状严重者，应经羊膜腔穿刺放羊水以缓解症状。

（四）主要护理诊断 / 问题

1. 有围生儿受伤的危险　与羊水过多易并发胎盘早剥、胎膜早破、早产、脐带脱垂等有关。

2. 低效性呼吸型态　与子宫异常增大引起呼吸困难有关。

3. 体液过多　与子宫异常增大压迫下腔静脉导致下肢及外阴水肿等有关。

4. 焦虑　与担心母儿安危及胎儿畸形有关。

（五）护理措施

1. 病情观察　测量宫高、腹围、体重，协助进行 B 超检查，监测羊水量变化。定期检查胎儿生长发育情况，尽早发现有无胎儿畸形。

2. 防止胎膜早破及早产　嘱孕妇卧床休息，减少下床活动，避免做增加腹压的动作；指导孕妇低盐饮食，多食蔬菜、水果，保持大便通畅，防止用力排便增加腹压，导致胎膜早破。若胎膜破裂，产妇立即取平卧位，抬高臀部，防止脐带脱垂。

3. 减轻压迫症状

（1）休息：取左侧卧位，多卧床休息。如急性羊水过多、有压迫症状者可取半卧位，改善呼吸情况并增加舒适度。压迫症状不明显者可取左侧卧位，改善胎盘血液供应。

（2）羊膜腔穿刺放羊水：若胎儿无畸形，压迫症状严重，妊娠未满 37 周者，为改善压迫症状，协助医生在 B 超监视下进行羊膜腔穿刺放羊水。注意控制羊水流出的速度及量。羊水流出速度不超过 500ml/h，每次放羊水的量不超过 1500ml。放羊水过程中保持胎儿为纵产式，遵医嘱给予镇静剂、宫缩抑制剂预防早产及抗生素预防感染。

考点　羊膜腔穿刺放羊水的注意事项

4. 人工破膜　对于胎儿畸形合并羊水过多，行高位人工破膜法。

（1）做好输液、输血准备。

（2）严格无菌操作，协助医生进行高位人工破膜，使羊水缓慢流出，防止脐带脱垂。

（3）放羊水同时腹部放置沙袋或腹带包扎，以免腹压骤降引起胎盘早剥、休克。

（4）监测母儿情况，注意观察孕妇的血压、脉搏，注意阴道流血情况及羊水的颜色、性状及量，观察胎心音和胎位变化。

（5）若破膜 12 小时仍无子宫收缩，静脉滴注缩宫素引产并给予抗生素预防感染。产后注射宫缩剂预防产后出血。

5. 心理护理　向孕妇及家属介绍羊水过多的相关知识，告知治疗及护理方法。尤其对胎儿畸形的孕妇进行心理疏导，并提供情感上的支持，使患者积极配合治疗和护理。

（六）健康教育

1. 患者出院后注意休息，加强营养，增强抵抗力，防止产后出血和感染的发生。

2. 若此次胎儿为畸形，指导孕妇再次受孕应做遗传咨询及产前诊断，避免一切对胎儿致畸的影响因素。孕期加强监护，并进行高危妊娠监护。

二、羊水过少

（一）概述

妊娠晚期羊水量少于300ml者，称为羊水过少。羊水过少时严重影响围产儿预后，胎儿畸形、死亡率均增高。

考点　*羊水过少的概念*

羊水过少与羊水产生减少或羊水外漏增加有关，部分羊水过少的原因不明。常见原因如下。

1. 胎儿畸形　以胎儿泌尿系统畸形为主。

2. 胎盘功能减退　过期妊娠、胎儿生长受限和胎盘退行性变均能导致胎盘功能减退。

3. 羊膜病变　某些感染性疾病，如急性腹泻。

4. 母体因素　如孕妇脱水、血容量不足，血浆渗透压增高等，此外孕妇应用某些药物（如吲哚美辛、利尿剂等）亦可引起羊水过少。

（二）护理评估

1. 健康史　注意孕妇有无并发羊水过少的高危因素，如胎儿畸形、胎盘功能减退、急性腹泻等病史。

2. 身心状况

（1）症状：孕妇于胎动时常感腹痛，腹部增大不明显，临产后阵痛剧烈。

（2）体征：宫高、腹围均小于妊娠月份。子宫敏感性高，轻微刺激即可引起子宫收缩，子宫收缩多不协调，宫口扩张缓慢。宫内胎体呈实感，羊水振荡感不明显。

（3）并发症：胎儿缺氧及畸形导致围生儿发病率和死亡率明显增高。

（4）心理-社会状况：羊水过少常合并胎儿畸形，孕妇担心自身和胎儿的健康，常感到焦虑、紧张，甚至恐惧。

3. 辅助检查

（1）B超检查：检测有无胎儿畸形。测定AFV ≤ 2cm为羊水过少，≤ 1cm为严重羊水过少；AFI ≤ 5cm为羊水过少。

（2）其他：胎儿电子监护观察胎盘储备功能；染色体、聚合酶链式反应（PCR）等检测。

（三）治疗要点

治疗方案主要根据胎儿有无畸形、孕周大小而定。

1. 羊水过少合并胎儿畸形　明确诊断后，需立即终止妊娠。

2. 羊水过少合并胎儿正常　胎儿已经发育成熟者，可考虑终止妊娠，分娩方式根据胎儿宫内状况而定。胎儿未发育成熟者，可予增加羊水量期待治疗。

（四）主要护理诊断/问题

1. 焦虑　与担心胎儿安全有关。

2. 有胎儿受伤的危险　与羊水过少影响胎儿宫内发育有关。

（五）护理措施

1. 一般护理

（1）休息：指导孕妇休息时取左侧卧位，改善胎盘血液供应；避免各种不良刺激，积极预防胎膜早破的发生。

（2）饮食：加强营养，保证孕妇及胎儿发育需要，适当进食蔬菜、水果等，保持大便通畅，以防用力排便时腹压增高致胎膜破裂。

（3）吸氧：每日 2 ～ 3 次，每次 30 分钟，以改善胎儿缺氧情况。

2. 病情观察　监测宫高、腹围，密切观察胎心及临产先兆，教会孕妇自测胎动，如有异常及时报告医生。

3. 治疗配合　对妊娠达 36 周，胎肺成熟者，应终止妊娠。对胎儿窘迫，短时间内不能结束分娩者，应协助医生行剖宫产术，做好抢救新生儿的准备。对妊娠未足月者，遵医嘱配合行羊膜腔灌注治疗，注意严格无菌操作，给予抗生素预防感染。

4. 心理护理　耐心倾听孕妇的诉说，向孕妇及家属解释羊水过少的相关知识，帮助孕妇积极参与治疗和自我保健护理。对胎儿死亡或新生儿畸形的产妇，给予情感支持。

（六）健康教育

1. 指导孕妇加强产前检查，做好孕期保健，积极治疗妊娠合并症。

2. 教会孕妇自测胎动，有异常及时就诊。

3. 对胎儿畸形引产的产妇，指导其采取科学的避孕方法，计划妊娠前进行遗传咨询，妊娠后进行产前诊断，加强高危妊娠监护。

第 9 节　胎 膜 早 破

 案例 6-6

张女士，28 岁，G$_1$P$_0$，孕 36 周，臀位。3 小时前无明显诱因突感阴道流出液体，时多时少，无腹痛及阴道流血，即入院就诊。查体：一般情况好，心肺无异常。产科检查：子宫底剑突下 2 横指，LSA，胎心率 144 次 / 分，骨盆测量无异常，阴道口有少量液体外流，宫口未开。

问题：1. 你认为该孕妇发生了什么情况？与哪些因素有关？

2. 该孕妇存在哪些护理问题？针对患者目前情况应采取哪些护理措施？

（一）概述

临产前胎膜发生自然破裂称胎膜早破。妊娠达到或超过 37 周发生者称为足月胎膜早破，未满 37 周发生者称为未足月胎膜早破，后者是早产的主要原因之一。

胎膜早破常是多因素作用的结果，常见病因如下。

1. 生殖道感染　是胎膜早破的主要原因。病原微生物上行感染可引起胎膜炎症，使胎膜局部张力下降而易破裂。

2. 羊膜腔内压力升高　常见于羊水过多、多胎妊娠等导致宫内压力增高，覆盖于宫颈内口处的胎膜成为薄弱环节而易发生破裂。

3. 胎膜受力不均　胎先露与骨盆入口衔接不良如胎位异常、头盆不称等，使前羊膜囊受力不均而导致胎膜破裂。子宫颈发育异常，或因产伤或手术损伤导致子宫颈内口松弛，前羊膜囊楔入，受压不均，易引起胎膜早破。

4.营养因素　缺乏维生素 C、钙、锌、铜，胎膜张力下降而易破裂。

5.机械性刺激　如羊膜腔穿刺不当、腹部受到撞击、妊娠晚期性生活、过度负重等。

考点　胎膜早破的概念

（二）护理评估

1.健康史　了解与胎膜早破有关的诱因；确认破膜时间、孕周；了解有无子宫收缩、感染征象。

2.身心状况　从孕妇阴道流出液体的情况及特点、孕妇有无感染、胎儿宫内情况、有无子宫收缩、脐带脱垂等方面进行评估。

（1）症状：孕妇突感有较多液体不能控制地从阴道流出，腹压增加时液体流出增多。

（2）体征：肛门检查或阴道检查时触不到前羊膜囊，上推先露部可见阴道流液量增多。阴道窥器检查时可见阴道后穹隆有较多液体聚积或有液体自宫口流出。

（3）并发症：孕妇易发生羊膜腔感染、胎盘早剥，剖宫产率增加；胎儿易发生早产、胎肺发育不良、脐带脱垂及受压导致胎儿窘迫、新生儿吸入性肺炎、败血症等。

（4）心理 - 社会状况：孕妇担心会影响胎儿安全及自身的健康而发生惊慌失措；会因早产或感染而产生恐惧心理。

3.辅助检查

（1）阴道液 pH 测定：正常阴道 pH 为 $4.5 \sim 5.5$，羊水 pH 为 $7.0 \sim 7.5$。$pH > 6.5$ 时视为阳性，胎膜早破的可能性大，血液、尿液、宫颈黏液、精液及细菌污染可出现假阳性。

（2）阴道液涂片检查：阴道液的干燥涂片中如见羊齿植物叶状结晶为羊水。

（3）其他：宫颈阴道液生化检查；抽取羊水细菌培养、白细胞计数等有助于绒毛膜羊膜炎的诊断，但临床较少使用。

考点　胎膜早破对母儿的影响

（三）治疗要点

根据孕周、破膜时间、母儿情况、有无感染等采取不同处理，注意预防感染和脐带脱垂的发生。妊娠 < 24 周者以引产为宜；妊娠 $24 \sim 33^{+6}$ 周者，若胎肺不成熟，无感染征象，无胎儿窘迫，可行期待治疗；若有胎儿窘迫或胎肺成熟且有明显感染时应立即终止妊娠。

（四）主要护理诊断 / 问题

1.有感染的危险　与胎膜破裂后病原体经生殖道黏膜上行感染有关。

2.有受伤的危险（胎儿）　与脐带脱垂和胎儿宫内肺炎、胎儿宫内窘迫有关。

3.焦虑　与担心胎儿安危有关。

4.潜在并发症：早产、脐带脱垂、胎盘早剥。

（五）护理措施

1.一般护理　嘱患者注意休息，减少刺激，避免不必要的肛门检查和阴道检查。胎先露尚未衔接者应卧床休息，抬高臀部，预防脐带脱垂。嘱患者保持外阴清洁，避免腹压增加的动作。

2. 心理护理　引导孕妇及家属讲出其担忧的问题及心理感受，给予安慰，并向其说明病情及所采取的治疗方案，减轻患者紧张、焦虑心理，使患者配合治疗。

3. 病情观察　严密观察患者体温、脉搏、阴道流液性状，监测血常规，评估胎心、胎动、羊水情况，发现异常及时报告医生。

4. 治疗配合

（1）足月胎膜早破的孕妇，一般在破膜后 12 小时内自然临产，若破膜后 12 小时尚未临产，应预防性应用抗生素，无剖宫产指征者应积极引产。

（2）未足月胎膜早破的孕妇结合宫颈成熟程度、胎肺是否成熟、有无感染及胎儿窘迫等，决定采取阴道分娩或剖宫产终止妊娠；胎儿窘迫者要做好新生儿复苏准备。

（3）未足月胎膜早破期待治疗的护理配合：指导孕妇绝对卧床休息；积极防治感染；遵医嘱使用抑制子宫收缩、促进胎肺成熟的药物，防治早产，促进围生儿健康；监测母儿状态。

（六）健康教育

1. 妊娠期应积极预防和治疗下生殖道感染。

2. 加强围生期保健指导，妊娠晚期禁止性生活；注意维生素、矿物质及微量元素的摄入。宫颈内口松弛者应在妊娠 14 周左右行宫颈内口环扎术，及时矫正胎位异常，多胎妊娠、头盆不称、胎位异常者加强监护，提前住院待产。

3. 告知孕妇及家属破膜的症状，一旦破膜应立即平卧，抬高臀部，尽快送往医院。

4. 胎膜已破者注意保持外阴清洁，每日会阴擦洗两次，便后及时擦洗。

考点　胎膜早破的护理要点及健康教育

第 10 节　多胎妊娠和巨大胎儿

一、多 胎 妊 娠

（一）概述

一次妊娠同时有两个或两个以上胎儿者称为多胎妊娠，其中以双胎妊娠最多见。多胎妊娠为高危妊娠，围产儿死亡率高，应重视孕期及分娩期的处理。本节主要介绍最常见的双胎妊娠。

双胎妊娠可分为双卵双胎和单卵双胎。双卵双胎是由两个卵子受精形成两个受精卵，两个胎儿性别、血型、外貌可以相同也可不同，约占双胎妊娠的 70%；单卵双胎是由一个受精卵分裂而成，两个胎儿性别、血型、外貌相同，约占双胎妊娠的 30%。

（二）护理评估

1. 健康史　询问有无双胎家族史及孕前是否使用促排卵药史。

2. 身心状况

（1）症状：孕妇早孕反应重，自觉腹部增大明显，体重增加过多，孕晚期可出现呼吸困难、下肢水肿、静脉曲张等压迫症状，还可出现贫血表现。

（2）体征：腹部检查子宫明显大于正常孕周，触及两个胎头及多个胎肢，不同部位可听到两个频率不同的胎心音，两个胎心率相差 10 次 / 分以上，或两个胎心音的间隔有无音区。双胎妊娠的胎位多为纵产式。

（3）并发症：有妊娠期高血压疾病、羊水过多、贫血、前置胎盘、胎位异常、胎儿畸形、胎儿发育迟缓、死胎、胎膜早破、胎头交锁、胎头碰撞及早产等。

（4）心理 - 社会状况：因子宫迅速增大，孕妇担心自身和胎儿的健康。家属既为孕妇孕育双胎而高兴，又为母儿安危担忧。

3. 辅助检查　B 超检查：早期宫内可见两个妊娠囊，中晚期可见两个胎头及两个胎体。

（三）治疗要点

加强孕期检查，增加产前检查次数；注意休息，加强营养；预防贫血、妊娠期高血压疾病等并发症发生。提前住院待产，合理选择分娩方式。

（四）常见护理诊断 / 问题

1. 焦虑　与担心母儿安危有关。

2. 舒适改变　与子宫增大引起呼吸困难、腰背痛有关。

3. 潜在并发症：早产、脐带脱垂、胎盘早剥、产后出血等。

（五）护理措施

1. 一般护理

（1）增加产前检查次数，监测宫高、腹围和体重。

（2）注意休息，妊娠后期取左侧卧位休息，避免劳累及长时间站立，休息时抬高下肢；合理膳食，加强营养。

2. 病情观察　加强监护，密切观察胎心、胎动及发育情况，注意观察自觉症状，及时发现并发症。

3. 治疗配合

（1）妊娠期：配合医生及时处理妊娠期并发症。

（2）分娩期：严密监护产程进展及胎心变化；第一个胎儿娩出不宜过快，以免发现胎盘早剥；第一个胎儿娩出后立即断脐，协助固定第二个胎儿保持纵产式分娩；第一个胎儿娩出后超过 15 分钟仍无宫缩，可行人工破膜或静滴缩宫素；第二个胎儿前肩娩出后，立即宫颈注射缩宫素 10U 预防产后出血；胎儿娩出后立即腹部放置沙袋，防止腹压骤降引发休克。

（3）产褥期：密切观察产妇阴道出血量及子宫收缩情况，及时发现并处理产后出血。

4. 心理护理　耐心解答孕妇及家属的问题，向孕妇及家属讲解双胎妊娠有关知识，消除孕妇及家属的紧张情绪及对母儿安危的担心，树立信心，积极配合治疗。

考点　双胎妊娠分娩期的护理要点

（六）健康教育

1. 患者出院后注意休息，加强营养，增强抵抗力，防止感染的发生。

2. 指导产妇产后注意观察阴道出血及子宫复旧情况，防止产后出血。

二、巨大胎儿

（一）概述

胎儿体重达到或超过 4000g 称为巨大胎儿。巨大胎儿的剖宫产率及围生儿死亡率均高于正常胎儿。巨大胎儿的确切病因不明，常与以下高危因素有关：①孕妇肥胖；②妊娠合并糖尿病的孕妇；③过期妊娠且胎盘功能正常者；④经产妇；⑤父母身材高大；⑥高龄产妇；⑦有巨大胎儿分娩史；⑧种族、民族因素。

考点 巨大胎儿的概念

（二）护理评估

1. 健康史　评估孕妇有无巨大胎儿的高危因素，了解孕妇的年龄、胎次等情况。

2. 身心状况

（1）症状：孕妇妊娠期体重增长迅速，腹部明显膨隆，常在妊娠晚期出现呼吸困难、肋部胀痛等情况。

（2）体征：孕妇宫高及腹围大于正常孕周数，触诊胎体大。

（3）心理 - 社会状况：孕妇及家属多因担心分娩困难及胎儿损伤而产生焦虑情绪。

3. 辅助检查　B 超检查：提示羊水过多，胎体过大，胎头双顶径 $\geqslant$ 10cm。

（三）治疗要点

1. 妊娠期：如孕妇有妊娠期糖尿病应积极控制血糖，并于妊娠 36 周后择期终止妊娠。

2. 分娩期：一般选择剖宫产结束分娩，如阴道分娩则采用手术助产，并做好新生儿抢救准备。

（四）常见护理诊断 / 问题

1. 焦虑　与担心分娩困难及胎儿安全有关。

2. 舒适改变　与孕妇腹部明显增大压迫症状重有关。

3. 潜在并发症：肩难产，新生儿窒息。

（五）护理措施

1. 妊娠期　定期产前检查，尽早发现妊娠期糖尿病及巨大胎儿，指导孕妇适当控制饮食，应少量多餐，积极配合治疗，必要时使用胰岛素控制血糖水平。

2. 分娩期　剖宫产者遵医嘱做好术前准备。经阴道分娩者，应严密观察产程进展，第二产程应预防肩难产的发生，并做好抢救新生儿的准备。

3. 产褥期　阴道分娩者胎儿前肩娩出后立即宫颈注射缩宫素 10U，预防产后出血。密切观察阴道流血及子宫复旧情况。指导产妇正确喂养新生儿，防止新生儿低血糖。

4. 心理护理　耐心解答产妇及家属的疑问，减轻其心理负担，积极配合治疗。

（六）健康教育

1. 指导孕妇加强产前检查，预防并发症发生。

2. 指导下次妊娠时应进行产科高危门诊咨询，加强高危妊娠监护。

自 测 题

A1/A2 型题

1. 前置胎盘的最主要表现是
    A. 先露部下降受阻
    B. 妊娠晚期无痛性阴道流血
    C. 子宫下段可闻及胎盘杂音
    D. 子宫底高度与孕周相符
    E. 胎位不易查清

2. 异位妊娠常发生的部位是
    A. 卵巢   B. 宫颈
    C. 腹腔   D. 输卵管
    E. 子宫直肠陷凹

3. 异位妊娠患者就诊的主要症状是
    A. 停经   B. 腹痛
    C. 阴道流血   D. 恶心、呕吐
    E. 头晕

4. 叶女士，停经50天，阴道少量流血伴下腹部隐痛1周。近3天腹痛加剧，出血量增多。检查：宫口已开，子宫如孕7周大小，尿妊娠试验(+)，可能性最大的是
    A. 先兆流产   B. 难免流产
    C. 不全流产   D. 稽留流产
    E. 异位妊娠

5. 初产妇，30岁，妊娠38周，早晨6时下床时自觉阴道流出大量稀水样液体，9时入院。正确的护理措施是
    A. 以轮椅送入病房
    B. 患者可自由活动
    C. 患者可沐浴
    D. 患者取头低足高位，以平车送往病房
    E. 若为头先露，无需观察脐带脱垂情况

A3/A4 型题

（6～7题共用题干）

王女士，30岁，孕12周。下腹阵发性疼痛，阴道排出一大块肉样组织，仍有阴道大量出血，呈贫血貌。妇科检查：宫口已开，有组织堵塞宫口，子宫较孕周小。

6. 其诊断首先考虑可能为
    A. 稽留流产   B. 先兆流产
    C. 不全流产   D. 难免流产
    E. 感染性流产

7. 下列护理中哪项是正确的
    A. 取头高足低位
    B. 通知医生来后再进行抢救
    C. 需要输血者让患者家属去取血
    D. 将术中刮出物送病理检查
    E. 术后认真测量血压、脉搏、呼吸

（8～9题共用题干）

吴女士，27岁，已婚，自述停经50天，少量阴道出血5天，2小时前突然下腹剧痛，伴肛门坠胀感，晕厥一次，前来急诊。既往身体健康，月经正常。查体：痛苦面容，脸色苍白，BP 80/50mmHg，P110次/分，下腹明显压痛，反跳痛。妇科检查：子宫颈口闭，有举痛，后穹隆饱满并触痛，子宫稍大，软，子宫左侧扪到触痛明显的包块。

8. 此患者最大可能是
    A. 不全流产   B. 异位妊娠
    C. 难免流产   D. 先兆流产
    E. 急性盆腔炎

9. 在护理措施中，不正确的是
    A. 保暖，氧气吸入
    B. 密切监测生命体征
    C. 取半卧位
    D. 迅速静脉输液，备血
    E. 做好腹部手术常规准备

（赵玲莉）

| 第 7 章 |
妊娠合并症妇女的护理

妊娠期母体各个器官都发生着各种各样的变化，这些变化可能会诱发一些疾病的发生或使原有疾病的病情加重，严重威胁母儿健康。因此，对孕产妇应严密监测，积极预防，及时发现并治疗妊娠合并症，从而有效降低对母儿的危害。

第 1 节　妊娠合并心脏病

案例 7-1

> 柳女士，28 岁，G_1P_0，孕 38 周。因心悸、呼吸困难、夜间胸闷气短而急诊入院。先天性心脏病史。查体：T36℃，P103 次 / 分，R22 次 / 分，BP110/70mmHg，心尖部可闻及 Ⅱ 级舒张期杂音，双肺底闻及湿啰音，咳嗽后不消失，水肿（+++），产科检查未见异常。诊断为妊娠合并心脏病，急性心力衰竭。
>
> **问题：** 1. 主要护理诊断是什么？
>
> 　　　　2. 应采取哪些护理措施？
>
> 　　　　3. 如何进行健康指导？

（一）概述

妊娠合并心脏病是非产科因素造成孕产妇死亡的首要原因，在我国孕产妇死因顺位中高居第二位。以妊娠合并先天性心脏病最多见，孕妇多因妊娠、分娩诱发心力衰竭或严重感染而死亡。

考点 妊娠合并心脏病常见类型

1. 妊娠、分娩对心脏病的影响

（1）妊娠期：妊娠期妇女循环血容量于妊娠第 6 周开始逐渐增加，至妊娠 32 ～ 34 周达高峰，比非孕时增加了 30% ～ 45%，血容量增加使心排血量增加和心率加快，加重了心脏负担。妊娠晚期子宫增大、膈肌升高、心脏移位、大血管扭曲等，均加重心脏负担。

（2）分娩期：分娩期是心脏负担最重的时期。第一产程，每次子宫收缩有 250 ～ 500ml 的血液被挤入体循环，全身血容量增加。第二产程由于产妇屏气用力，使肺循环压力增加，腹腔压力增高，回心血量增加，心脏负担显著加重。第三产程，胎儿娩出后腹腔内压力骤减，大量血液流向内脏，回心血量减少；胎盘循环停止，回心血量骤增，造成血流动力学急剧变化，极易诱发心力衰竭。

（3）产褥期：产后 3 日内，子宫收缩使部分血液进入体循环，组织间潴留的液体也回到体循环，血容量再度增加，加重心脏负担。

综上所述，妊娠 32～34 周、分娩期及产后 3 日内，心脏负担最重，易发生心力衰竭，是心脏病孕产妇最危险的时期，应严密监护。

考点　心脏病孕产妇易发生心力衰竭的时期

2. 心脏病对妊娠、分娩的影响　心脏病一般不影响受孕。心功能不良者，流产、早产、胎儿宫内发育迟缓及新生儿窒息的发生率增加，围生儿死亡率增高。

（二）护理评估

1. 健康史　了解孕妇心脏病类型，诊治情况及心脏功能，有无心力衰竭史；了解有无呼吸道感染、贫血及妊娠并发症等心力衰竭的诱因；了解孕产史，本次妊娠的经过及产前检查的情况。

2. 身心状况

（1）症状：妊娠前出现心悸、气短、劳力性呼吸困难、夜间端坐呼吸、咯血、胸闷、胸痛等。评估心脏功能，Ⅰ级：一般体力活动不受限制；Ⅱ级：一般体力活动稍受限制，休息时无自觉症状；Ⅲ级：一般体力活动明显受限，轻微活动即感心悸、呼吸困难，休息时无不适，或既往有心力衰竭史；Ⅳ级：不能进行任何活动，休息时仍有心悸、呼吸困难等心力衰竭的表现。评估胎儿宫内健康状况，胎心、胎动计数，以及孕妇的睡眠、活动、休息、饮食、出入量等情况。

早期心力衰竭的表现：①轻微活动后即胸闷、气短、心悸等；②休息时心率 ≥ 110 次 / 分，呼吸 ≥ 20 次 / 分；③夜间常因胸闷而坐起呼吸或到窗口呼吸新鲜空气；④肺底部出现少量持续性湿啰音，咳嗽后不消失。

（2）体征：监测脉搏、呼吸变化，观察有无发绀、呼吸困难、下肢水肿等与心脏病有关的征象。

（3）并发症：有无胎儿宫内窘迫、宫内发育迟缓、产后出血、感染等。

（4）心理 - 社会状况：心力衰竭危及母儿安全，孕妇和家属常紧张、焦虑甚至恐惧。

3. 辅助检查

（1）心电图检查：提示心律失常或心肌受损情况。

（2）超声心动图：反映心腔大小、心瓣膜结构及血流动力学改变。

（3）胎儿电子监护：预测胎儿宫内储备能力，评估胎儿健康。

（三）治疗要点

1. 孕前咨询　确定是否适宜妊娠。心功能Ⅰ～Ⅱ级、无心力衰竭史者可以妊娠；心功能Ⅲ～Ⅳ级、有心力衰竭史、心脏病急性期或年龄在 35 岁以上心脏病程较长者不宜妊娠。

2. 妊娠期　决定能否继续妊娠。不宜妊娠者，应于妊娠 12 周前行治疗性人工流产。妊娠超过 12 周，终止妊娠必须行比较复杂的手术，其危险性不亚于继续妊娠和分娩。因此应密切监护，积极防治心力衰竭，使之度过妊娠期与分娩期。妊娠期经过顺利者，在妊娠 36～38 周提前住院待产。

3. 分娩期　决定分娩的方式，预防心力衰竭、感染。心功能Ⅰ～Ⅱ级、无产科指征，严密监护下可经阴道分娩；心功能Ⅲ～Ⅳ级或有产科指征，择期行剖宫产术。不宜再妊娠者，同时行输卵管结扎术。

4. 产褥期　决定能否哺乳，预防心力衰竭、感染。心功能Ⅰ～Ⅱ级者可母乳喂养；心功能Ⅲ～Ⅳ级者不宜哺乳。

考点　妊娠合并心脏病的治疗要点

（四）主要护理诊断 / 问题

1. 活动无耐力　与心功能不良有关。

2. 知识缺乏：缺乏有关妊娠合并心脏病的自我护理知识。

3. 焦虑　与担心胎儿和自身安全有关。

4. 潜在并发症：心力衰竭、感染、胎儿宫内窘迫、产后出血等。

（五）护理措施

1. 妊娠期护理

（1）休息与活动：根据心功能状态选择合适的有氧活动，避免过度劳累。每天至少 10 小时睡眠，午休 2 小时。休息时左侧卧位，略抬高床头。

（2）饮食与营养：给予高蛋白、高维生素和含铁丰富的食物，少食多餐，不宜过饱，控制孕期体重增加不超过 12kg。妊娠 16 周后适当限制钠盐摄入，每日量不超过 4～5g。多食蔬菜水果，预防便秘。

（3）消除心力衰竭诱因：注意保暖，预防呼吸道感染、贫血，避免过度劳累和情绪激动等。

（4）加强产前检查：妊娠 20 周前每 2 周 1 次，妊娠 20 周后每周 1 次，有心力衰竭征象者立即住院。指导胎动计数，左侧卧位休息，预防胎儿宫内窘迫。

2. 分娩期护理

（1）经阴道分娩者的护理

1）第一产程：①专人护理，心电监护，观察心率、呼吸、脉搏和血压；②安慰产妇，消除紧张；③左侧卧位，略抬高头部，高浓度面罩吸氧，分娩时取半卧位；④观察产程，监测胎心。

2）第二产程：指导产妇避免屏气用力，阴道助产缩短第二产程，严格无菌操作。做好新生儿窒息抢救准备。

3）第三产程：胎儿娩出后，腹部立即放置 1～2kg 的沙袋，持续 24 小时。应用缩宫素防治产后出血，禁用麦角新碱，避免静脉压升高诱发心力衰竭。

（2）剖宫产手术的护理：术前遵医嘱用药改善心脏功能，做好剖宫产手术准备与新生儿窒息的抢救准备。术中、术后严格控制输液量和速度，注意心脏功能的评估。

3. 产褥期护理

（1）预防心力衰竭：产后 3 天内卧床休息，严密观察。产后 24 小时内需绝对卧床、必要时遵医嘱给予镇静剂。清淡饮食，多吃水果和蔬菜，防止便秘。

（2）预防感染：保持外阴清洁，观察体温、伤口、子宫复旧和恶露变化，评估乳房有无疼痛和硬块等，遵医嘱临产时应用抗生素直至产后 1 周。

（3）指导哺乳：心功能Ⅰ～Ⅱ级，可母乳喂养，避免劳累。心功能Ⅲ～Ⅳ级者不宜哺乳，应指导退乳及人工喂养的方法。

4. 急性心力衰竭紧急救护　帮助患者取双腿下垂坐位或半卧位，以减少回心血量。立即吸入高流量（6～8L/min）氧气，加入20%～30%乙醇湿化，降低肺泡及气管内泡沫的表面张力，改善肺通气。遵医嘱及时用药纠正心力衰竭，严密监护患者及胎儿情况。

5. 心理护理　指导孕妇和家属了解妊娠合并心脏病的风险和注意事项，加强沟通，使其明确加强监护可降低风险，消除紧张和焦虑，主动配合治疗和护理。

考点 妊娠合并心脏病各产程护理要点

（六）健康教育

1. 对心脏病患者进行孕前相关知识指导，积极治疗心脏病。

2. 不宜妊娠者，嘱其严格避孕或采取绝育措施，并指导避孕方法；可妊娠者，告知加强产前检查的必要性及检查时间，教会孕妇自我监测方法，出现心力衰竭及时就诊。

3. 合理饮食及休息，避免便秘、劳累、情绪激动等。

4. 不宜妊娠者，剖宫产同时或正常分娩产后1周行输卵管结扎术，未做绝育术者应该严格避孕。

第 2 节　妊娠合并糖尿病

案例 7-2

　查女士，26岁，孕26周行OGTT常规检查，测空腹血糖7.8mmol/L，1小时后血糖11.0mmol/L。

问题：1. 主要护理诊断是什么？

　　　　2. 应采取哪些护理措施？

　　　　3. 如何进行健康指导？

（一）概述

糖尿病与妊娠同时存在称妊娠合并糖尿病。分为两种情况：一种为原有糖尿病的基础上合并妊娠，又称糖尿病合并妊娠。另一种为妊娠前糖代谢正常，妊娠期才出现的糖尿病，称为妊娠期糖尿病（GDM），其中后者约占90%以上。

1. 妊娠、分娩对糖尿病的影响　妊娠可使原有糖尿病病情加重，使隐性糖尿病显性化，使既往无糖尿病的孕妇发生糖尿病。分娩过程中，产后易发生低血糖。产后如胰岛素治疗量未及时下调，可能导致低血糖。严重时发生酮症酸中毒。

2. 糖尿病对妊娠、分娩的影响

（1）对孕妇的影响：流产率、妊娠期高血压疾病、羊水过多、手术产率、产伤及产后出血发生率相对较高。

（2）对胎儿的影响：巨大儿、胎儿畸形、早产和胎儿生长受限发生率高。

（3）对新生儿的影响：容易出现新生儿低血糖、新生儿呼吸窘迫综合征。

考点 糖尿病与妊娠的相互影响

（二）护理评估

1. 健康史　有无糖尿病病史及家族史、复杂性外阴阴道假丝酵母菌病、不明原因反复流产、死胎、分娩巨大儿或畸形儿史。本次妊娠有无胎儿偏大或羊水过多等潜在高危因素。

2. 身心状况

（1）症状：三多症状（多饮、多食、多尿），但多数妊娠期糖尿病孕妇无明显症状。

（2）体征：监测孕妇体重、宫高、腹围变化，观察有无与妊娠期糖尿病有关的征象。

（3）并发症：有无低血糖、妊娠期高血压疾病、酮症酸中毒、羊水过多、感染等。

（4）心理 - 社会状况：缺乏对疾病知识的了解，孕妇及其家属担心母儿健康，可有焦虑、紧张的情绪。

3. 辅助检查

（1）血糖测定：妊娠前未进行过血糖检查但存在糖尿病高危因素者，首次产前检查达到以下任何一项标准即可诊断。①空腹血糖 $\geqslant$ 7.0mmol/L；②糖化血红蛋白 $\geqslant$ 6.5%；③伴有典型的高血糖或高血糖危象症状，同时任意血糖 $\geqslant$ 11.1mmol/L。

（2）葡萄糖耐量试验（OGTT）：妊娠 24 ～ 28 周及以后，选择 75g 口服葡萄糖耐量试验。如空腹血糖 $\geqslant$ 5.1mmol/L、或服糖后 1 小时血糖 $\geqslant$ 10.0mmol/L、或服糖后 2 小时血糖 $\geqslant$ 8.5mmol/L 即可诊断。医疗资源缺乏地区，建议妊娠 24 ～ 28 周首查空腹血糖，空腹血糖 $\geqslant$ 5.1mmol/L，可以直接诊断。

考点　妊娠合并糖尿病的诊断标准

（三）治疗要点

1. 确定能否妊娠　病变较轻、血糖控制在正常范围者，可在严密监护下妊娠。

2. 糖尿病治疗　遵循糖尿病的治疗原则，控制孕产妇血糖在正常或接近正常范围。首选胰岛素治疗。

3. 产科处理原则　加强产前检查，妊娠 38 ～ 39 周终止妊娠。巨大胎儿或有其他产科指征者，择期剖宫产。预防新生儿呼吸窘迫综合征和低血糖，预防产后出血和感染。

（四）主要护理诊断 / 问题

1. 营养失调　低于或高于机体需要量。

2. 知识缺乏：缺乏糖尿病及其饮食控制等相关知识。

3. 有胎儿受伤的危险　与糖尿病引起巨大儿、畸形儿等有关。

4. 有感染的危险　与糖尿病患者对感染的抵抗力下降有关。

（五）护理措施

1. 妊娠期护理

（1）知识教育：指导孕妇和家属了解糖尿病的相关知识，加强孕期监护，确保母婴安全。

（2）控制饮食：多数妊娠期糖尿病孕妇经合理饮食控制和适度运动，即可控制血糖在正常范围。

（3）适度运动：有利于糖尿病病情控制和正常分娩，运动方式以有氧运动最好，选择散步或中速步行，每天至少 1 次，餐后 1 小时进行，持续 20 ～ 40 分钟。

（4）合理用药：遵医嘱合理使用胰岛素，禁忌口服磺脲类和双胍类降糖药，其可通过胎盘，对胎儿有毒性反应。

考点　妊娠合并糖尿病降糖药的选择、用量和禁忌

（5）母儿监护：密切监测血糖变化、胎儿发育情况。

2. 分娩期护理　密切监测产妇血糖、子宫收缩、胎心变化，避免产程过长。

3. 产后护理　大部分 GDM 患者在分娩后不再需要使用胰岛素，仅少数患者仍需胰岛素治疗。胰岛素用量减至分娩前用量的 1/3 ～ 1/2，并根据产后空腹血糖值调整用量。

4. 新生儿护理　均按高危儿护理，防止新生儿低血糖，在开奶的同时，定期滴服葡萄糖液。

考点　妊娠合并糖尿病新生儿的护理

5. 心理护理　指导孕妇和家属了解妊娠合并糖尿病的风险和注意事项，消除其紧张和焦虑，主动配合治疗和护理。

（六）健康教育

1. 指导孕妇正确控制血糖，掌握注射胰岛素的正确方法，配合饮食、合适的运动和休息，并能自行进行血糖测试。

2. 讲解妊娠合并糖尿病的危害及预防感染的方法，鼓励母乳喂养，定期进行产科及内科复查。

第 3 节　妊娠合并病毒性肝炎

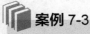

案例 7-3

苏女士，25 岁，G_1P_0，孕 28 周。自感疲乏、厌油腻、恶心呕吐、肝区不适。查体：皮肤、巩膜呈黄色，医生行相关检查后诊断为妊娠合并病毒性肝炎，该孕妇担心疾病会影响到孩子，情绪低落。

问题：1. 主要护理诊断是什么？

2. 应采取哪些护理措施？

3. 如何进行健康指导？

（一）概述

病毒性肝炎是由肝炎病毒引起的以肝细胞变性坏死为主要病变的传染性疾病。按病原分为甲型肝炎、乙型肝炎、丙型肝炎、丁型肝炎、戊型肝炎等，其中乙型肝炎最多见，可发生在妊娠的任何时期。妊娠合并重型肝炎是我国孕产妇死亡的主要原因之一。

考点　病毒性肝炎的常见类型

1. 妊娠对肝炎的影响　妊娠期孕妇的基础代谢率增高，营养物质的需要量增加；胎儿的代谢产物需经身体肝脏解毒；胎盘产生的大量雌激素在肝脏灭活；分娩的疲劳、缺氧、出血、手术及麻醉等均加重肝脏负担。

2. 肝炎对妊娠的影响

（1）对母体的影响：可加重早孕反应，妊娠期高血压疾病、产后出血发生率增加。

（2）对胎儿、新生儿的影响：妊娠早期合并急性肝炎易发生流产，妊娠晚期合并肝炎易出现胎儿宫内窘迫、早产、死胎。新生儿死亡率增高。

（二）护理评估

1. 健康史　了解有无与肝炎患者接触史、输血或注射血制品史。

2. 身心状况

（1）症状：有无疲乏、食欲减退、恶心、厌油腻、腹胀、腹泻、肝区胀痛等消化道症状，小便是否呈深黄色等。

（2）体征：检查皮肤、巩膜是否有黄染，肝区有无叩击痛、触痛，肝脏有无肿大。

（3）并发症：有无胎儿宫内窘迫、宫内发育迟缓、产后出血、感染等。

（4）心理 - 社会状况：由于担心感染胎儿，孕妇可能会产生焦虑、矛盾或自卑心理。

3. 辅助检查

（1）血清病原学检测：检测血清中甲型肝炎病毒（HAV）、乙型肝炎病毒（HBV）、丙型肝炎病毒（HCV）等相关标志物，判断肝炎类型及传染性。

（2）肝功能检查：通过谷丙转氨酶（ALT）、谷草转氨酶（AST）、胆红素等判断肝细胞损伤程度。通过凝血酶原时间百分活度（PTA）判断病情严重程度。

（3）超声检查：观察肝脾大小、有无肝硬化、腹腔积液等。

（三）治疗要点

主要采用护肝、对症、支持疗法。治疗期间严密监测肝功能、凝血功能等指标。患者经治疗后病情好转，可继续妊娠。治疗效果不好、肝功能及凝血功能指标继续恶化的孕妇，应考虑终止妊娠。

（四）主要护理诊断 / 问题

1. 知识缺乏：缺乏有关病毒性肝炎感染途径、传播方式、母儿危害及预防保健知识。

2. 潜在并发症：产后出血、肝性脑病等。

3. 预感性悲哀　与肝炎病毒感染造成的母儿损害有关。

（五）护理措施

1. 妊娠期护理

（1）保证休息，加强营养：急性期应卧床休息，避免劳累。增加优质蛋白、高维生素、富含糖类、低脂肪食物的摄入，保持大便通畅。

（2）加强产前检查：积极治疗各种妊娠并发症，监测孕妇肝功能变化，防止病情加重。

（3）防止交叉感染：设置专门诊室，执行消毒隔离制度，向患者讲解消毒隔离的重要性，取得患者的理解与配合。

（4）阻断母婴传播：病情严重者妊娠晚期使用抗病毒药物预防母婴传播，减少围生期感染。

2. 分娩期护理

（1）密切观察产程进展，促进产妇身心舒适：为产妇及家人提供安全、温馨、舒适的待产分娩环境，注意语言保护，防止并发症的发生。

（2）正确处理产程，防止母婴传播：第二产程阴道助产以减少体力消耗，避免软产道损伤及新生儿产伤等引起的母婴传播。胎儿娩出后抽脐血做血清病原学检查及肝功能检查。胎肩娩出后即注射缩宫素，减少产后出血。

（3）严格遵守消毒隔离制度：凡病毒性肝炎产妇使用过的医疗用品均需用 2000mg/L 的含氯消毒液浸泡后按相关规定处理。

3.产褥期护理

（1）预防产后出血：观察子宫收缩、阴道出血情况；遵医嘱给予对肝脏损害较小的广谱抗生素。

（2）新生儿免疫：对乙型肝炎表面抗原（HBsAg）阳性母亲的新生儿，在出生后 12 小时内尽早注射高效价乙肝免疫球蛋白 100 ~ 200U，同时在不同部位接种乙型肝炎疫苗，生后 1 个月、6 个月再各注射第 2 针和第 3 针乙肝疫苗，可有效阻断母婴传播。

（3）母乳喂养指导：新生儿经主动、被动联合免疫后，可接受 HBsAg 阳性母亲的哺乳。

考点 妊娠合并肝炎患者的新生儿处理

4.心理护理　指导孕妇和家属了解妊娠合并病毒性肝炎的风险和注意事项，加强沟通，消除紧张和焦虑，积极配合治疗和护理。

（六）健康教育

继续为产妇提供保肝治疗指导，加强休息和营养，指导避孕措施，促进产后恢复，必要时及时就诊。

第 4 节　妊娠合并贫血

案例 7-4

陈女士，32 岁，G_1P_0，孕 35 周。感觉头晕、乏力、食欲不振半个多月。查体：T36.3℃，P73 次 / 分，R18 次 / 分，BP100/70mmHg，胎位正常，胎心率 140 次 / 分。实验室检查：血红蛋白 80g/L，血细胞比容 0.25。诊断为妊娠合并贫血。

问题：1.主要护理诊断是什么？

2.应采取哪些护理措施？

3.如何进行健康指导？

（一）概述

贫血是妊娠期常见合并症。其中以缺铁性贫血最常见，占妊娠期贫血的 95%。因妊娠期妇女存在生理性贫血，所以妊娠期贫血的诊断标准不同于非妊娠期妇女。

考点 妊娠合并贫血常见类型

1.贫血对孕产妇的影响　贫血孕产妇抵抗力降低，对妊娠、分娩、手术和麻醉的耐受力降低。贫血性心脏病、妊娠期高血压疾病、产后出血和产褥感染发生率增加。

2.贫血对胎儿的影响　孕妇轻度贫血，对胎儿影响不大。重度贫血则影响胎儿生长发育所需的营养物质和氧气，容易导致胎儿生长受限、胎儿窘迫、早产或死胎。

（二）护理评估

1.健康史　评估孕妇有无慢性失血性疾病史，有无妊娠剧吐、偏食或胃肠功能紊乱等导致铁摄入不足的因素，本次妊娠有无及时补充铁剂。

2. 身心状况

（1）症状：疲乏、困倦和乏力是常见症状，重者头晕耳鸣、记忆力减退、活动后心悸气短。

（2）体征：皮肤黏膜苍白是贫血的主要体征。

（3）并发症：贫血性心脏病、妊娠期高血压疾病、产后出血、感染、胎儿窘迫及死胎等。

（4）心理 - 社会状况：孕妇和家属担心贫血对母儿的不利影响而紧张。

3. 辅助检查

（1）血常规：缺铁性贫血外周血涂片为小细胞低色素性贫血。血红蛋白＜ 110g/L，红细胞计数＜ $3.5×10^{12}$/L，血细胞比容＜ 0.33。

（2）血清铁浓度：孕妇血清铁＜ 6.5μmol/L，可诊断为缺铁性贫血。

（3）骨髓象：红系造血呈轻度或中度增生活跃，以中、晚幼红细胞增生为主。骨髓铁染色可见细胞内、外铁均减少，尤以细胞外铁减少明显。

考点　妊娠合并贫血的辅助检查

（三）治疗要点

去除病因，补充铁剂，防治并发症。

（四）主要护理诊断 / 问题

1. 活动无耐力　与贫血引起疲倦有关。

2. 潜在并发症：胎儿窘迫、产后出血、产褥感染等。

（五）护理措施

1. 预防　妊娠前积极治疗慢性失血性疾病，改变偏食等不良习惯，适度增加营养，必要时补充铁剂，增加铁的储备。

2. 饮食护理　指导孕妇加强营养，摄取高铁、高蛋白质和高维生素 C 的食物，如瘦肉、动物肝脏等。

3. 用药护理　补充铁剂首选硫酸亚铁，餐后或餐中服用，同时服用维生素 C 可促进铁的吸收，避免与茶水同服。告知服用铁剂后可能产生黑便，避免紧张。

考点　妊娠合并贫血铁剂治疗护理要点

4. 防治并发症

（1）防治胎儿窘迫：加强产前检查，指导孕妇胎动计数。临产后严密监测胎心变化，左侧卧位，吸氧。

（2）防治产后出血：重度贫血产妇临产前应配血备用。胎肩娩出后给予缩宫素加强子宫收缩，积极预防产后出血。出血多时应及时输血。

（3）防治感染：严格无菌操作，产时及产后用广谱抗生素预防和控制感染。

（六）健康教育

注意休息、加强营养。轻度贫血者鼓励母乳喂养，严重贫血者不宜选择母乳喂养，给予人工喂养方法指导。继续遵医嘱纠正贫血和预防感染，定期产后随访。

自 测 题

A1/A2 型题

1. 妊娠合并心脏病孕妇最易发生心力衰竭的时间是
   - A. 妊娠 24 ～ 28 周
   - B. 妊娠 28 ～ 30 周
   - C. 妊娠 30 ～ 32 周
   - D. 妊娠 32 ～ 34 周
   - E. 妊娠 36 ～ 38 周

2. 初孕妇，妊娠合并心脏病，分娩时出现胎儿窘迫，应考虑为
   - A. 胎盘老化
   - B. 胎儿先天性心脏病
   - C. 母体血氧含量不足
   - D. 羊水浑浊
   - E. 脐带血运受阻

3. 妊娠合并糖尿病孕妇产后胰岛素用量应
   - A. 减至原量的 1/3 ～ 1/2
   - B. 减至原量的 2/3
   - C. 维持原量
   - D. 增至原量的 2 倍
   - E. 增至原量的 3 倍

4. 妊娠合并病毒性肝炎的新生儿护理，正确的是
   - A. 新生儿免疫接种后母乳喂养
   - B. 乙型肝炎病毒不会通过母乳传播
   - C. 乙型肝炎疫苗对新生儿无保护作用
   - D. 出生后只能注射乙型肝炎免疫球蛋白
   - E. 母亲为携带者（仅 HBsAg 阳性），新生儿免疫接种后可母乳喂养

5. 关于妊娠合并心脏病孕妇的治疗原则，错误的是
   - A. 不宜妊娠者应在 24 周前行人工流产术
   - B. 心功能 Ⅰ ～ Ⅱ 级者可在严密监护下经阴道分娩
   - C. 心功能 Ⅲ ～ Ⅳ 级合并其他并发症者应选择剖宫产终止妊娠
   - D. 产后 24 小时内需严密监护
   - E. 心功能 Ⅲ 级或 Ⅲ 级以上者不宜哺乳

A3/A4 型题

（6 ～ 7 题共用题干）

　　孕妇，33 岁，G_1P_0，妊娠 33 周。近 10 天来自觉头晕、乏力、心悸及食欲减退。查体：面色苍白，心率 100 次/分，胎位、胎心及骨盆测量正常，血红蛋白 81g/L，血细胞比容 0.27。

6. 该患者可能的诊断是
   - A. 妊娠合并缺铁性贫血
   - B. 妊娠合并再生障碍性贫血
   - C. 妊娠合并巨幼红细胞性贫血
   - D. 妊娠合并妊娠生理性贫血
   - E. 妊娠合并溶血性贫血

7. 首选的药物为
   - A. 口服叶酸治疗
   - B. 少量多次输血
   - C. 肌内注射右旋糖酐铁
   - D. 口服硫酸亚铁
   - E. 肌内注射维生素 B

（申丽蓉）

第 8 章

高危妊娠母儿的护理

第 1 节　高危妊娠妇女的监护

一、概　　述

高危妊娠是指妊娠期具有各种危险因素可能危害孕产妇、胎儿及新生儿健康或导致难产的妊娠。高危妊娠的范畴广泛，基本包括了所有的病理产科。具有高危妊娠因素的孕妇称为高危孕妇。

高危妊娠的因素有以下几方面。

1. 孕妇自然状况、家庭及社会经济因素　如孕妇年龄 < 16 岁或 ≥ 35 岁、妊娠前体质指数（BMI） < $18.5kg/m^2$ 或 > $24kg/m^2$、身高 < 145cm、受教育时间 < 6 年、先天发育异常、家属中有遗传性疾病；孕妇有吸烟、嗜酒、吸毒等不良嗜好；孕妇职业不稳定、收入低、居住条件差、未婚或独居等。

2. 疾病因素

（1）异常孕产史：如流产、异位妊娠、早产、死产、难产、新生儿死亡、新生儿畸形、巨大儿等。

（2）妊娠并发症：如妊娠期高血压疾病、前置胎盘、胎盘早剥、胎儿宫内发育迟缓等。

（3）妊娠合并症：如心脏病、糖尿病、高血压、肝炎、甲状腺功能亢进、恶性肿瘤等。

（4）可能造成难产的因素：如胎位异常、巨大儿、多胎妊娠、骨盆异常、软产道异常等。

3. 心理因素　如焦虑、抑郁、恐惧、沮丧、悲哀等。

二、监 护 措 施

（一）确定胎龄

根据末次月经、早孕反应出现的时间、胎动出现的时间、B 型超声测量胎儿双顶径和股骨长等推算胎龄。

（二）监测胎儿生长发育情况

测量子宫底高度和腹围，判断胎儿大小是否与孕周相符。B 超检查器官发育，测定胎头双顶径值，可了解胎儿发育情况。

（三）胎动计数

胎动计数是监测胎儿宫内情况最简单有效的方法。胎动 ≥ 10 次 /2 小时表示正常， < 10

次 /2 小时或减少 50% 者提示胎儿宫内缺氧。

考点　正常胎动的次数

（四）监测胎心

1. 胎心听诊　通过听诊胎心，可发现胎心率的异常变化，从而了解胎儿宫内安危。

2. 胎儿电子监护　不仅可以连续观察和记录胎心率（FHR）的动态变化，还可以反映胎心率与胎动、子宫收缩之间的关系，客观地监测胎儿宫内情况和预测胎儿宫内储备能力。

（1）监测胎心率：

1）胎心率基线（BFHR）：指在无胎动、无子宫收缩时，记录 10 分钟以上的胎心率。正常胎心率为 110 ～ 160 次 / 分。

胎心率基线变异指胎心率在振幅和频率上的不规则波动或小的周期性波动，包括胎心率的变异振幅和变异频率。变异振幅指胎心率的波动范围，一般为 6 ～ 25 次 / 分。变异频率是指 1 分钟内波动的次数，正常 ≥ 6 次 / 分。胎心率变异表示胎儿有一定的储备能力，是胎儿健康的表现，胎心率基线变平或消失，提示胎儿储备能力丧失。

2）胎心率一过性变化：受胎动、子宫收缩、触诊及声响等刺激，胎心率发生暂时性加快或减慢，随后又能恢复到基线水平，称为胎心率一过性变化，是判断胎儿安危的重要指标。

加速：指子宫收缩时胎心率增加 ≥ 15 次 / 分，持续时间 ≥ 15 秒，是胎儿情况良好的表现，原因可能是胎儿躯干局部或脐静脉暂时受压。散发的、短暂的胎心率加速是无害的。

减速：指子宫收缩时出现胎心率减慢，包括以下 3 种情况。①早期减速：胎心率曲线下降几乎与子宫收缩曲线上升同时开始，胎心率曲线最低点与子宫收缩曲线高峰相一致，下降幅度 < 50 次 / 分，持续时间 < 15 秒，子宫收缩后迅速恢复正常（图 8-1），为子宫收缩时胎头受压引起。②变异减速：胎心率减速与子宫收缩无固定关系，下降迅速，下降幅度 > 70 次 / 分，持续时间长短不一，但恢复迅速（图 8-2），一般认为子宫收缩时脐带受压兴奋迷走神经引起。③晚期减速：胎心率减速多在子宫收缩高峰后开始出现，时间差多在 30 ～ 60 秒，下降幅度 < 50 次 / 分，恢复所需时间较长（图 8-3），一般认为是胎盘功能不良、胎儿缺氧的表现。

考点　胎心率晚期减速的意义

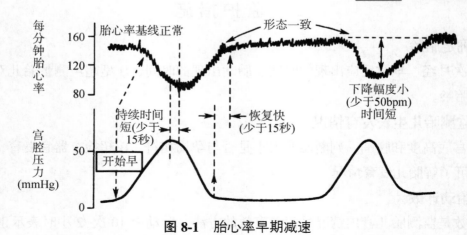

图 8-1　胎心率早期减速

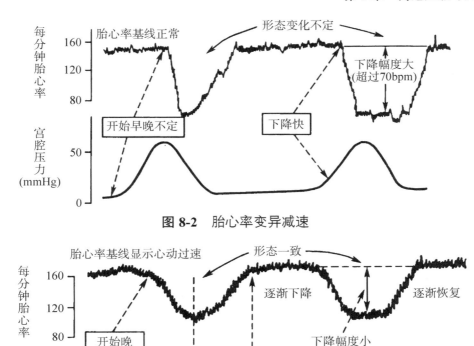

图 8-2　胎心率变异减速

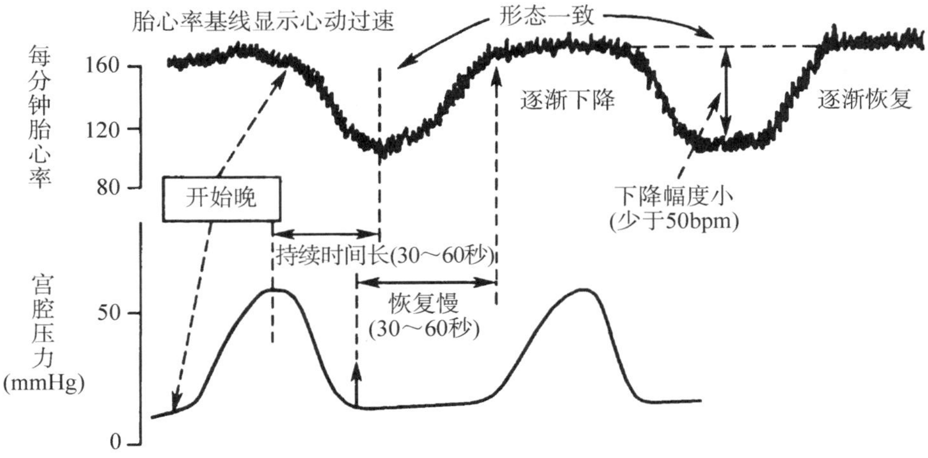

图 8-3　胎心率晚期减速

（2）预测胎儿宫内储备能力

1）无激惹试验（NST）：通过观察胎动时胎心率的变化，了解胎儿的储备能力。正常时每20分钟至少有3次以上胎动，伴有胎心率加速＞15次/分，持续15秒以上，为有反应型，说明胎儿储备能力良好。若胎动时无胎心率加速或加速＜15次/分，持续时间＜15秒，为无反应型，提示胎儿储备能力差。

2）缩宫素激惹试验（OCT）：又称宫缩应激试验（CST），静脉滴注缩宫素诱导子宫收缩，观察子宫收缩对胎心的影响。50%以上的子宫收缩后出现晚期减速为阳性，提示胎盘功能减退。

（五）胎盘功能检查

1. 孕妇尿雌三醇（E_3）测定　24小时尿 E_3＞15mg 为正常值，10～15mg 警戒值，＜10mg 为危险值。若妊娠晚期连续多次测得此值＜10mg，表示胎盘功能低下。

2. 尿雌激素与肌酐比值（E/C）测定　取任意尿测 E/C，若 E/C＞15 为正常值，10～15 为警戒值，＜10 为危险值。

3. 孕妇血清游离雌三醇测定　正常足月妊娠时临界值为 40nmol/L，低于此值提示胎盘功能低下。

4. 孕妇血清人胎盘生乳素（HPL）测定　足月妊娠时应为 4～11mg/L，若该值于足月妊娠时＜4mg/L 或突然降低 50%，提示胎盘功能低下。

5.孕妇血清妊娠特异性 β_1 糖蛋白测定　若该值于足月妊娠时 < 100mg/L，提示胎盘功能障碍。

6.脐动脉血流 S/D 值　通过测定妊娠晚期脐动脉收缩末期峰值（S）与舒张末期峰值（D）的比值，可以反映胎盘血流动力学改变，正常妊娠晚期 S/D 值 < 3，若 S/D 值 ≥ 3 为异常，应及时处理。

考点　胎盘功能检查的方法

（六）胎儿成熟度检查

测定胎儿成熟度的方法，除计算妊娠周数、测量宫高与腹围、B 型超声测量胎头双顶径外，还可经腹壁羊膜腔穿刺抽取羊水进行以下检测。

1.卵磷脂／鞘磷脂（L/S）值　用于评估胎儿肺成熟度，L/S 值 > 2 提示胎儿肺成熟。

2.磷脂酰甘油（PG）测定　> 3% 提示肺成熟。

3.泡沫试验或震荡试验　快速而简便。若两管液面均有完整的泡沫环，提示胎儿肺成熟。

考点　胎儿肺成熟的指标

（七）胎儿缺氧程度检查

1.胎儿头皮血 pH 测定　采取胎儿头皮血测定 pH，7.25 ~ 7.35 为正常，pH ≤ 7.20 提示胎儿有严重缺氧并引起酸中毒。

2.胎儿血氧饱和度（FSO₂）测定　用于监测胎儿氧合状态和酸碱平衡状态，是诊断胎儿窘迫、预测新生儿酸中毒的重要指标。若 FSO_2 < 30%，应立即采取干预措施。

3.羊膜镜检查　通过羊膜镜直接窥视羊膜腔内羊水性状，判断胎儿安危。如羊水呈黄绿色、绿色，提示胎儿宫内缺氧。

（八）胎儿先天性／遗传性疾病的检查

对高风险生育先天遗传缺陷患儿的孕妇应进行产前诊断，在胎儿出生之前应用影像学、生物化学、细胞遗传学及分子生物学等技术，了解胎儿在宫内的发育状况，分析胎儿染色体核型，检测胎儿的生化检查项目和基因等，对胎儿的先天性和遗传性疾病作出诊断。

产前诊断的方法有：①非侵袭性检查，如孕妇血清与尿液成分检测、超声检测、X 线、CT、磁共振等；②侵袭性检查，如羊膜腔穿刺术、绒毛穿刺取样、经皮脐血穿刺术、胎儿组织活检等。

第 2 节　高危妊娠妇女的护理

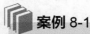

案例 8-1

吴女士，29 岁。孕 40 周，临产 6 小时。胎心率出现异常，胎儿电子监护反复出现晚期减速。

问题：1.胎儿目前处于什么状况？

　　　2.此时应采取哪些护理措施？

（一）概述

1. 病因预防与处理

（1）遗传性疾病：积极预防，早期发现并处理。

（2）妊娠并发症：及时发现高危人群，积极预防，避免不良妊娠结局。

（3）妊娠合并症：加强孕期保健，定期检测病情变化，适时终止妊娠。

2. 产科疾病的预防与处理

（1）提高胎儿对缺氧的耐受力：如 10% 葡萄糖 500ml 加维生素 C 2g 静脉缓慢滴注，每日 1 次，5～7 日为一个疗程。

（2）间歇吸氧：每日 2 次，每次 30 分钟，可以改善胎儿的血氧饱和度。

（3）预防早产：指导孕妇避免剧烈活动和精神紧张，预防胎膜早破、生殖道感染等。

（4）适时终止妊娠：选择适当时间终止妊娠。如胎儿未成熟，用糖皮质激素促进胎儿肺成熟。

（5）分娩期护理：严密观察产程进展和胎心率变化，给予胎儿电子监护。阴道分娩者应尽量缩短第二产程，做好抢救新生儿窒息的准备。

（二）护理评估

1. 健康史　了解孕妇年龄、月经史、生育史、既往史、家族史等。妊娠期是否用过可能影响胎儿发育的药物、有无接受过放射线检查、是否有过病毒性感染等。

2. 身心状况

（1）全身体格检查：了解孕妇的身高、体重、血压、心脏功能、有无水肿等。

（2）产科检查：通过骨盆测量及腹部四步触诊了解胎儿大小、胎方位、胎先露等，评估胎儿发育情况，了解胎动情况，进行胎心听诊，绘制妊娠图等。

（3）妊娠合并症和并发症评估：结合病史并做相关检查。

（4）心理 - 社会状况：高危妊娠孕妇常担心自身和胎儿健康，常常存在焦虑、无助、失落等情绪。

3. 辅助检查　详见本章第 1 节。

（三）治疗要点

增加营养，注意休息，积极预防及治疗妊娠合并症和并发症，提高胎儿对缺氧的耐受力，根据情况适时终止妊娠，做好抢救新生儿的准备。

（四）主要护理诊断 / 问题

1. 焦虑　与担心自身及胎儿安危有关。

2. 知识缺乏：缺乏高危妊娠的预防、治疗及监护知识。

（五）护理措施

1. 一般护理

（1）增加营养：给予高蛋白、高能量饮食，并补充足够的维生素和铁、钙、碘等。

（2）注意休息：左侧卧位，若孕妇有心脏病、阴道流血、早产、胎膜早破等，必要时绝对卧床。

2. 病情观察　加强产前检查，注意观察孕妇的血压、体重、心率，有无头晕、眼花、胸闷、心悸、阴道流血、水肿、腹痛等症状，监测胎儿生长发育是否正常、有无宫内缺氧，及时做好记录。

3. 检查及治疗配合　向孕妇做好解释，指导孕妇配合检查治疗。指导正确使用药物并注意观察药物不良反应及疗效。分娩期护理时做好新生儿窒息的抢救准备及配合。

4. 心理护理　引导孕妇积极应对健康相关问题，缓解其心理压力与焦虑、紧张的情绪。鼓励并指导孕妇家人参与围产保健，提供有利于孕妇倾诉的环境。

（六）健康教育

指导孕妇定期参加孕妇学校学习，帮助孕妇加强自我监护，提高其自我监护的能力。教会孕妇自数胎动的方法，告之若出现胎动异常、阴道流血、阴道流液、头晕、心悸等症状时应及时就诊。

第 3 节　胎儿窘迫

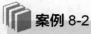

案例 8-2

刘女士，26 岁。入院诊断：宫内妊娠 39^{+5} 周，G_1P_0，头位，已临产。入院 5 小时后，产妇宫缩 50～60 秒 /2～3 分，宫口已开全，胎心率 178 次 / 分。

问题： 1. 主要护理诊断是什么？

2. 应采取哪些护理措施？

（一）概述

胎儿窘迫是胎儿在子宫内因急性或慢性缺氧危及胎儿健康和生命的综合征。胎儿窘迫分急性和慢性，急性胎儿窘迫主要发生在分娩过程中，慢性胎儿窘迫常发生在妊娠晚期。

1. 病因

（1）母体因素：孕妇患有妊娠期高血压疾病、慢性肾炎、糖尿病、心脏病、严重贫血、前置胎盘、胎盘早剥、过期妊娠、急产、产程延长等。

（2）胎儿因素：严重的先天性心血管疾病、胎儿畸形、颅内出血、母儿血型不合引起的胎儿溶血等。

（3）胎盘、脐带因素：胎盘异常、脐带打结、脐带脱垂、脐带绕颈等。

2. 病理生理　胎儿窘迫是由于缺血缺氧引起的一系列病理生理变化。缺氧初期交感神经兴奋，胎心率加快。胎儿严重缺氧时，导致迷走神经兴奋，胎心率减慢而不规则，肠蠕动增强，肛门括约肌松弛，以致胎粪排入羊水中而被污染。

（二）护理评估

1. 健康史　评估有无导致胎儿窘迫的因素。

2. 身心状况

（1）急性胎儿窘迫：多发生于分娩期。

1）胎心率异常：是急性胎儿窘迫最早出现的临床征象。缺氧初期胎心率加快＞160 次 / 分，如缺氧持续存在胎心率减慢＜ 110 次 / 分，当胎心率＜ 100 次 / 分，或伴有不规则胎心率，提示胎儿严重缺氧。

考点　急性胎儿窘迫最早出现的征象

　　2）羊水胎粪污染：羊水胎粪污染可分为 3 度。Ⅰ度呈浅绿色；Ⅱ度呈黄绿色并浑浊；Ⅲ度呈棕黄色、黏稠。

　　3）胎动异常：缺氧初期胎动频繁，继而减弱及次数减少，进而消失。

　　（2）慢性胎儿窘迫：多发生于妊娠晚期，常延续至临产并加重。胎动减少为重要表现，随着缺氧程度加重，胎动逐渐消失，一般胎动消失 24 小时后胎心音也消失。

　　（3）心理 - 社会状况：孕妇及家属因担心胎儿安危而出现担心、焦虑情绪，需要手术者产生恐惧情绪，胎儿死亡的孕产妇产生悲伤、抑郁情绪。

　　3. 辅助检查

　　（1）胎儿电子监护：急性胎儿窘迫时出现频繁的晚期减速或变异减速；慢性胎儿窘迫时 NST 基线平直，OCT 出现频繁的晚期减速。

　　（2）胎盘功能检查：24 小时尿 E_3 急剧减少 30% ～ 40%，或于妊娠末期连续多次测定在 10mg/24h 以下。

　　（3）胎儿头皮血血气分析：pH ＜ 7.20，提示胎儿酸中毒。

（三）治疗要点

　　1. 急性胎儿窘迫　积极寻找原因，提高胎儿血氧饱和度，经处理缺氧症状不能改善须立即结束分娩。若宫口开全，胎头双顶径已达坐骨棘平面以下，吸氧的同时应尽快阴道助产；若宫口未开全或胎头双顶径在坐骨棘平面之上，立即行剖宫产。

　　2. 慢性胎儿窘迫　根据孕周、病因、胎儿成熟度、缺氧程度等决定治疗措施。左侧卧位，间断吸氧，积极治疗各种妊娠合并症和并发症，密切监测病情变化。胎儿窘迫不能改善者，应及时终止妊娠。

（四）主要护理诊断 / 问题

　　1. 胎儿气体交换障碍　与胎儿供血供氧不足有关。

　　2. 焦虑　与担心胎儿安全有关。

（五）护理措施

　　1. 一般护理　卧床休息，左侧卧位，使用缩宫素者，立即停止使用。

　　2. 间断吸氧　急性胎儿窘迫时，产妇面罩或鼻导管吸氧，流量 10L/min，每次 30 分钟，间隔 5 分钟。慢性胎儿窘迫时，孕妇低流量吸氧，每次 30 分钟，每日 3 次。

　　3. 严密监测胎儿情况　每 10 ～ 15 分钟听胎心 1 次或进行胎心监护，慢性胎儿窘迫应进行胎动计数，监测胎盘功能及胎心率变化。

　　4. 做好终止妊娠和新生儿窒息抢救准备　经以上处理未见好转者，做好阴道助产及剖宫产术前准备，迅速结束分娩，并做好新生儿窒息抢救的准备。

　　5. 心理护理　向孕产妇和家属讲明病情，解释治疗和护理的目的，告知预期结果，给予陪伴及关怀，以减轻其焦虑并积极配合处理。

（六）健康教育

指导孕妇休息时取左侧卧位，教会正确胎动计数的方法，如有异常应及时就诊。重视产前检查，积极防治并发症。

自 测 题

A1/A2 型题

1. 常用的胎盘功能检查方法是测定孕妇尿中的
    A. 皮质醇 　　　　 B. 孕二醇
    C. 雌二醇 　　　　 D. 雌三醇
    E. 醛固酮

2. 经产妇，41 岁，G_2P_1，妊娠 39^{+4} 周，近日自觉胎动频繁。检查胎位 ROA，胎心 167 次 / 分，胎儿电子监护显示晚期减速，提示胎儿
    A. 缺氧、胎盘功能不良
    B. 躯干或脐静脉受压
    C. 睡眠
    D. 脐带受压、迷走神经兴奋
    E. 胎头受压

3. 急性胎儿窘迫最早出现的症状是
    A. 胎动减少 　　　 B. 胎心率加快
    C. 胎动消失 　　　 D. 胎儿生长受限
    E. 胎盘功能减弱

4. 孕妇，38 岁。G_2P_1，妊娠 34 周，因"妊娠合并贫血、慢性胎儿窘迫"收入院。护士对其进行健康指导，患者复述慢性胎儿窘迫最早的信号，正确的是
    A. 胎心率异常 　　 B. 血压变化
    C. 尿量变化 　　　 D. 羊水胎粪污染
    E. 胎动异常

5. 胎儿窘迫的病因不包括
    A. 产程延长 　　　 B. 妊娠期高血压疾病
    C. 胎膜早破 　　　 D. 母亲轻度贫血
    E. 脐带打结

6. 胎儿窘迫基本病理生理变化是
    A. 羊水污染 　　　 B. 循环障碍
    C. 代谢性酸中毒 　 D. 缺血、缺氧
    E. 呼吸障碍

（申丽蓉）

| 第 9 章 |
异常分娩妇女的护理

影响产妇分娩的因素有产力、产道、胎儿和产妇的精神心理状态四个因素；其中任何一个或一个以上因素发生异常，或这些因素之间不能相互适应而使分娩过程受阻，称为异常分娩，又称难产。

第 1 节　产力异常

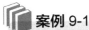

案例 9-1

申女士，26 岁。孕 1 产 0，宫内妊娠 39 周。因阵发性腹痛 16 小时入院。查体：产妇精神过度紧张，乏力。心率 78 次 / 分，血压 120/70mmHg，心肺未闻及异常，下肢无水肿。产科检查：骨盆外测量未见异常，宫高 33cm，腹围 100cm，子宫收缩 20～30 秒 /7～8 分。胎心率 146 次 / 分。肛门检查：宫口开大 2cm，胎头位于坐骨棘平面上 2cm，胎方位 LOA，胎膜未破。

问题：1. 该产妇目前产力正常吗？

　　　2. 该产妇的主要护理问题有哪些？

　　　3. 应采取哪些护理措施？

产力包括子宫收缩力、腹肌和膈肌收缩力及肛提肌收缩力，其中以子宫收缩力为主，是分娩的动力。产力异常主要是子宫收缩力异常，子宫收缩的节律性、对称性及极性不正常或强度、频率有改变，称为子宫收缩力异常。子宫收缩力异常临床上分为子宫收缩乏力和子宫收缩过强两类，每类又分为协调性子宫收缩和不协调性子宫收缩（图 9-1）。

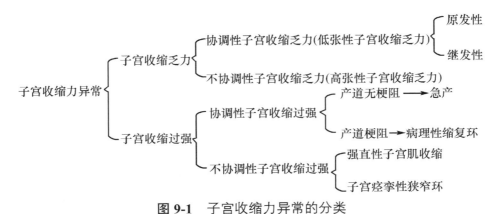

图 9-1　子宫收缩力异常的分类

一、子宫收缩乏力妇女的护理

（一）概述

子宫收缩乏力分为协调性子宫收缩乏力和不协调性子宫收缩乏力。协调性子宫收缩乏力具有正常的节律性、对称性和极性，仅收缩力弱，持续时间短，间歇期长；不协调性子宫收缩乏力子宫收缩失去正常的节律性、对称性和极性，甚至极性倒置，子宫收缩的兴奋点不是起自两侧子宫角，而是来自子宫的一处或多处，频率高，节律不协调。

（二）护理评估

1. 健康史　询问病史，了解有无引起子宫收缩乏力的原因，如精神心理因素、产道与胎儿因素、子宫因素、药物影响（镇静剂、镇痛剂、子宫收缩抑制剂）、内分泌失调等。

2. 身心状况

（1）协调性子宫收缩乏力：子宫收缩＜ 2 次 /10 分钟；在子宫收缩高峰时，宫体隆起不明显，按压宫底部有凹陷，宫腔压力低，又称低张性子宫收缩乏力。

（2）不协调性子宫收缩乏力：子宫收缩失去正常的特性，子宫收缩时，宫底部子宫收缩较子宫下段弱，间歇期子宫肌肉不能完全松弛，处于持续性高张状态，又称高张性子宫收缩乏力。这种子宫收缩不能促进宫口扩张和胎先露下降，属无效子宫收缩。产妇出现持续性腹痛、烦躁不安，严重时可出现电解质紊乱、尿潴留及肠胀气等。

（3）产程异常：子宫收缩乏力可影响宫口扩张及胎先露下降，导致产程延长或停滞。常见的产程异常如下。

1）潜伏期延长：从规律子宫收缩开始至宫口扩张至活跃期起点 5cm 的过程，称潜伏期，初产妇＞ 20 小时，经产妇＞ 14 小时称为潜伏期延长。

2）活跃期延长：从活跃期起点 5cm 至宫颈口开全称活跃期，初产妇＞ 12 小时，经产妇＞ 10 小时，或活跃期宫颈口扩张速度＜ 0.5cm/h 称为活跃期延长。

3）活跃期停滞：进入活跃期后，且胎膜已破，若子宫收缩正常，宫颈口停止扩张≥4 小时；若子宫收缩欠佳，宫颈口停止扩张≥6 小时称为活跃期停滞。

4）第二产程延长：宫口开全后，初产妇＞ 3 小时，经产妇＞ 2 小时（硬膜外麻醉镇痛分娩时，初产妇＞ 4 小时，经产妇＞ 3 小时），产程无进展，称为第二产程延长。

5）胎头下降延缓：活跃期晚期及第二产程胎头下降速度，初产妇＜ 1cm/h，经产妇＜ 2cm/h。

6）胎头下降停滞：活跃期晚期及第二产程胎头停留在原处不下降达 1 小时以上。

上述产程异常可单独存在，也可以合并存在。

考点　子宫收缩乏力的特点；产程异常的分类及特点

（4）对母儿的影响

1）对产妇的影响：由于产程延长，产妇出现疲乏、肠胀气、脱水和酸中毒等；第二产程延长，产道受压过久，形成生殖道瘘；易导致产后出血和产褥感染。

2）对胎儿、新生儿的影响：产程延长易发生胎儿窘迫，增加手术产率，引起新生儿产伤。

（5）心理 - 社会状况：了解产妇的精神心理状态，对分娩知识的知晓程度，有无紧张、焦虑及来自家庭的压力。

3. 辅助检查

（1）实验室检查：尿液检查可出现尿酮体阳性，血液生化检查可出现钾、钠、氯及钙等电解质改变及二氧化碳结合力降低。

（2）胎心监测：胎儿监护仪监测子宫收缩及胎心率变化。

（三）治疗要点

1. 协调性子宫收缩乏力　无头盆不称或胎位异常，估计能经阴道分娩者，加强子宫收缩。预防产后出血和感染。

2. 不协调性子宫收缩乏力　用镇静剂调整子宫收缩，恢复子宫收缩的特性。

3. 其他　明显头盆不称、胎位异常、胎儿窘迫或上述处理无效者，行剖宫产术。

（四）主要护理诊断/问题

1. 疲乏　与产程延长、体力消耗有关。

2. 潜在并发症：胎儿窘迫、产后出血、产褥感染、生殖道瘘。

（五）护理措施

1. 一般护理　鼓励产妇进易消化、高热量饮食，多休息。指导产妇定时排尿、排便。指导产妇子宫收缩时采用深呼吸等放松技巧，缓解疼痛。

2. 产程观察　观察子宫收缩、胎心变化、宫颈扩张与胎先露下降程度。

3. 治疗配合　有产科指征，不能经阴道分娩者，遵医嘱做好剖宫产准备。决定经阴道分娩者，做好以下护理。

（1）协调性子宫收缩乏力：促宫颈成熟，加强子宫收缩。

1）排空充盈的膀胱和直肠：自然排尿困难者可诱导排尿或导尿。

2）促宫颈成熟和扩张：地西泮 10mg 缓慢静脉推注，软化宫颈，促进宫口扩张，适用于宫颈扩张缓慢及宫颈水肿者。联合缩宫素使用效果更好。

3）人工破膜：适于宫口扩张 ≥ 3cm，无头盆不称，胎头已衔接者。破膜宜在子宫收缩间歇时进行，破膜后立即听胎心，注意观察羊水性状，记录破膜时间。

4）静脉滴注缩宫素：适用于协调性子宫收缩乏力、头盆相称、胎位和胎心正常者。将缩宫素 2.5U 加入生理盐水 500ml 内静脉滴注，滴速从 4 ～ 5 滴 / 分开始。根据子宫收缩强弱调整滴速，维持子宫收缩时间 40 ～ 60 秒，间歇时间 2 ～ 3 分。用药期间需专人监护，监测子宫收缩、胎心、血压及产程进展等情况。若宫缩 ≥ 5 次 /10 分；每次持续 1 分钟以上或胎心率异常，应立即停用缩宫素。

（2）不协调性子宫收缩乏力：遵医嘱给予强镇静剂如哌替啶或吗啡，使不协调性子宫收缩恢复至协调性子宫收缩，再按协调性子宫收缩乏力处理。协调性子宫收缩恢复之前，禁用缩宫素。

（3）终止妊娠：经上述处理无效或出现胎儿窘迫者，遵医嘱做好剖宫产或阴道助产术以及新生儿窒息抢救准备。

（4）预防并发症：严密观察子宫收缩和胎心变化，预防胎儿窘迫。胎儿前肩娩出后，遵医嘱静脉或肌内注射缩宫素 10U，预防产后出血。

4. 心理护理　允许家属陪伴分娩，关心产妇，及时提供产程进展等信息，增强产妇对分娩的信心，积极配合治疗和护理。

（六）健康教育

1. 加强产前宣教，避免精神紧张。临产后指导产妇休息、饮食、排尿及排便，鼓励家属给予产妇情感和舒适支持，发现异常及时向医护人员报告。

2. 指导产妇勤换内衣及每日擦洗外阴，保持清洁；教会产妇观察恶露。

二、子宫收缩过强妇女的护理

（一）概述

子宫收缩过强分为协调性子宫收缩过强和不协调性子宫收缩过强。不协调性子宫收缩过强又分为强直性子宫收缩和子宫痉挛性狭窄环。

（二）护理评估

1. 健康史　了解有无急产史，评估产妇有无精神过度紧张、产道梗阻、缩宫素使用不当、粗暴的产科检查等诱因。

2. 身心状况

（1）协调性子宫收缩过强：子宫收缩的特性正常，仅子宫收缩过强、过频。若无头盆不称及胎位异常，分娩在短时间内结束，总产程＜ 3 小时称为急产，多见于经产妇。若产道梗阻或头盆不称，可出现病理性缩复环甚至子宫破裂。

（2）不协调性子宫收缩过强

1）强直性子宫收缩：子宫收缩间歇期短或无间歇，产妇持续性腹痛、拒按、烦躁不安。胎方位触不清，胎心音听不清。如产道梗阻可导致子宫破裂。

2）子宫痉挛性狭窄环：子宫不协调性收缩所形成的环状狭窄，持续不放松，称子宫痉挛性狭窄环。狭窄环一般发生在胎体狭窄处，以胎颈、胎腰处多见。此环特点是不随子宫收缩上升，不同于病理性缩复环。

（3）对母儿的影响

1）对母体的影响：子宫收缩过强或胎先露下降受阻，可诱发羊水栓塞或子宫破裂。急产来不及消毒者，易发生感染。不协调子宫收缩导致产程延长，手术产率增加。产后子宫肌纤维缩复不良，易发生胎盘滞留或产后出血。

2）对胎儿、新生儿的影响：子宫收缩过强、过频使子宫胎盘血流减少，易发生胎儿窘迫、新生儿窒息或死亡。急产可能导致新生儿颅内出血；若来不及消毒分娩，新生儿易发生感染；如果坠地可导致骨折、外伤等。

（4）心理 - 社会状况：由于子宫收缩过频、过强，产妇处于持续应激状态，可能产生恐惧和极度无助情绪，担心胎儿与自身的安危。

3. 辅助检查

（1）电子胎儿监护仪：监测子宫收缩和胎心变化。

（2）实验室检查：进行出凝血时间、交叉配血等手术前相关检查。

（三）治疗要点

1. 协调性子宫收缩过强　有急产史者提前住院待产；子宫收缩过强者，抑制子宫收缩的同时，迅速做好接产准备；如产道狭窄或胎儿窘迫立即行剖宫产术；积极防治母儿并发症。

2. 不协调性子宫收缩过强　消除诱因，抑制子宫收缩。若出现胎儿窘迫或病理性缩复环，立即行剖宫产术。

（四）主要护理诊断/问题

1. 疼痛　与子宫收缩过频、过强有关。

2. 焦虑　与担心自身和胎儿安危有关。

3. 有受伤的危险（母儿）　与子宫收缩过强、产程过快有关。

（五）护理措施

1. 一般护理　有急产史者，告知其预产期前 1 ～ 2 周住院待产，指导产妇缓解疼痛，休息时宜取左侧卧位，避免灌肠，提前做好接产准备工作。

2. 产程观察　临产后严密观察子宫收缩、产程进展和胎心变化。如发现异常，及时通知医生。

3. 治疗配合

（1）协调性子宫收缩过强：遵医嘱静脉滴注硫酸镁抑制子宫收缩，吸氧，做好接产准备；指导产妇第二产程子宫收缩时勿屏气用力，协助胎儿缓慢娩出。产道梗阻或胎儿窘迫者，遵医嘱做好剖宫产准备。

（2）不协调性子宫收缩过强：若无胎儿窘迫，遵医嘱肌内注射哌替啶 100mg 抑制异常子宫收缩，子宫收缩恢复正常后，可经阴道分娩；若不能恢复正常子宫收缩或出现胎儿窘迫时，应做好剖宫产及抢救新生儿准备。

（3）急产：来不及消毒者，应严格消毒后结扎脐带，软产道有裂伤者予以缝合。遵医嘱给新生儿肌内注射破伤风抗毒素、维生素 K_1 和抗生素，预防新生儿破伤风、颅内出血或感染。

（4）预防产后出血和感染：产后密切观察产妇生命体征和阴道流血量，注意会阴伤口、子宫复旧、恶露和体温变化，遵医嘱给予缩宫素和抗生素。

考点　子宫收缩过强的护理措施

4. 心理护理　提供陪伴分娩，关心安慰产妇，指导缓解疼痛的措施。及时向产妇和家属提供帮助，增加产妇对分娩的信心和安全感，减轻其紧张和焦虑，取得理解和配合。

（六）健康教育

加强产前检查，做好妊娠期心理调适，提前做好分娩准备，避免临产后精神紧张影响子宫收缩；有急产史者提前住院分娩；产后 6 周复诊。

第 2 节　产 道 异 常

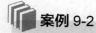

案例 9-2

　　黄女士，26 岁。孕 1 产 0，宫内妊娠 39^{+4} 周。因不规律阵发性腹痛 6 小时入院。查体：心率 80 次 / 分，血压 120/80mmHg，心肺未闻及异常，下肢无水肿。产科检查：骨盆出口横径 7cm，出口后矢状径 7cm，其余径线未见异常，宫高 33cm，腹围 98cm，子宫收缩 30 秒 /4 ～ 5 分钟，胎心 146 次 / 分。肛门检查：宫口开大 2cm，胎头位于坐骨棘平面上 2cm，胎方位 LOA，胎膜未破。

　　问题：1. 产妇的骨盆出口平面正常吗？

　　　　　　2. 主要的护理问题有哪些？

　　　　　　3. 应采取哪些护理措施？

（一）概述

　　产道包括骨产道（骨盆腔）和软产道（子宫下段、子宫颈、阴道、外阴），产道异常可使胎儿娩出受阻，临床上以骨产道异常多见。

　　1. 骨产道异常　　是指骨盆径线过短或形态异常，骨盆腔小于胎先露能通过的限度，阻碍了胎先露的下降，又称狭窄骨盆。常见类型如下。

　　（1）扁平骨盆：指骨盆入口平面呈横扁圆形，骶耻外径＜ 18cm，入口前后径＜ 10cm，对角径＜ 11.5cm（图 9-2）。

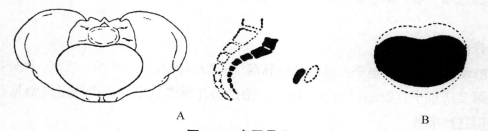

A　　　　　　　　　　　　　　　　　　　　　B

图 9-2　扁平骨盆

A. 单纯扁平骨盆；B. 佝偻病性扁平骨盆

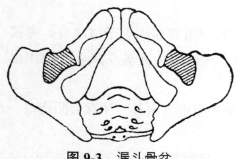

图 9-3　漏斗骨盆

　　（2）漏斗骨盆：是指骨盆入口平面各径线正常，中骨盆及骨盆出口平面狭窄，坐骨棘间径＜ 10cm，坐骨结节间径＜ 8cm，耻骨弓角度＜ 90°，坐骨结节间径与出口后矢状径之和＜ 15cm（图 9-3）。

　　（3）均小骨盆：骨盆外形属女性骨盆，但各平面径线均小于正常值 2cm 或更多，多见于身材矮小、体型匀称的妇女（图 9-4）。

　　（4）畸形骨盆：指骨盆失去正常形态，如骨软化症骨盆和偏斜骨盆（图 9-5）。

　　2. 软产道异常　　常见外阴水肿、瘢痕，阴道横隔、纵隔，子宫颈水肿、瘢痕。

考点　骨产道异常的常见骨盆类型；软产道异常的常见类型

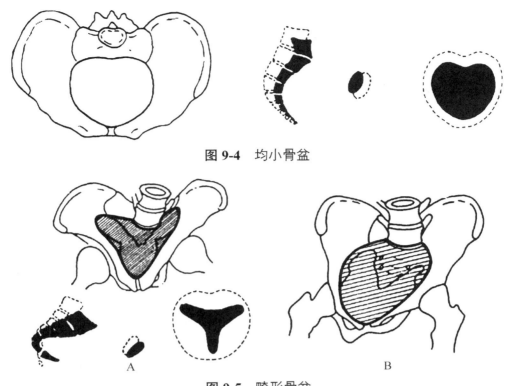

图 9-4　均小骨盆

图 9-5　畸形骨盆

A. 骨软化症骨盆；B. 偏斜骨盆

（二）护理评估

1. 健康史　了解既往有无难产史，仔细查阅产前检查资料，了解骨盆测量及妇科检查记录。

2. 身心状况

（1）一般检查：观察产妇的体型、步态，有无脊柱及髋关节畸形，米氏菱形窝是否对称等。尖腹或悬垂腹提示可能存在骨盆入口狭窄。身高低于 145cm 者，应警惕均小骨盆。

（2）产科检查

1）测量宫高、腹围，估计胎儿大小。

2）腹部四步触诊了解胎产式、胎先露及是否衔接，骨盆测量了解骨盆形态及大小。

3）胎头跨耻征检查：用于评估头盆是否相称。具体方法：产妇排空膀胱后取仰卧位，两腿伸直。检查者将一手放于耻骨联合上方，另一手将浮动的胎头向骨盆腔方向推压。若胎头低于耻骨联合平面，称胎头跨耻征阴性，提示头盆相称；若胎头与耻骨联合在同一平面，称跨耻征可疑阳性，提示可疑头盆不称；若胎头高于耻骨联合平面，称跨耻征阳性，提示头盆不称（图 9-6）。

4）软产道检查：通过妇科检查了解软产道异常情况。

（3）对母儿的影响

1）对产妇的影响：骨盆狭窄者容易发生胎膜早破、胎位异常及子宫收缩乏力；产程延长，阴道检查和手术产率增加，产后出血、产褥感染发生率高；胎先露下降受阻可能诱发子宫破裂。

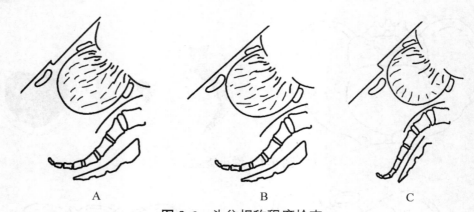

图 9-6　头盆相称程度检查

A.头盆相称；B.可疑头盆不称；C.头盆不称

2）对围生儿的影响：骨盆狭窄易发生胎位异常、脐带脱垂、胎儿窘迫；产程延长和手术助产使新生儿窒息和新生儿产伤发生率增高。

（4）心理 - 社会状况：确诊产道异常需行剖宫产者，产妇多表现为对手术的恐惧和紧张。需经试产确定分娩方式，产妇及家属常因不能预知分娩结果而焦虑不安。

3.辅助检查　B 型超声检查胎儿大小和胎方位，有助于确定分娩方式。胎儿电子监护仪监测子宫收缩和胎心率情况。

（三）治疗要点

根据骨盆狭窄类型及程度、胎方位及胎儿大小、产程进展情况，以及产妇年龄和孕产史综合分析，决定分娩方式。

1.剖宫产术　骨盆畸形或明显狭窄，估计胎儿不能经阴道分娩者。

2.试产　胎头跨耻征可疑阳性、均小骨盆但胎儿不大、出口横径和出口后矢状径之和＞ 15cm，可在严密观察下试产。经充分试产，如产程进展顺利，胎儿可阴道分娩；产程进展受阻或出现胎儿窘迫，行剖宫产术。

3.助产术　中骨盆平面狭窄，宫口开全、胎头双顶径达坐骨棘水平以下者，可经阴道助产。

（四）主要护理诊断 / 问题

1.有受伤的危险　与产道异常、产程延长及助产有关。

2.焦虑　与担心母儿安危有关。

3.潜在并发症：子宫破裂、胎儿窘迫、新生儿产伤。

（五）护理措施

1.一般护理　指导产妇饮食、休息、按时排尿排便，教会产妇子宫收缩时深呼吸及放松的技巧，缓解疼痛。

2.严密观察产程　决定经阴道分娩者，临产后密切观察子宫收缩、产程进展和胎心变化。胎儿窘迫、产程进展受阻或有先兆子宫破裂征象者，及时报告医生，并做好手术准备。

3.治疗配合

1）明显头盆不称者：择期行剖宫产术。配合医生做好围术期护理。

2）阴道试产：需专人守护，在严密监护下进行。宫口扩张≥ 3cm、胎头衔接、头盆相称未破膜者行人工破膜，子宫收缩乏力者静脉滴注缩宫素加强子宫收缩，一般不用镇静、镇痛药，禁忌灌肠。保证良好的产力，试产 2 ～ 4 小时。

3）助产术：宫口开全后，协助医生完成助产手术，做好新生儿窒息的抢救准备；积极防治新生儿颅内出血等并发症。

4. 心理护理　加强人文关怀，取得产妇及家属的信任；告知其产道异常对母儿的影响、产程进展情况及应对措施，缓解其焦虑心理。

（六）健康教育

产前检查发现骨盆狭窄者，应提前入院待产。剖宫产术后至少避孕 2 年再孕。

第 3 节　胎儿异常

案例 9-3

武女士，27 岁。孕 1 产 0，宫内妊娠 39^{+2} 周，规律宫缩 12 小时。查体：心率 80 次 / 分，血压 120/80mmHg，心肺未闻及异常，下肢无水肿。产科检查：骨盆外测量未见异常，宫高 33cm，腹围 96cm，子宫收缩 30 ～ 40 秒 /4 ～ 5 分，胎心率 146 次 / 分。阴道检查：宫口开大 5cm，胎头位于坐骨棘平面，胎头矢状缝与骨盆前后径一致，大囟门在骨盆左前方。

问题：1. 产妇的胎方位是什么？

2. 主要的护理评估内容有哪些？

3. 应采取哪些护理措施？

影响分娩的胎儿因素有胎位异常和胎儿发育异常。胎位异常包括胎头位置异常、臀先露、肩先露和复合先露等，是造成难产的常见原因。胎儿发育异常以脑积水、联体儿等较为多见。

（一）概述

1. 持续性枕后位、枕横位　在分娩过程中，胎头以枕后位或枕横位衔接，胎头枕部持续不能转向前方，直至分娩后期仍位于母体骨盆的后方或侧方，致使分娩发生困难者，称为持续性枕后位或持续性枕横位（图 9-7）。多因骨盆异常影响胎头内旋转所致，头盆不称、前置胎盘、膀胱充盈等亦可引起。

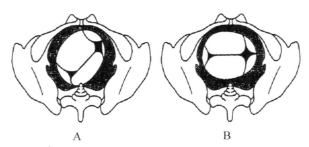

图 9-7　持续性枕后位、枕横位

A. 枕右后位；B. 枕右横位

2. 臀先露　是最常见异常胎位。臀先露的形成可能与胎头衔接受阻、胎儿在宫腔内活动范围过大或受限有关。分为单臀先露、完全臀先露和不完全臀先露。

3.肩先露　极少见，是对母儿最不利的胎位。胎儿横卧于骨盆入口以上，除死胎和早产儿胎体可折叠娩出外，足月活胎不可能经阴道娩出。临产后，如不及时行剖宫产，可能导致忽略性肩先露、病理性缩复环甚至子宫破裂，危及母儿生命。

4.巨大胎儿　可能导致头盆不称、肩难产、软产道损伤、新生儿产伤等，手术产率增高。

5.胎儿畸形

（1）脑积水：指胎头颅腔内、脑室内外有大量脑脊液潴留，使头颅体积增大，颅缝明显增宽，囟门增大。临床表现为显著头盆不称，跨耻征阳性，若处理不及时可能导致子宫破裂。B型超声检查有助于确诊。

（2）联体儿：胎儿颈、胸、腹等处发育异常，使局部体积增大导致难产，通常于第二产程出现胎先露下降受阻，阴道检查可发现。

（二）护理评估

1.健康史　询问既往病史及孕产史，查阅产前检查资料，了解产妇一般情况、胎儿大小及胎方位等。

2.身心状况

（1）胎位异常：结合症状、腹部检查和阴道检查结果，综合判断胎方位（表9-1）。临产后阴道检查有助于确诊持续性枕后位和持续性枕横位。

表 9-1　常见异常胎位身体状况评估

异常胎位	症状	腹部检查	肛查或阴道检查
持续性枕横位、持续性枕后位	枕后位时枕骨压迫直肠，子宫收缩时产妇自觉排便感，宫口尚未开全即过早屏气用力	先露为头，胎背偏向母体后方或侧方，胎心音在脐下一侧偏外方听诊最清楚	根据胎头矢状缝和大小囟门位置判定胎方位
臀位	自觉肋下或上腹部有圆而硬的胎头	子宫底为圆而硬的胎头，耻骨联合上方为宽而软的胎臀，胎心音在脐上一侧最清楚	盆腔内空虚，触及胎臀、胎足或外生殖器

考点　异常胎位的腹部检查特征

（2）胎儿异常：巨大胎儿（胎儿体重达到或超过4000g）、脑积水时，子宫增大速度较快，子宫大于妊娠月份，妊娠晚期孕妇可出现呼吸困难、腹部及两侧肋部胀痛等表现。

（3）对母儿的影响：①持续性枕后位、枕横位：可继发子宫收缩乏力，影响产程进展，需阴道助产或剖宫产结束分娩；围生儿易发生胎儿窘迫、新生窒息或产伤；因产程延长和手术助产，可导致产妇产后出血、软产道裂伤、感染，甚至生殖道瘘。②臀先露：因前羊膜囊受力不均，较易发生胎膜早破和脐带脱垂；经阴道分娩者，后娩出胎头困难，易发生新生儿窒息、产伤，甚至死亡，围生儿死亡率是枕先露的3～8倍，故臀先露剖宫产率高。

（4）心理-社会状况：产前检查确诊为胎位异常者，孕妇及家属常因不能预知分娩结果而焦虑不安，医护人员要正确评估产妇的焦虑状态，鼓励产妇与医护人员配合，增强其自信心，以安全顺利地度过分娩。

3. 辅助检查

（1）B 超检查：有助于确定胎儿大小、胎位及胎儿发育情况。妊娠 20 ～ 24 周，对胎儿各器官进行系统排畸检查。双顶径＞ 11cm，考虑脑积水。

（2）实验室检查：疑巨大胎儿的孕妇，应测血糖。羊水中甲胎蛋白的测定有助于胎儿神经管畸形的诊断。

（三）治疗要点

1. 持续性枕后位或枕横位　①阴道检查确定产程进展情况、胎方位和头盆关系。②明显头盆不称者，行剖宫产术。③无明显头盆不称者试产。宫口开全后，胎头双顶径在坐骨棘水平以下者，可经阴道徒手旋转胎头为枕前位，经阴道自然分娩或行助产术；胎头双顶径未达坐骨棘水平或出现胎儿窘迫，行剖宫产术。

2. 臀先露　妊娠 30 周开始矫正臀先露，未能纠正者，提前住院待产。根据产次、骨盆和胎儿情况，决定选择剖宫产或经阴道分娩。

3. 胎儿畸形者　终止妊娠，必要时行毁胎术。

（四）主要护理诊断 / 问题

1. 有受伤的危险　与胎位不正、产程延长及手术助产有关。

2. 焦虑　与难产及胎儿发育异常的结果有关。

3. 潜在并发症：胎膜早破、脐带脱垂、胎儿窘迫、新生儿窒息、产后出血。

（五）护理措施

1. 妊娠期护理　加强产前检查，发现异常及时处理。

（1）纠正臀位：妊娠 30 周前，胎位异常者多能自行转为头先露，不必处理。妊娠 30 周发现臀位，应指导孕妇矫正。①胸膝卧位：孕妇排空膀胱，松解腰带，采取胸膝卧位的姿势（图 9-8），2 次 / 天，15 分钟 / 次，1 周后复查。

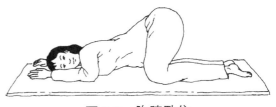

图 9-8　胸膝卧位

②激光照射或艾灸至阴穴：1 次 / 天，15 ～ 20 分钟 / 次，5 次为一个疗程。③外倒转术：一般在妊娠 36 ～ 37 周后，排除外倒转术禁忌证后选择适宜人群，在超声及电子胎心监护仪监护下进行。术前必须做好紧急剖宫产的准备。

（2）产前检查发现明显头盆不称、胎位异常或巨大胎儿，指导孕妇预产期前提前住院待产，避免剧烈活动，预防胎膜早破。

（3）胎儿畸形者，及时终止妊娠。

考点　纠正臀位的时间及方法

2. 分娩期护理

（1）剖宫产术的护理：遵医嘱做好剖宫产术的围术期护理。

（2）经阴道分娩的护理

1）一般护理：鼓励产妇进食高热量、易消化饮食，多休息。严密观察产程，监测胎心。

待产过程中，减少活动，少做肛门检查，禁止灌肠。一旦胎膜破裂，立即听胎心，抬高床尾，防止脐带脱垂。

2）持续性枕后（横）位的护理：枕后位者，第一产程避免过早屏气用力，以减少体力消耗，防止宫颈水肿。嘱产妇取朝向胎背对侧卧位，利于胎头枕部转向前方。做好阴道助产术及新生儿窒息抢救准备。

3）臀位的护理：临产后，指导产妇尽量卧床休息，提前做好阴道助产术和新生儿窒息抢救准备；阴道助产时，胎儿脐部娩出至胎头娩出最长不能超过8分钟。

4）新生儿护理：实施阴道助产术的新生儿，按难产儿护理。注意新生儿有无产伤，必要时遵医嘱用抗生素和维生素 K_1，预防感染和颅内出血。

3. 产褥期护理　产后严密观察产妇的生命体征、阴道流血量、子宫复旧、恶露和体温变化，遵医嘱用宫缩剂和抗生素，预防产后出血和感染。

4. 心理护理　护士在执行医嘱及提供护理照顾时，应与产妇沟通解释，并及时将产妇及胎儿状况告知本人及家属，消除产妇与家属的紧张、焦虑情绪，增加其自信心。

（六）健康教育

加强产前检查，解释孕期矫正臀位的必要性；未能矫正者，应提前入院待产。产程中指导产妇保持轻松愉快的心情，积极配合医护人员的工作。出院后定期随访。

自 测 题

A1/A2 型题

1. 难产是指
   A. 胎位异常　　　　B. 头盆不称
   C. 子宫收缩乏力　　D. 骨盆狭窄
   E. 异常分娩

2. 确诊孕妇为单纯扁平骨盆时，小于正常值的骨盆径线是
   A. 髂棘间径　　　　B. 髂嵴间径
   C. 骶耻外径　　　　D. 坐骨棘间径
   E. 坐骨结节间径

3. 分娩时允许进行试产的条件是
   A. 头先露，骨盆入口轻度狭窄
   B. 头先露，骨盆出口轻度狭窄
   C. 臀先露，骨盆入口轻度狭窄
   D. 头先露，中骨盆轻度狭窄
   E. 臀先露，中骨盆轻度狭窄

4. 从产程一开始子宫收缩短而弱，间歇时间长，产程进展慢，为
   A. 协调性子宫收缩乏力
   B. 高张性子宫收缩乏力
   C. 原发性子宫收缩乏力
   D. 继发性子宫收缩乏力
   E. 正常子宫收缩

5. 对母儿最不利的胎位是
   A. 臀位　　　　　　B. 枕前位
   C. 枕后位　　　　　D. 胎头高直位
   E. 横位

6. 某27岁初产妇，妊娠39周。主诉肋下有块状物。腹部检查，子宫呈纵椭圆形，胎先露部较软且不规则，胎心在脐上偏左，本例应为
   A. 肩先露　　　　　B. 臀先露
   C. 面先露　　　　　D. 枕先露

E. 复合先露

7. 初产妇,足月临产 14 小时,宫口开全,胎头着冠,骨盆无异常,胎心忽然减慢至 96 次 / 分,此时最恰当的处理是

　A. 行剖宫产术　　　B. 等待自然分娩

　C. 静脉滴注缩宫素　D. 产钳术助产

　E. 给予抑制子宫收缩剂

8. 某 27 岁初产妇。孕 38 周。骨盆测量:骶耻外径 19.5cm,髂棘间径 25cm,髂嵴间径 28cm,坐骨棘间径 9cm,坐骨结节间径 7.5cm。该孕妇的骨盆为

　A. 佝偻病性扁平骨盆

　B. 类人猿型骨盆

　C. 扁平型骨盆

　D. 漏斗型骨盆

　E. 均小骨盆

A3/A4 型题

（9 ～ 11 题共用题干）

　初产妇,26 岁,妊娠 39 周入院待产。查体:LOA,胎心率 140 次 / 分,规律子宫收缩达 22 小时,宫口开大 2cm,子宫收缩间歇期长,子宫收缩持续时间短,子宫收缩达高峰时宫体不隆起和变硬,无头盆不称。

9. 应考虑该产妇为

　A. 潜伏期延长　　　B. 活跃期延长

　C. 活跃期停滞　　　D. 胎头下降延缓

　E. 第二产程延长

10. 针对上述情况,应采取的处理措施是

　A. 静脉滴注缩宫素

　B. 产钳助产

　C. 使用镇静剂

　D. 行胎头吸引术

　E. 立即行剖宫产

11. 下列护理措施,错误的是

　A. 严密观察产程

　B. 指导产妇每 6 ～ 8 小时排尿 1 次

　C. 提供心理支持

　D. 加强胎心监测

　E. 避免过多使用镇静药物

（李玉春）

| 第 10 章 |
分娩期并发症妇女的护理

第 1 节　产 后 出 血

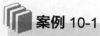
案例 10-1

　　童女士，30 岁，G_3P_1，孕 39 周。规律子宫收缩 2 小时入院。查体：宫口扩张 6cm，子宫收缩强，1 小时后，宫口开全。30 分钟后娩出一女婴。胎儿娩出后，阴道即有鲜红血液流出，10 分钟后胎盘胎膜完整娩出。医生立即行软产道检查并处理。产后 2 小时，阴道流血量多，产妇心慌、头晕、出冷汗。查体：血压 80/50mmHg，脉搏 110 次 / 分，面色苍白。检查：宫底平脐，宫缩良好。

问题：1. 你认为该产妇产时、产后发生了什么情况？与哪些因素有关？

　　　2. 分析该产妇存在哪些护理问题？针对这些问题应采取哪些护理措施？

　　　3. 如何预防这种情况的发生？

（一）概述

　　产后出血是指胎儿娩出后 24 小时内，阴道分娩者失血量 ≥ 500ml，剖宫产时 ≥ 1000ml。是分娩期的严重并发症，居我国孕产妇死亡原因之首位。其发生率占分娩总数的 2% ～ 3%，80% 的产后出血发生在产后 2 小时内。产后出血的主要原因如下。

　　1. 子宫收缩乏力　是产后出血最主要的原因。任何影响子宫平滑肌收缩及缩复功能的因素，均可引起子宫收缩乏力性产后出血。例如，产妇精神过度紧张，产程时间过长或难产；临产后过多使用镇静剂、麻醉剂；产妇合并有急慢性的全身性疾病等；子宫过度膨胀，子宫肌纤维发育不良，胎盘早剥致子宫胎盘卒中，以及前置胎盘等均可引起产后出血。

　　2. 胎盘因素　胎盘剥离不全、胎盘剥离后滞留、胎盘嵌顿、胎盘粘连、胎盘植入、胎盘和（或）胎膜残留均可影响子宫正常收缩而致产后出血。

　　3. 软产道损伤　由于胎儿过大、子宫收缩过强、急产、阴道手术助产不规范、外阴水肿、软产道组织弹性较差等，可引起会阴、阴道、宫颈裂伤，血管破裂导致产后出血。

　　4. 凝血功能障碍　较少见，妊娠并发症，如胎盘早剥、重度子痫前期、死胎、羊水栓塞等可引起弥散性血管内凝血；妊娠合并出血性疾病常见于再生障碍性贫血、原发性血小板减少、肝脏疾病等。

考点　产后出血的概念及主要原因

（二）护理评估

　　1. 健康史　了解产妇年龄、孕产次，有无产后出血史，注意收集与产后出血有关的病史。

2. 身心状况

（1）症状：阴道多量流血及不同程度的失血征象是主要症状，失血量增多可出现眩晕、打哈欠、口渴、呕吐、烦躁不安等症状。

（2）体征：产后出血不同原因的体征也不同（表 10-1）。

表 10-1　产后出血的不同病因的体征

病因	体征
子宫收缩乏力	胎盘娩出后阴道流血较多，常呈间歇性；子宫底升高，子宫质软、轮廓不清；按摩子宫及应用宫缩剂后，子宫变硬，阴道流血减少或停止可确诊为子宫收缩乏力
胎盘因素	胎儿娩出后 10 分钟内胎盘未娩出而阴道大量流血，色暗红，考虑胎盘因素；或胎盘胎膜残留继发子宫收缩乏力出血
软产道裂伤	胎儿娩出后立即发生阴道流血，色鲜红；失血表现明显，伴阴道疼痛或肛门坠胀，而阴道流血不多，考虑隐匿性软产道损伤，如阴道血肿
凝血功能障碍	胎儿娩出后阴道持续流血且血液不凝，止血困难，可有全身多部位出血、身体瘀斑

（3）失血量的估测方法

1）称重法：失血量（ml）=［胎儿娩出后接血敷料湿重（g）-接血前敷料干重（g）］/ 1.05（血液相对密度 g/ml）。

2）容积法：用产后接血容器收集血液后，放入量杯测量失血量。

3）面积法：可按接血纱布血湿面积粗略估计失血量，血湿面积按 10cm×10cm（4 层纱布）为 10ml 计算。

4）休克指数法：休克指数 = 脉率 / 收缩压（mmHg），指数 =0.5 为正常；指数 =1.0 时失血量为 500 ～ 1500ml；指数 =1.5 时失血量为 1500 ～ 2500ml；指数 =2.0 时失血量为 2500 ～ 3500ml。

（4）并发症：大量失血可引起失血性休克，引发希恩综合征。抵抗力降低导致产褥感染。

（5）心理 - 社会状况：产后出血一旦发生，产妇及亲属常表现出高度紧张、恐惧，担心生命安危，有濒死感等心理反应，把全部希望寄托于医护人员。

考点　产后出血原因的诊断

3. 辅助检查　血常规、血型，凝血功能检查（血小板、出血及凝血时间、凝血酶原时间、纤维蛋白原测定、3P 试验等），必要时进行肝肾功能等检查。

（三）治疗要点

治疗原则是针对出血原因，迅速止血；补充血容量，纠正失血性休克；预防感染。

（四）主要护理诊断 / 问题

1. 组织灌注不足　与阴道大量流血有关。

2. 潜在并发症：失血性休克、希恩综合征。

3. 有感染的危险：与失血过多抵抗力下降、胎盘剥离创面、软产道裂伤及手术操作等有关。

4. 恐惧　与出血多危及生命安全有关。

（五）护理措施

1. 心理护理　安慰、鼓励产妇及家属，多陪伴产妇，耐心听取产妇及家属的叙述，认真做好解释工作，消除患者的紧张情绪，使其与医护人员主动配合。

2. 病情观察　严密监测生命体征，观察尿量，观察子宫大小、硬度、轮廓及阴道流血情况，注意有无全身出血倾向，评估出血量。

3. 协助医生迅速止血　止血抢救过程中严格无菌操作，防止感染。

（1）子宫收缩乏力：加强子宫收缩是最迅速有效的止血方法。

1）按摩子宫：一经发现子宫收缩乏力应立即按摩子宫，并迅速报告医生。子宫轮廓清楚，阴道或子宫切口出血减少表明按摩子宫有效；按压时间以子宫恢复正常收缩并能保持收缩状态为止；按摩时配合使用宫缩剂。常用的方法如下。①腹壁单手按摩宫底：助产者一手置于子宫底部，拇指在前、其余4指在后，均匀有节律按摩并压迫子宫底，至子宫收缩恢复正常（图10-1）。②腹壁双手按摩宫底（图10-2）：一手置于耻骨联合上方按压下腹部，将子宫向上推起，另一手置于子宫底部，拇指在前，其余4指在后握住子宫底，有节律地按摩、挤压子宫。③腹壁-阴道双手按摩子宫（图10-3）：上述方法无效时可用此法，助产者一手戴无菌手套握拳置于阴道前穹隆按压子宫前壁，另一手在腹壁按摩子宫体后壁，两手相对紧压子宫并均匀有节律地按摩。

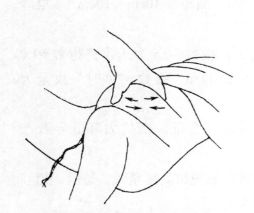 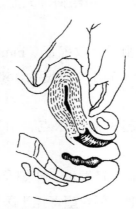 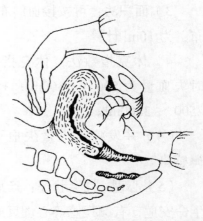

图 10-1　腹壁单手按摩宫底　　图 10-2　腹壁双手按摩宫底　　图 10-3　腹壁-阴道双手按摩宫底

2）遵医嘱使用宫缩剂。①缩宫素：是预防和治疗产后出血的一线药物，10U加入生理盐水500ml中静脉滴注，或肌内注射、宫体注射及宫颈注射。②麦角新碱：0.2～0.4mg肌内注射、宫体注射或静脉注射，心脏病、妊娠期高血压疾病患者禁用。③前列腺素类药物：米索前列醇、卡前列甲酯等，首选肌内注射。

3）配合医生完成宫腔填塞：包括宫腔纱条填塞（图10-4）和宫腔球囊填塞，须严格无菌操作。纱布要填紧宫腔内不留空隙，纱条尾端留于阴道。填塞后严密观察生命体征、出血量及子宫底高度，24小时后取出纱条，重视预防感染，配合使用宫缩剂。

4）其他：如结扎盆腔血管、子宫压缩缝合术、髂内动脉或子宫动脉栓塞、子宫切除等方法。

（2）胎盘因素：排空膀胱，积极采取措施清理宫腔内的胎盘组织。胎盘剥离不全或粘连者，无菌操作下行徒手剥离胎盘后取出，注意无菌操作，操作稳、准、轻，切忌挖除；胎盘已剥离而滞留者，一手在腹壁按摩子宫底，嘱产妇屏气用力，另一手牵拉脐带使胎盘排出；胎盘嵌顿者应用解痉剂或麻醉剂松解狭窄环，用手取出胎盘；胎盘植入者多需行子宫切除术，应做好术前准备；胎盘胎膜残留者可行钳刮术或清宫术。

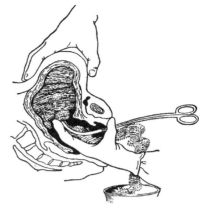

图 10-4 宫腔填塞纱布止血

（3）软产道裂伤：配合医生及时准确地按解剖层次逐层缝合裂伤可有效止血。

（4）凝血功能障碍：明确诊断后遵医嘱尽快输血、血浆，补充血小板、纤维蛋白原、凝血酶原复合物、凝血因子等。并发 DIC 者可按 DIC 处理。

4. 失血性休克的护理　严密观察生命体征，取平卧位，给予吸氧并注意保暖。迅速建立静脉通道，遵医嘱及时输血、补液，必要时用药。密切配合医生查找出血原因，争分夺秒进行抢救，挽救产妇生命。

5. 预防感染　抢救过程中严格无菌操作，遵医嘱应用有效抗生素，预防感染。监测体温变化，观察恶露有无异常，宫腔和伤口有无感染迹象，发现异常报告医生及时处理。保持会阴清洁干燥，每日会阴擦洗 2 次，大小便后冲洗会阴。

（六）健康教育

1. 积极预防产后出血

（1）妊娠期：加强孕期保健，定期进行产前检查，对具有产后出血发病高危因素的孕妇应积极治疗，并提前住院待产。

（2）分娩期：要严密观察并正确处理产程。①第一产程：严密观察产程进展，安慰和鼓励产妇，防止产妇体力过度消耗。②第二产程：指导产妇正确使用腹压；胎儿娩出不宜过快；有产后出血高危因素者，胎儿前肩娩出后立即肌内注射或静脉推注缩宫素 10U。③第三产程：正确娩出胎盘，胎盘尚未剥离前不揉挤子宫及牵拉脐带；胎儿娩出 30 分钟未见胎盘剥离征象时，应行宫腔探查术及人工剥离胎盘术；胎盘娩出后应仔细检查胎盘、胎膜是否完整，检查软产道有无损伤。

（3）产褥期：产后 2 小时应在产房内严密观察产妇的生命体征、子宫收缩情况及阴道出血量，并注意子宫底高度及膀胱是否充盈等。鼓励产妇及时排尿，尽早哺乳。

2. 指导产妇合理安排休息与活动，加强营养，多摄入富含铁、蛋白质、维生素的食物，有效纠正贫血，逐步增加活动量。

3. 教会产妇子宫复旧和恶露的观察方法，发现异常应及时就诊。

4. 做好产褥期卫生指导及产后避孕指导，告知产妇产褥期禁止盆浴和性生活。

考点　产后出血的预防措施、产后出血的救护方法、健康教育

第2节　子宫破裂

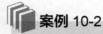
案例 10-2

姚女士，36岁，G₃P₁，足月妊娠，临产14小时，宫口开大7cm，产程进展缓慢，胎心率150次/分，LOP，S^{-1}。给予缩宫素加强子宫收缩。临产20小时产妇烦躁不安，疼痛难忍。检查：腹部平脐处见环状凹陷，子宫下段压痛明显，胎心听不清，已破膜，羊水浑浊，宫口近开全，S^0。

问题： 1. 你认为该产妇患有什么疾病？
　　　　2. 分析该产妇存在哪些护理问题？针对这些问题应采取哪些护理措施？

（一）概述

子宫破裂是指子宫体部或子宫下段于妊娠晚期或分娩期发生破裂。是产科严重的并发症，直接危及母儿生命。多发生于经产妇，尤其是瘢痕子宫的孕妇。

子宫破裂根据发生的时间、部位、原因、程度分别分为妊娠晚期破裂和分娩期破裂；子宫体部破裂和子宫下段破裂；自发性破裂和损伤性破裂；完全性破裂和不完全性破裂。

子宫破裂的发生主要与以下因素相关。

1. 瘢痕子宫　是近年来导致子宫破裂的常见原因。子宫有手术史，如剖宫产术、子宫肌瘤剔除术、子宫成形术等，在妊娠晚期或分娩期宫腔压力增高可使瘢痕破裂。

2. 梗阻性难产　多见于骨盆狭窄、头盆不称、巨大胎儿或胎儿畸形、胎位异常、盆腔肿瘤等阻碍胎先露下降，使子宫体部收缩过强，子宫下段过度伸展拉长变薄而发生破裂。

3. 子宫收缩药物使用不当　胎儿娩出前不恰当地使用缩宫素或前列腺素类制剂，使子宫强烈收缩造成破裂。

4. 手术损伤及外伤　多见于粗暴的或不恰当的阴道助产手术（如操作不正确的中、高位产钳术和臀位牵引术）、肩难产助产、助产时暴力按压腹部，毁胎术或穿颅术时因器械、胎儿骨片损伤子宫，妊娠晚期腹部外伤。

考点　子宫破裂的常见原因

（二）护理评估

1. 健康史　详细评估与子宫破裂发生相关的病史。

2. 身心状况　子宫破裂大多发生在分娩过程中，也可以发生在妊娠晚期。子宫破裂是一个渐进的过程，可以分为先兆子宫破裂和子宫破裂两个阶段。

（1）先兆子宫破裂：常见于产程长、有梗阻性难产因素的产妇。表现为：①子宫收缩过强，产妇自觉下腹剧痛难忍、烦躁不安，呼吸、心率加快。②由于胎先露下降受阻，子宫收缩过强，子宫体部肌纤维增厚变短，子宫下段肌纤维拉长变薄，两者之间形成明显的环状凹陷，称为病理缩复环。该环可逐渐上升达脐平或脐上，子宫下段压痛明显，此时子宫外形呈葫芦状（图10-5）。③因胎先露压迫膀胱使之充血，出现排

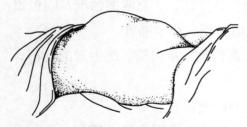
图 10-5　先兆子宫破裂时腹部外观

尿困难甚至血尿。④由于子宫收缩过强过频，胎体触不清，胎儿血供受阻，胎心率异常或听不清。

（2）子宫破裂：病情继续发展，子宫将在病理缩复环处或其下方发生破裂。

1）不完全性子宫破裂：是指子宫浆膜层完整，肌层部分或全层破裂，胎儿及其附属物仍在宫腔内。多见于子宫下段剖宫产切口瘢痕破裂，仅在不全破裂处有压痛，体征不明显。

2）完全性子宫破裂：是指子宫壁全层破裂，宫腔与腹腔相通。产妇突感下腹部一阵撕裂样剧痛后子宫收缩骤然停止，腹痛稍缓解。随即又出现全腹持续性疼痛，并伴有面色苍白、出冷汗、脉搏细数、呼吸急促、血压下降等休克征象。全腹压痛、反跳痛，在腹壁可清楚触及胎体，其旁有缩小的子宫，胎心胎动消失。阴道检查可有鲜血流出，胎先露上升，宫口缩小。

（3）并发症：产妇失血性休克、手术产机会增加、产褥感染、切除子宫丧失生育能力，胎儿窘迫甚至死亡。

（4）心理 - 社会状况：出现先兆子宫破裂时，感到胎儿的生命受到严重威胁，产妇情绪出现很大变化，觉得震惊、不肯接受并责怪他人。胎儿已死或切除子宫产妇会出现悲伤、愤怒、否认等情绪。

3. 辅助检查　B 超检查能协助确定破口部位、胎儿与子宫的关系及子宫壁是否全层断裂；尿常规检查可见红细胞或肉眼血尿；化验血型、血交叉试验，以备输血补充血容量；血常规了解贫血程度及有无感染。

（三）治疗要点

先兆子宫破裂，应立即采取有效措施抑制子宫收缩，尽快剖宫产终止妊娠。子宫破裂者，积极抢救休克同时尽快行手术治疗，根据子宫破裂程度、部位、有无感染及生育要求等综合考虑具体手术方式，手术前后应用广谱抗生素控制感染。

考点　先兆子宫破裂的主要表现及治疗原则

（四）主要护理诊断 / 问题

1. 疼痛　与子宫强直性收缩或破裂后血液刺激腹膜有关。

2. 组织灌注量不足　与子宫破裂后大量出血有关。

3. 有感染的危险　与多次阴道检查、开放性伤口、大量出血等有关。

4. 预感性悲哀　与子宫破裂使胎儿死亡或切除子宫丧失生育能力有关。

（五）护理措施

1. 心理护理　向产妇解释治疗计划及对未来妊娠的影响，争取其积极配合治疗。鼓励产妇说出内心的感受，对产妇因胎儿死亡或子宫切除而产生的悲痛、怨恨等情绪表示理解，帮助产妇从悲伤中解脱，稳定情绪，接受现实。

2. 治疗配合

（1）先兆子宫破裂的护理：①严密观察产程进展并记录子宫收缩、胎心音、生命体征，及时发现先兆子宫破裂征象，并立即报告医生；②正在使用缩宫素者要立即停药，同时遵医嘱给予抑制子宫收缩的药物，肌内注射哌替啶 100mg，或静脉全身麻醉；③建立静脉通道，做好剖宫产术前准备。

（2）子宫破裂的护理：①协助产妇取平卧位，给予吸氧、保暖，迅速建立静脉通道，补充血容量；②监测生命体征和出入量；③做好剖腹探查的术前准备；④手术前后应给予大量广谱抗生素控制感染。

（六）健康教育

1. 预防子宫破裂

（1）加强孕期保健：加强产前检查，有子宫破裂高危因素者，提前入院待产。

（2）正确产科处理：①严密观察产程进展，警惕并尽早发现先兆子宫破裂征象并及时处理；②严格掌握缩宫剂的使用指征，注意用量、用法、速度及用药监护；③正确掌握产科手术助产的指征及操作规程。

2. 为产妇提供产褥期休养计划，帮助其尽快调整情绪，适应现实生活。对胎儿死亡者，指导产妇采取有效的退奶方法。对行子宫修补术的产妇做好避孕指导。

考点 子宫破裂患者的健康教育

第 3 节　羊水栓塞

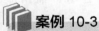
案例 10-3

史女士，28 岁，G_2P_0，孕 40 周，规律子宫收缩 5 小时入院。产程中因子宫收缩乏力给予缩宫素静脉滴注，子宫收缩转强，破膜后不久，产妇突然发生寒战、烦躁不安，接着发绀、呼吸困难、心率加快，血压 70/40mmHg。

问题：1. 该产妇发生了什么情况？

2. 分析该产妇存在哪些护理问题？针对这些问题应采取哪些护理措施？

（一）概述

羊水栓塞是指在分娩过程中羊水突然进入母体血液循环，引起急性肺栓塞、过敏性休克、DIC、肾衰竭等一系列病理改变的严重分娩并发症。发病急骤、病情严重，是造成孕产妇死亡的主要原因之一。

1. 病因　羊水栓塞是由羊水中的有形物质（角化上皮、毳毛、胎脂、胎粪等）进入母体血液循环引起。子宫收缩过强致羊膜腔内压力过高、胎膜破裂、宫颈或宫体损伤处有开放的静脉或血窦是羊水栓塞发生的三个基本条件。胎膜早破、前置胎盘、胎盘早剥、子宫收缩过强、急产、子宫破裂、剖宫产术、高龄初产妇和经产妇均可能诱发羊水栓塞。

2. 病理生理　羊水进入母体血液循环后，通过阻塞肺小血管，引起变态反应及凝血机制异常，导致一系列病理生理变化。

（1）肺动脉高压：羊水中有形物质形成栓子，经肺动脉进入肺循环，机械性阻塞小血管，并刺激血管活性物质产生和释放，引起肺小血管痉挛；羊水中有形物质激活凝血过程，使肺小血管形成弥散性血栓，进一步阻塞肺小血管，导致肺动脉高压，引起右心衰竭，继而出现周围循环衰竭、休克甚至死亡。

（2）过敏性休克：羊水内的抗原成分引起Ⅰ型变态反应致过敏性休克。多在羊水栓塞后立即发生，出现血压骤降甚至消失。

（3）DIC：羊水中含多量促凝物质，入血后在血管内产生广泛微血栓，消耗大量凝血因子及纤维蛋白原，导致 DIC。

（4）急性肾衰竭：因休克和 DIC，母体多脏器受累，肾急性缺血而致急性肾衰竭。

（二）护理评估

1. 健康史　仔细了解引起羊水栓塞的各种诱因，是否具备发病的三个基本条件。

2. 身心状况　羊水栓塞多发生于分娩过程中，特别在胎膜破裂后、胎儿娩出前后或剖宫产过程中，及时评估产妇是否突然出现烦躁不安、呛咳、呼吸困难、发绀、血压骤降、休克、出血等情况；监测生命体征，肺部听诊有无湿啰音；观察阴道出血量的多少，有无全身出血倾向。

（1）典型羊水栓塞：临床经过分为以下三个阶段。

1）心肺功能衰竭和休克：在分娩过程中尤其是破膜不久，产妇突然出现寒战、呛咳、气急、烦躁不安、恶心、呕吐等前驱症状，随后出现呼吸困难、发绀、抽搐、昏迷，脉搏细数、血压急剧下降，听诊心率加快、肺底部湿啰音。病情严重者，产妇甚至在打一个哈欠或惊叫一声或抽搐一下后，即出现呼吸、心搏骤停，于数分钟内死亡。

2）出血：以子宫出血为主的全身广泛性出血，大量阴道流血、切口渗血、全身皮肤黏膜出血、血尿甚至消化道大出血。

3）急性肾衰竭：羊水栓塞后期产妇出现少尿（或无尿）和尿毒症的表现。

以上三阶段通常按顺序进行，也可不完全出现，或出现的症状不典型。

（2）并发症：产妇出现休克、DIC、器官功能衰竭，胎儿出现宫内窘迫。

（3）心理 - 社会状况：羊水栓塞发病急骤，病情凶险，产妇会感到痛苦和恐惧。家属毫无心理准备，当产妇和胎儿的生命受到威胁时感到无措，一旦抢救失败会对医务人员产生抱怨、不满，甚至愤怒情绪。

考点　羊水栓塞的临床表现

3. 辅助检查　血常规、凝血功能、血气分析、血涂片查找羊水有形物质、X 线胸片、心电图等均有助于羊水栓塞的诊断及病情监测。

（三）治疗要点

一旦疑为羊水栓塞时应立刻按照急救流程实施抢救。

1. 改善低氧血症　保持呼吸道通畅，尽早面罩给氧、气管插管或人工辅助呼吸，避免呼吸和心搏骤停。

2. 维持血流动力学稳定，解除肺动脉高压　多巴酚丁胺、磷酸二酯酶Ⅴ型抑制剂兼具强心和扩张肺动脉的作用，是治疗的首选药物。

3. 抗过敏　早期给予大剂量糖皮质激素有较高的治疗价值。

4. 纠正凝血功能障碍　应注意积极处理产后出血；及时输新鲜血或血浆、纤维蛋白原等补充凝血因子，纤溶亢进期给予抗纤溶药物。

5. 防治肾衰竭　血容量补足后仍少尿、无尿者，可用呋塞米或甘露醇预防肾衰竭。

6. 预防感染　选择肾毒性小的广谱抗生素预防感染。

7. 产科处理　发生于分娩前，应考虑立即终止妊娠。出现凝血功能障碍时迅速实施子宫切除术。

（四）主要护理诊断/问题

1. 气体交换受损　与肺动脉高压、肺水肿有关。

2. 组织灌注量不足　与 DIC 致全身出血有关。

3. 潜在并发症：休克、DIC、器官功能衰竭、胎儿宫内窘迫。

4. 恐惧　与病情急而凶险、危及患者生命有关。

（五）护理措施

1. 心理护理　保持沉着冷静，避免紧张慌乱加重患者的焦虑。神志清醒者，应给予陪伴、鼓励、支持，使其增强信心。

2. 病情观察

（1）严密观察产程：注意产程进展、子宫收缩强度与胎儿情况。

（2）观察出血情况：观察阴道出血量、血液凝固情况，观察皮肤黏膜有无出血点及瘀斑、有无其他全身出血倾向。

（3）治疗中监测：动态监测生命体征，定时检查并记录；监测肺底有无湿啰音；及时行动脉血气分析、电解质测定等。

（4）观察尿量：血容量补足后仍少尿或无尿时应注意预防肾衰竭。

3. 配合医生完成急救

（1）保持呼吸道畅通，立即吸氧，必要时配合医生行气管插管或气管切开术。

（2）遵医嘱正确使用各种药物抢救患者，观察药物疗效。

（3）做好手术终止妊娠的准备工作。

4. 预防感染　严格无菌操作；遵医嘱使用广谱抗生素。

（六）健康教育

1. 预防措施　①加强产前检查，发现羊水栓塞诱因并及时处理；②密切观察产程进展，正确使用宫缩剂；③人工破膜应在子宫收缩间歇期进行，破膜时不兼行剥膜；④避免产伤、子宫破裂及宫颈裂伤等。

2. 指导产后康复，保持会阴部清洁，避免感染发生。加强营养、注意休息、逐渐增加活动量。

自 测 题

A1/A2 型题

1. 目前我国引起产妇死亡的原因占首位的是
   A. 妊娠合并心脏病
   B. 产后出血
   C. 妊娠期高血压疾病
   D. 产褥感染
   E. 羊水栓塞

2. 产后出血的应急护理哪项不妥
   A. 应迅速而有条不紊地抢救
   B. 医生到后方可采取止血措施
   C. 子宫收缩乏力引起者应立即按摩子宫
   D. 压出宫腔积血可促进子宫收缩
   E. 注射宫缩剂

3. 某初产妇，足月顺产，胎儿娩出后即有阴道出血约 500ml，血鲜红，能凝固，此时胎盘尚未娩出，出血原因最可能是
   A. 胎盘滞留　　　B. 子宫收缩乏力
   C. 凝血功能障碍　　D. 软产道裂伤
   E. 胎盘残留

4. 产程护理中，评估下列现象哪项不符合先兆子宫破裂的表现
   A. 下腹剧烈疼痛
   B. 胎心紊乱
   C. 出现子宫病理性缩复环
   D. 子宫收缩乏力
   E. 出现血尿

5. 出现先兆子宫破裂时应立即用
   A. 哌替啶　　　　B. 钙剂
   C. 硫酸镁　　　　D. 地塞米松
   E. 缩宫素

6. 产妇，26 岁，急产，胎儿娩出后突然发生呛咳、呼吸困难，并很快出现循环衰竭、休克及昏迷。首先考虑
   A. 虚脱　　　　　B. 休克
   C. 羊水栓塞　　　D. 心力衰竭
   E. 子痫

7. 产后出血最重要的预防措施是
   A. 适度做会阴侧切术
   B. 胎肩娩出后立即注射缩宫素 10U
   C. 督促产妇及时排空膀胱
   D. 产后早期哺乳
   E. 产后 24 小时内观察阴道出血及子宫收缩情况

A3/A4 型题

（8～9 题共用题干）

赵女士，足月分娩，规律子宫收缩 23 小时后娩出胎儿。当胎盘娩出后，出现间歇性阴道流血，呈暗红色，检查子宫体软、轮廓不清，子宫底脐上两指，按摩子宫阴道流血减少。

8. 该产妇出血的原因最可能是
   A. 胎盘剥离不全
   B. 子宫收缩乏力
   C. 副胎盘滞留宫腔
   D. 软产道损伤
   E. 凝血功能障碍

9. 该产妇给药首选
   A. 麦角新碱　　　B. 硫酸镁
   C. 维生素 K　　　D. 哌替啶
   E. 缩宫素

（马星丽）

| 第 11 章 |
异常产褥期妇女的护理

第 1 节　产 褥 感 染

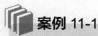案例 11-1

　　王女士，足月妊娠，胎膜早破 9 小时临产，经会阴侧切分娩一女婴，产后出血不多，产后第 6 日体温达 38.8℃且一直不退，子宫底脐下 2cm，明显压痛，血性恶露，量多且有臭味。

问题： 1. 该产妇最可能的临床诊断是什么？

　　　　 2. 该产妇可能的护理诊断 / 问题是什么？

　　　　 3. 针对该产妇做出相应的护理措施。

（一）概述

　　产褥感染是指分娩及产褥期生殖道受病原体侵袭引起的局部或全身感染。产褥病率指分娩 24 小时以后的 10 日内，每日测量体温 4 次，间隔时间 4 小时，有 2 次体温达到或超过 38℃（口表）。产褥病率常由产褥感染引起，也可由生殖道以外感染所致，如上呼吸道感染、急性乳腺炎、泌尿系统感染、血栓静脉炎等。

考点 产褥感染、产褥病率概念

　　1. **诱因**　正常女性生殖道有一定防御功能，阴道有自净作用，羊水中有抗菌物质，正常妊娠和分娩通常不会增加感染的机会。当机体抵抗力下降、病原体毒力增强、病原体数量增多等诱因出现时，才会增加感染的机会，引起感染。产褥感染的诱因有产妇体质虚弱、营养不良、孕期贫血、胎膜早破、羊膜腔感染、产程延长、产后出血、产科手术操作等。

　　2. **病原体**　常见病原体有需氧性链球菌（β- 溶血性链球菌、大肠埃希菌、葡萄球菌）、厌氧菌（革兰氏阳性球菌、脆弱类杆菌等）、支原体、衣原体。

　　3. **感染途径**

　　（1）内源性感染：正常孕妇生殖道内的病原体在机体抵抗力降低、病原体数量与毒力增加时，引起感染。内源性感染时病原体还能够通过胎盘、胎膜、羊水间接感染胎儿，引起流产、早产、胎儿生长受限、胎膜早破、死胎等。

　　（2）外源性感染：产妇通过接触消毒不严格或被污染的衣物、用具、各种手术器械等感染。

考点 产褥感染的诱因、病原体

（二）护理评估

1. 健康史　评估是否有产褥感染的诱因，了解本次妊娠及分娩经过、生育史、既往史。询问是否有体质虚弱、营养不良、孕期贫血、胎膜早破、羊膜腔感染、产程延长、产后出血、产科手术操作等情况。

2. 身心状况

（1）症状、体征：发热、疼痛、异常恶露是产褥感染的三大主要症状。感染部位、程度、扩散范围不同，产褥感染的表现也不同。

1）急性外阴、阴道、宫颈炎：多由分娩时会阴损伤或手术导致感染，常见病原体为葡萄球菌和大肠埃希菌。①会阴裂伤或会阴切口感染表现为会阴部疼痛，伤口红肿、发硬，有脓性分泌物流出、甚至裂开，较重时可伴有低热。②阴道裂伤及挫伤感染表现为黏膜充血、水肿、溃疡，脓性分泌物增多。当感染部位较深时，可以引起阴道旁结缔组织炎。③宫颈裂伤向深部蔓延可达宫旁组织，引起盆腔结缔组织炎。

2）急性子宫内膜炎、子宫肌炎：两者常伴发，以子宫内膜炎最为常见。当病原体经胎盘剥离面侵入，扩散至子宫蜕膜层称子宫内膜炎，表现为子宫内膜充血、坏死，有大量臭味脓性分泌物排出。当病原体侵入子宫肌层称子宫肌炎，表现为腹痛，大量脓性恶露，子宫复旧不良、压痛明显，常伴有全身感染症状，如寒战、高热、头痛、白细胞增多等。

3）急性盆腔结缔组织炎、急性输卵管炎：病原体沿宫旁淋巴和血行达宫旁组织，引起盆腔结缔组织炎，当累及输卵管时可引起输卵管炎。表现为寒战、高热、腹胀、下腹痛伴肛门坠胀，下腹部检查有明显压痛、反跳痛、肌紧张，子宫复旧不良，宫旁组织增厚，有时可触及包块，严重者整个盆腔形成"冰冻骨盆"。

4）急性盆腔腹膜炎及弥漫性腹膜炎：炎症扩散到子宫浆膜层形成盆腔腹膜炎，继而发展成弥漫性腹膜炎，出现全身中毒症状。表现为高热、恶心、呕吐、腹胀等，腹部检查有明显压痛、反跳痛，有时可触及包块。治疗不彻底可发展为盆腔炎性疾病后遗症，导致不孕。

5）血栓性静脉炎：炎症向上扩散可引起盆腔内血栓性静脉炎，向下扩散可形成下肢血栓性静脉炎。①盆腔内血栓性静脉炎：多于产后 1～2 周出现，单侧居多，常见病原体为厌氧性链球菌。表现为寒战、高热，症状可持续数周或反复发作。②下肢血栓性静脉炎：病变多在股静脉、腘静脉及大隐静脉处，常继发于盆腔静脉炎。表现为弛张热、下肢持续性疼痛、局部静脉压痛或触及硬索条状物，下肢水肿、皮肤发白，俗称"股白肿"。

6）脓毒血症：当感染血栓脱落进入血液循环，可引起菌血症；当大量细菌进入血液循环并繁殖，可引起脓毒血症，表现为寒战、高热、全身中毒症状明显，危及生命。

考点　产褥感染最常见的临床类型

（2）心理-社会状况：局部疼痛、高热、寒战常使产妇产生焦虑、烦躁情绪，常因自己不能照顾新生儿感到沮丧和内疚。家庭成员对产妇的态度及经济状况对产妇的情绪也有很大影响。

3. 辅助检查　血液检查白细胞计数增高，尤其是中性粒细胞升高明显，血清 C- 反应蛋白＞ 8mg/L，血沉加快。分泌物、穿刺物做细菌培养和药物敏感试验，确定病原体及敏感的抗生素，必要时做血培养和厌氧菌培养。B 超、CT 及磁共振等检查可对包块、脓肿及静脉血栓做出定位及定性诊断。

（三）治疗要点

1. 支持疗法　加强营养，补充足量维生素，增强机体抵抗力，纠正贫血和水、电解质失衡。

2. 抗生素治疗　根据细菌培养和药敏试验选用有效抗生素，首选广谱、高效抗生素治疗。中毒症状严重时可短期应用肾上腺皮质激素。

3. 抗凝治疗　血栓性静脉炎在应用大量抗生素的同时，可加用肝素钠、尿激酶、双香豆素等，用药期间监测凝血功能。

4. 清除病灶　会阴伤口感染及时切开引流；疑有盆腔脓肿可经腹或后穹隆切开引流；有胎盘胎膜残留者，在有效抗感染的同时及时清除宫腔内残留；感染严重者，经积极治疗无效，可及时行子宫切除术。

（四）主要护理诊断 / 问题

1. 体温过高　与病原体感染及产后机体抵抗力降低有关。

2. 急性疼痛　与产褥感染有关。

3. 营养失调：低于机体需要量　与发热消耗，摄入降低有关。

4. 焦虑　与担心疾病预后有关。

5. 知识缺乏：缺乏预防和治疗产褥感染的相关知识。

（五）护理措施

1. 一般护理　保证产妇获得充足的休息和睡眠，病室内温湿度适宜、安静、整洁、空气新鲜，注意保暖。指导产妇取半卧位或抬高床头，以利恶露引流，炎症局限，防止感染扩散。会阴伤口感染者取健侧卧位，做好会阴护理，及时更换会阴垫，保持床单及衣物清洁。下肢血栓静脉炎者，抬高患肢，局部保暖、热敷，减轻肿胀。鼓励产妇多饮水，保证足够的液体摄入。加强营养，给予高蛋白、高热量、高维生素易消化饮食。

2. 心理护理　了解产妇及家属的心理状态，耐心解答产妇及家属的疑虑，并讲解疾病的相关知识，让其了解病情和治疗护理情况，增加治疗信心，缓解焦虑情绪。

3. 病情观察　密切观察产后生命体征的变化，尤其是体温，每 4 小时测 1 次。评估会阴、腹部伤口情况，观察并记录恶露的颜色、量、性状与气味，每日定时观察子宫复旧情况。若有异常及时报告医生并协助处理。

4. 治疗配合　遵医嘱进行支持治疗，增强抵抗力。遵医嘱正确使用抗生素及肝素。体温超过 39℃者给予物理降温，必要时静脉补液。做好脓肿切开引流术、后穹隆穿刺术、清宫术、子宫切除术的术前准备及护理。

考点　产褥感染患者休息的体位

第 2 节　产褥期抑郁症

 案例 11-2

　　李女士，一个月前阴道分娩一足月女婴，最近情绪低落、失眠、食欲不振，对婴儿的啼哭反应迟钝，拒绝喂奶，经常偷偷哭泣。

问题： 1. 该产妇最可能的临床诊断是什么？

　　　　2. 针对该产妇做出相应的护理措施。

　　产褥期抑郁症是指产妇在产褥期出现抑郁症状，以显著而持久的情绪低落为主要临床特征的综合征。多在产后 2 周内发病，产后 4～6 周症状明显。产褥期抑郁症严重困扰产妇的生活，影响亲子行为，影响婴儿认知能力和情感的发展，给家庭和社会带来沉重的负担。

　　产褥期抑郁症病因不明，可能与心理、分娩、内分泌、遗传及社会因素有关。

（一）护理评估

　　1. 健康史　　了解有无抑郁症、精神疾病、个人史、家族史，有无重大精神创伤史。询问本次妊娠及分娩经过，了解有无难产、滞产、手术产、婴儿健康状况及婚姻家庭关系等因素。

　　2. 身心状况

　　（1）症状、体征

　　1）情绪低落：产妇情感淡漠、心情压抑、闷闷不乐，甚至焦虑、恐惧、易怒等。情绪低落导致无助感、无用感、无望感，严重时可产生自杀观念甚至行为，具有晨重夜轻的特点。在情绪低落基础上，继发与抑郁心境相一致的自罪妄想、疑病妄想、幻听等，或者不具有抑郁基调的被害妄想、没有情感色彩的幻听等。

　　2）思维受损，主动性降低：产妇联想受到抑制，反应迟钝，思路闭塞，自感"脑子生了锈开不动"，缺少主动语言，语速慢，声音低，回答问题拖延良久，思考问题困难，记忆力减退。

　　3）自我评价降低：自暴自弃，自罪感，对身边的人充满敌意，与丈夫及其他家庭成员关系不协调。

　　4）意志活动减退：对生活缺乏信心，觉得生活无意义，生活被动，反应迟缓，终日独坐一处而不与他人交往，疏远亲友，回避社交，甚至个人卫生也懒于料理。病情严重时，可不语、不动、不食，出现睡眠障碍、易疲倦、性欲减退。严重者出现绝望、自杀或杀婴倾向，有时陷于错乱或昏迷状态。

　　5）其他：躯体症状有睡眠紊乱（早醒最具特征）、食欲下降、体重减轻、精力不足等。

　　（2）心理 - 社会状况：评估产妇的情绪变化、心理状态，是否有焦虑、压抑、恐惧、愤怒、情感淡漠等。是否厌倦生活，有迫害妄想、自杀或伤害婴儿倾向。观察产妇与婴儿的交流和接触情况，了解夫妻关系及与其他家庭成员的关系。

　　3. 辅助检查　　可采用爱丁堡产后抑郁量表（EPDS）和产后抑郁筛查量表（PDSS）进行判断。

（二）治疗要点

　　1. 心理治疗　　是重要的治疗手段。通过心理咨询，解除致病的心理因素，对产妇多加关心和照顾，调整好家庭关系，养成良好的睡眠习惯。

2. 药物治疗　适用于中重度抑郁症及心理治疗无效患者。根据以往疗效及患者特点在医师指导下个性化选择药物，尽量选择不进入乳汁的抗抑郁药物，如 5- 羟色胺再吸收抑制剂、三环类抗抑郁药等。

（三）主要护理诊断 / 问题

1. 家庭运作过程失常　与无法承担母亲角色有关。

2. 有自伤的危险　与产后心理障碍有关。

3. 睡眠型态紊乱　与产后心理障碍有关。

4. 知识缺乏：缺乏产褥期抑郁症的相关知识。

（四）护理措施

1. 一般护理　提供温馨舒适的环境，让产妇多休息，保证充足的睡眠。入睡前可以喝热牛奶、播放柔和的音乐、洗热水澡等协助其入睡。膳食安排合理，营养均衡，保证营养摄取。

2. 心理护理　心理护理对产褥期抑郁症非常重要。医护人员和家属要用温和、接受的态度对待产妇，要耐心倾听产妇的诉说，理解产妇的感受，鼓励其宣泄、抒发自身的感受，必要时给产妇发泄愤怒的机会，减少或避免不良的精神刺激和压力，给予产妇更多的关心和爱护，做好心理疏通工作。指导产妇对情绪和生活进行自我调节，为其提供情感支持及社会支持。让产妇感到自己被支持、被尊重、被理解，树立生活信心，加强自我控制，能建立与他人良好交流的能力，并激发内在动力去应对自身问题。鼓励家属为产妇创造一个安全舒适的家庭环境，严密观察病情变化及异常行为，及时发现自杀、自伤等行为。

3. 治疗配合　遵医嘱指导产妇正确应用抗抑郁症药，并注意观察药物疗效及不良反应。做好出院指导和家庭随访工作，为产妇提供有效的心理咨询。

第 3 节　晚期产后出血

（一）概述

分娩 24 小时后，在产褥期内发生子宫大量出血，称为晚期产后出血。多见于产后 1 ～ 2 周。

晚期产后出血最常见的原因是胎盘、胎膜残留。剖宫产术后子宫伤口感染，蜕膜残留，子宫胎盘附着部位复旧不全，子宫内膜感染，产后滋养细胞肿瘤或子宫黏膜下肌瘤等也可引起晚期产后出血。

考点　晚期产后出血的病因

（二）护理评估

1. 健康史　详细了解本次生产状况，包括分娩时胎盘、胎膜是否完整娩出，剖宫产术后恢复情况、产褥期子宫复旧情况等。既往有无多次刮宫、多产、生殖器感染病史等。

2. 身心状况

（1）症状及体征：主要表现为恶露增多、时间延长、有臭味，可以是少量持续性或一次性大出血。检查时往往子宫复旧不良，有压痛，宫颈口松弛等。

（2）心理 - 社会状况：产妇及家属面对产妇大量或反复阴道出血，常表现出焦虑、恐惧、抑郁等情绪。

3. 辅助检查

（1）B 超检查：确定有无胎盘胎膜残留等。

（2）血常规：了解有无贫血及感染。

（三）治疗要点

迅速止血，纠正贫血及失血性休克，防治感染。

（四）常见护理诊断 / 问题

1. 潜在并发症：失血性休克、感染。

2. 焦虑　与担心身体原因不能很好照顾婴儿有关。

3. 有感染的危险　与失血过多导致抵抗力下降及手术操作有关。

（五）护理措施

1. 一般护理

（1）休息：保持环境安静、舒适，指导产妇采取半卧位以促进恶露排出，使炎症局限。保证充足的睡眠。鼓励产妇下床活动，指导进行母乳喂养。

（2）饮食：高蛋白、高热量、高维生素饮食，少量多餐，以纠正贫血。多饮水，及时排空膀胱。

（3）保持会阴及伤口清洁：每日用 1：2000 苯扎溴铵擦洗会阴，大小便后冲洗会阴部。

2. 严密观察病情

（1）观察生命体征，及时发现感染及失血性休克的征兆。

（2）观察子宫复旧情况，检查宫底高度、是否有压痛；观察恶露有无异常，伤口是否有异常等。

3. 治疗配合　针对出血原因配合医生处理，配合医生做好抗休克，感染者遵医嘱使用抗生素，配合医生做好清宫、剖腹探查术前准备。

4. 心理护理　耐心听取患者的诉说，给予安慰与关心，及时告知患者有关病情，使患者情绪稳定，树立信心积极配合治疗。

（六）健康教育

1. 加强营养，增加机体抵抗力，避免产褥感染。

2. 产褥期充足休息，尽量早期活动，尽早排尿，尽早哺乳，以利于子宫恶露排出，促进子宫复旧。

3. 指导产妇注意观察恶露的量、色、味及持续时间，如血性恶露时间长，有异味，应及时到医院就诊。

4. 保持个人清洁卫生，注意观察伤口情况，产褥期不宜盆浴及性生活。

自测题

A1/A2 型题

1. 产褥感染的诱因不包括
   - A. 生殖系统自然防御功能降低
   - B. 产程延长
   - C. 使用缩宫素
   - D. 器械助产
   - E. 分娩时产道损伤

2. 子宫内膜炎产妇宜取的体位是
   - A. 左侧卧位
   - B. 右侧卧位
   - C. 平卧位
   - D. 中凹卧位
   - E. 半卧位

3. 李女士，25 岁，产后第 4 天出现高热，体温达 38.8℃，子宫体轻压痛，恶露量多且臭，最有可能的是
   - A. 急性子宫内膜炎
   - B. 下肢血栓性静脉炎
   - C. 急性盆腔结缔组织炎
   - D. 急性输卵管炎
   - E. 急性宫颈炎

（刘林枫）

第 12 章

产科手术及护理

一、会阴切开缝合术

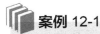

案例 12-1

张女士，28 岁，G_2P_0，孕 38 周入院，阵发性腹痛 2 小时入院。经过 12 小时的观察与护理，产妇子宫收缩不断增强，持续 50～60 秒/1～2 分钟，宫口开全，S=+3，胎膜已破，胎心率 140 次/分，枕左前位。责任护士小范在观察产程胎头拨露时，发现胎头过大，会阴膨隆较紧张，同时阴道有少量鲜血流出，医生决定进行会阴切开术。

问题： 小范该如何进行护理配合？

会阴切开缝合术是产科最常用的手术。常用的切开方式有会阴后 - 侧切开（图 12-1）及会阴后正中切开（图 12-2）两种。临床上以前者多用。

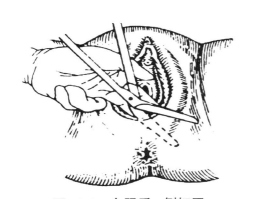

图 12-1 会阴后 - 侧切开

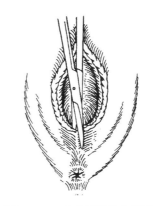

图 12-2 会阴后正中切开

（一）适应证

1. 需阴道助产，如产钳术、胎头吸引术、臀位助产术等。

2. 会阴体较长或会阴坚韧、水肿、瘢痕等，有严重撕裂可能。

3. 需缩短第二产程者，如胎儿窘迫等。

（二）禁忌证

1. 不能经阴道分娩时。

2. 拒绝接受手术干预者。

3. 出血倾向难以控制时。

4. 胎儿较小，前次分娩会阴完整的经产妇。

（三）术前准备

1. 物品准备　无菌会阴切开包 1 个（内有剪刀 1 把、20ml 注射器 1 个、长穿刺针头 1 个、弯止血钳 4 把、巾钳 4 把、持针器 1 把、2 号圆针和三角针各 1 枚、治疗巾 4 张、纱布 10 块、1 号丝线 1 团、0 号肠线 1 根或 2/0 可吸收缝线 1 根、利多卡因 5ml 等）。

2. 产妇准备　取膀胱截石位。

（四）手术配合

1. 协助产妇取膀胱截石位，常规消毒会阴，铺无菌巾，协助术者行局部麻醉。

2. 协助术者选择切口位置及切开时机，并传递所需物品及药品。术中密切观察子宫收缩情况及胎心率变化，遵医嘱给予缩宫素或止血药物等。

3. 分娩结束协助术者缝合。指导产妇正确使用腹压，与产妇进行交流，给予帮助。

（五）护理要点

1. 手术前给产妇介绍会阴切开缝合术的目的及方法，以消除产妇的顾虑。

2. 指导产妇术后以健侧卧位为宜，注意保持外阴部清洁、干燥，勤换会阴垫，每天行会阴冲洗 2 次，排便后应及时清洗会阴。

3. 注意观察会阴切口有无渗血、红肿、硬结及脓性分泌物。

4. 如缝线为不可吸收缝线，告知产妇会阴后 - 侧切开的伤口于术后第 5 日，后正中切开则于术后 3 日拆线。

二、胎头吸引术

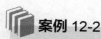

案例 12-2

高女士，30 岁，经产妇，妊娠 40^{+3} 周。因"阵发性腹痛 4 小时"入院待产。既往产前检查未见异常。入院产程进展顺利，5 小时后宫口开全，规律子宫收缩，指导产妇正确用力 2 小时胎头无明显下降，阴道检查，宫口开全，S=+3，枕左横，胎心率 125 次 / 分，医生决定行胎头吸引术助产。

问题： 如果你是责任护士，该如何做好护理配合？

胎头吸引术是利用负压吸引原理，将胎头吸引器置于胎头，通过牵引协助胎儿娩出的一项助产技术。常用的胎头吸引器有锥形直形空筒、锥形牛角形空筒和扁圆形三种（图 12-3）。

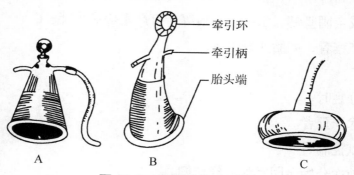

图 12-3　常用胎头吸引器

A. 锥形直形空筒胎头吸引器；B. 锥形牛角形空筒胎头吸引器；C. 金属扁圆形胎头吸引器

（一）适应证

1. 有剖宫产史或子宫有瘢痕等，不宜产时过度屏气用力者。

2. 产妇患妊娠期高血压疾病、合并心脏病等需缩短产程者。

3. 第二产程延长、子宫收缩乏力、胎儿窘迫。

（二）禁忌证

1. 不能或不宜从阴道分娩者，如严重头盆不称，产道阻塞、产道畸形、面先露、尿瘘修补术后。

2. 宫口未开全或胎膜未破者。

3. 胎头位置高，未达阴道口者。

（三）术前准备

1. 物品准备　胎头吸引器 1 个、50ml 注射器 1 个、血管钳 2 把、治疗巾 2 张，纱布 4 块，一次性吸引管 1 根，吸氧面罩 1 个、供氧设备、新生儿吸引器、抢救药品等。

2. 产妇准备　产妇取膀胱截石位，导尿排空膀胱，冲洗后消毒外阴，不行会阴切开者一般不需麻醉。

（四）手术配合

1. 检查吸引器有无损坏、漏气。

2. 协助产妇取膀胱截石位，导尿，消毒会阴，铺无菌巾。

3. 协助术者放置胎头吸引器（图 12-4），抽吸吸引器内空气，使形成负压；在术者牵引胎头过程中密切监测胎心率；待胎头双顶径超过骨盆出口，协助术者解除负压，取下胎头吸引器，娩出胎头及胎体。

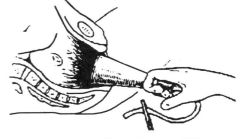

图 12-4　放置胎头吸引器

（五）护理要点

1. 手术前告知产妇胎头吸引术的目的及方法，以取得产妇的积极配合。

2. 协助医生做好术前准备。

3. 密切观察新生儿头皮产瘤大小、位置，有无头皮血肿及头皮损伤。注意观察新生儿面色、反应、肌张力等，警惕发生颅内出血。

4. 嘱咐产妇避免搬动新生儿，使其静卧 24 小时，出生后 3 天内新生儿禁止洗头。

三、产　钳　术

案例 12-3

　　高女士，30 岁，经产妇，妊娠 40^{+3} 周。因"阵发性腹痛 4 小时"入院待产。既往产前检查未见异常。入院产程进展顺利，5 小时后宫口开全，子宫收缩弱，加强子宫收缩后，指导产妇正确用力 1 小时，胎儿电子监护仪显示胎心率 100 次 / 分，经处理胎心率未见好转，羊水黄绿色，再次阴道检查，S=+3，胎心率 90 次 / 分。因胎儿缺氧，需要产钳术助产。

问题：如果你是责任护士，你该如何做好护理配合？

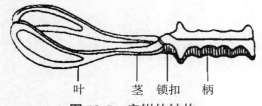

图 12-5　产钳的结构

产钳术是利用产钳牵拉胎头协助娩出胎儿的助产技术。根据术中胎头位置的高低分为高位、中位、低位及出口产钳术，临床常用低位产钳术。常用产钳为短弯型（图 12-5）。

（一）适应证

1.同胎头吸引术。

2.胎头吸引术失败者，胎儿存活者。

3.臀位分娩胎头娩出困难者。

4.产钳术的必备条件：无明显的头盆不称；胎头必须已入盆；宫口必须已开全；已破膜及胎儿存活者。

（二）禁忌证

1.不具备产钳术必备条件者。

2.有明显头盆不称，或胎位异常如颏后位、高直位、额先露等不能从阴道分娩者。

3.死胎、严重胎儿畸形者，尽可能行毁胎术等，以免损伤产道。

（三）术前准备

1.物品准备　无菌产钳 1 副、正常接产包 1 个（内有手术衣 1 件、产单 1 套、气门芯 2 个、吸痰管 1 根）、会阴切开包 1 个、吸氧面罩 1 个、无菌手套 2 副、新生儿抢救设备等。

2.产妇准备　产妇取膀胱截石位，导尿排空膀胱，冲洗后消毒外阴，不行会阴切开者一般不需麻醉。

（四）手术配合

1.产妇取膀胱截石位，常规消毒外阴，导尿。

2.行双侧阴部神经阻滞、会阴后-侧切开术。

3.放置产钳先左叶后右叶，注意检查钳叶与胎头之间有无软组织或脐带。合拢试牵，按产轴方向缓慢牵引，当胎头枕骨结节超过耻骨弓下方时，逐渐将产钳上提，当胎头娩出后，松开取下产钳，娩出胎体。严密监测胎心率，发现异常及时报告医生。

4.手术结束，协助术者检查软产道并及时缝合伤口。

（五）护理要点

1.鼓励、安慰产妇，与医生密切配合。

2.协助医生做好术前准备。

3.注意检查新生儿有无面部软组织损伤、眼球压伤、颅内出血等，并及时配合医生处理。

4.保持会阴部干燥、清洁，避免侧切伤口感染，对会阴水肿明显者给予硫酸镁湿热敷。

5.仔细观察恶露的量、颜色、性状、气味。尽早发现产褥感染，以及时治疗。

四、人工剥离胎盘术

案例 12-4

刘女士，35 岁，经产妇，G_2P_1，妊娠 40^{+1} 周。因"见红 1 日，阵发性腹痛 5 小时"入院待产。既往产前检查未见异常。入院后密切观察，第一、二产程进展顺利，胎心好，自然分娩一足月活女婴，体重 3000g，1 分钟 Apgar 评分 10 分。胎儿娩出后 30 分钟，胎盘仍未娩出，无剥离征象，阴道流血不多。主治医生决定徒手进入宫腔探查，拟实施人工胎盘剥离术，护士应该如何护理？

人工剥离胎盘术是指用手剥离并取出滞留于子宫腔内胎盘的手术。

（一）适应证

1. 胎儿娩出 30 分钟后，胎盘仍未自行娩出。

2. 胎儿娩出后胎盘部分剥离引起子宫大量出血者。

（二）禁忌证

植入性胎盘。

（三）术前准备

1. 物品准备　无菌手套 1 副，无菌手术衣 1 件，导尿管 1 根，会阴消毒包 1 个，无菌洞巾 1 个，0.5% 聚维酮碘溶液 1 瓶，5ml 注射器，抢救车。

2. 药物准备　阿托品 0.5mg 及哌替啶 50mg，缩宫素、麦角新碱等抢救药品。

3. 产妇准备　排空膀胱，取膀胱截石位，外阴消毒。

（四）手术配合

1. 协助产妇取膀胱截石位，导尿，消毒外阴，铺无菌洞巾。协助术者更换无菌手术衣及无菌手套。

2. 术者一手沿脐带伸入宫腔，找到胎盘边缘，以手掌尺侧缘钝性剥离胎盘，另一手在腹壁协助按压子宫底（图 12-6），胎盘全部剥离后取出胎盘。无法剥离考虑胎盘植入，切忌强行或暴力剥离。胎盘取出后立即仔细检查是否完整，如有缺损应再探查子宫腔，清除残留部分。胎盘娩出后，立即遵医嘱给予缩宫素，减少出血。手术过程严格执行无菌操作，密切监测产妇的生命体征，做好输血、输液的准备。

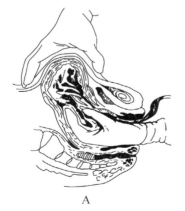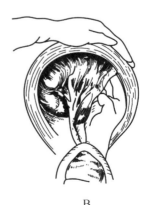

A　　　　　　　　　　　　B

图 12-6　徒手剥离胎盘

A. 侧面观；B. 正面观

（五）护理要点

1. 密切观察生命体征。

2. 评估子宫收缩及阴道流血情况，如子宫收缩不佳应立即按摩子宫，遵医嘱给予缩宫素。

3. 术者严格遵循无菌操作。人工剥离胎盘应一次完成，操作的手不可反复进出，以防增加感染机会。术后注意会阴清洁卫生。

4. 术后必要时复查 B 超，确定有无宫腔残留。

五、剖宫产术

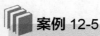

案例 12-5

章女士，27 岁，G_1P_0，因"停经 37 周，下腹部规则阵痛 2 小时"入院。产科检查：宫高 36cm，腹围 105cm，估计胎儿体重约 4000g，胎心率 150 次 / 分，枕左前位，胎头高浮。B 超：双顶径 10cm。骨盆外测量：髂棘间径 22m，髂嵴间径 24cm，骶耻外径 15cm，坐骨结节间径 8cm。初步诊断为头盆不称，医嘱行剖宫产术。

问题：作为护士，你如何配合医生对该产妇进行护理？

剖宫产术是指妊娠 28 周或 28 周以上，经切开腹壁及子宫壁取出胎儿及其附属物的手术。术式包括子宫下段剖宫产术、新式剖宫产术、子宫体部剖宫产术、腹膜外剖宫产术等。本节主要介绍临床上常用的子宫下段剖宫产术。

（一）适应证

剖宫产手术指征是指不能经阴道分娩或不宜经阴道分娩的病理或生理状态。常见的指征有胎儿窘迫、头盆不称、瘢痕子宫、胎位异常、前置胎盘及前置血管、双胎或多胎妊娠、脐带脱垂、胎盘早剥及孕妇存在严重合并症和并发症等。

（二）禁忌证

死胎及胎儿畸形，不应行剖宫产术终止妊娠。

（三）术前准备

1. 物品准备　剖宫产手术包 1 个，无菌手套、一次性导尿包、消毒棉签、碘伏等。

2. 产妇准备　麻醉前 6 ～ 8 小时禁食水，完善实验室检查，备血、备皮，放置并留置导尿管。麻醉前监测孕妇的呼吸、血压、脉搏，监测胎心率等。

3. 向产妇及家属说明剖宫产术的目的及方法，取得产妇的积极配合。

4. 备好抢救新生儿的物品和药品，做好新生儿保暖准备。

（四）手术配合

1. 器械护士　应熟悉手术步骤，术中及时递送各种器械及敷料，并确保数量清楚无误，配合医生完成手术。

2. 巡回护士　密切观察产妇生命体征及胎心音变化；建立静脉通道，胎儿娩出后遵医嘱使用缩宫素；观察记录尿袋中尿液颜色、性状及量；刺破胎膜时，注意产妇有无咳嗽、呼吸困难等症状，警惕羊水栓塞的发生；协助完成新生儿抢救及护理。

（五）护理要点

1. 安抚产妇，减少恐惧心理。

2. 严密观察监测血压、脉搏、呼吸，观察输液管、导尿管及腹部切开等情况，并记录。一般术后 24 小时拔出导尿管。

3. 硬膜外麻醉患者，去枕平卧 6 小时，协助产妇翻身，鼓励产妇早下床活动，利于恶露的排出，避免肠粘连。术后根据胃肠功能恢复情况，调整饮食。

4. 术后切口疼痛，尤其是术后 24 小时最为明显。可遵医嘱给予止痛药物，如哌替啶等，或使用镇痛泵。

5. 术后密切观察子宫收缩及阴道出血情况，阴道流血多者给予按摩子宫并遵医嘱给予缩宫素。

6. 腹部打腹带减轻切口张力，注意观察有无出血、红肿、渗出等，如有异常及时通知医生。

7. 术后遵医嘱使用抗生素以预防感染。每日会阴冲洗 2 次，保持清洁。

8. 做好母乳喂养指导、产后康复指导，产后 6 周禁止盆浴及性生活，术后避孕 2 年，产后 42 日去医院复查。

自 测 题

A1/A2 型题

1. 适宜用胎头吸引术的情况是
   A. 第二产程延长
   B. 严重头盆不称
   C. 宫颈口未开全
   D. 胎先露在坐骨棘水平上 3cm
   E. 额先露

2. 王女士，33 岁。胎盘滞留。若要行人工剥离胎盘术，其指征是胎儿娩出后胎盘仍未剥离的时间是
   A. 10 分钟
   B. 20 分钟
   C. 30 分钟
   D. 60 分钟
   E. 120 分钟

（高宝珍）

| 第 13 章 |
妇科患者的护理评估

护理评估是收集患者的全面资料，并加以整理、综合、分析、判断的过程，是实施护理程序的基础。妇科护理病历是对妇科护理对象的健康状况进行评估，运用护理程序做出护理诊断、护理措施及其效果评价的系统文件，把收集的资料进行分析归纳和整理的书面记录。妇科病史采集、体格检查的内容和方法与其他各临床科室相同，但盆腔检查是妇科所特有的检查方法。妇科病史采集和体格检查应及时、准确、系统、全面，护士应熟悉妇科患者常见的临床表现和特有的检查方法，以便配合医生诊治，并正确书写妇科护理文书。

第 1 节　妇科患者的病史采集

妇科病史是护理评估的重要依据，其全面性、准确性对正确制订护理计划有决定作用。由于女性生殖系统解剖生理的特殊性，疾病常涉及护理对象个人或家庭隐私，护士应具有良好的职业道德，在采集病史过程中要做到态度和蔼、语言亲切、关心体贴和尊重患者，保护患者个人隐私，消除患者紧张情绪和思想顾虑，使其积极配合，保障采集病史的真实性。病史采集包括以下几个方面。

1. 一般项目　包括患者姓名、年龄、婚姻状况、籍贯、职业、民族、文化程度、宗教信仰、家庭住址、联系方式等；并记录入院日期，观察患者入院的方式及配偶情况等。

2. 主诉　是指患者就诊时主要症状（或体征）发生的时间、性质和严重程度。主诉要求简明扼要，一般不超过20字。妇科患者的主诉常有阴道流血、外阴瘙痒、白带异常、下腹痛、下腹包块、闭经、不孕等。

3. 现病史　包括发病的时间、原因及可能的诱因、病情发展经过、就医情况、采取的护理措施及效果。通常按时间顺序进行询问，并了解患者主要症状及伴随症状出现时间、特点和演变过程，主要症状与伴随症状的关系。此外还应了解患者的睡眠、饮食、活动能力及大小便等情况。

4. 月经史　询问初潮年龄、月经周期、经期、经量、颜色和性状，有无痛经及其他不适，注明末次月经日期（LMP）或绝经年龄。例如：初潮14岁，月经周期28～30天，经期4～5天，52岁绝经，可简写为：$14\dfrac{4～5}{28～30}52$。月经异常者应了解末次前月经日期，绝经后患者应询问绝经年龄、绝经后有无不适等。

5. 婚育史　包括结婚年龄，是否近亲结婚，配偶的年龄、健康状况，同居情况等。初孕和初产年龄，足月产、早产、流产次数及现存子女数，记录方式：足月产数 - 早产数 - 流产数 -

现存子女数。例如：足月产 2 次，无早产，流产 2 次，现存子女 2 人，可简写为 "2-0-2-2" 或孕 4 产 2。询问分娩或流产日期，分娩方式和经过，有无大出血或感染史。采用何种避孕措施及效果等。

6. 既往史　询问既往健康状况及患病史。重点应了解与妇科和现病史有关的既往史、手术史。同时应询问过敏史、外伤史、输血史等。

7. 个人及家族史　询问个人生活和居住状况，有无特殊嗜好、生活方式、卫生习惯，家庭成员健康状况及有无传染病和遗传性疾病，了解患者与家人的关系及与周围人群交往适应能力，对待生活工作的态度和满意度等。

第 2 节　妇科患者身心状况评估

（一）妇科患者的身体状况评估

1. 全身检查　测量脉搏、呼吸、血压、体温、身高和体重，注意神志、发育、营养、体态、第二性征、毛发情况；检查皮肤、淋巴结、甲状腺、乳房、心、肺、脊柱及四肢等。

2. 腹部检查　观察腹部有无隆起，腹壁有无瘢痕、静脉曲张、妊娠纹、腹壁疝等；触诊肝、脾、肾有无增大及压痛，其他部位有无压痛、反跳痛、肌紧张，腹部能否扪到包块及包块的部位、大小、形态、质地、活动度、表面光滑度、有无压痛等；叩诊时注意有无移动性浊音；听诊肠鸣音有无亢进或减弱。

3. 盆腔检查　为妇科特殊检查，又称妇科检查。包括外阴检查、阴道窥器检查、双合诊、三合诊、直肠 - 腹部诊。

（1）护理配合及注意事项。①护理人员要热情接待患者，做到态度和蔼，语言亲切、关心体贴，使其尽量放松，消除患者紧张、羞怯心理；耐心向患者解释检查方法、目的及注意事项，冬季应保证检查室温度适宜，做好屏风遮挡，注意保护患者隐私，取得患者的信任和配合。②准备用物：照明灯、无菌手套、阴道窥器、无齿长镊子、无菌持物钳、臀垫、消毒敷料、生理盐水、液体石蜡、污物桶、内盛消毒液的器具浸泡盆等。③检查前嘱咐患者排空膀胱，必要时先导尿。大便充盈者应在排便或灌肠后进行。在检查床上铺消毒臀垫，取膀胱截石位，协助患者脱去一侧裤腿，协助行动不便及老年患者上检查台；不易搬动的危重患者，可在病床上检查。④每检查完一人，及时更换置于臀下的垫单、无菌手套和检查器械，以防交叉感染；对于检查使用过的物品及时消毒处理。⑤月经期应避免阴道检查，对异常阴道出血必须行阴道检查者，做好外阴、阴道严格消毒。⑥无性生活史妇女禁做阴道窥器检查及双合诊。若确有检查必要，应向患者及家属说明情况并征得同意后方可进行。⑦男医生检查时需女医务人员在场，避免误会。⑧对精神高度紧张、腹壁肥厚无法实施检查，可先行 B 超检查，怀疑有盆腔内病变者可在麻醉下或使用镇静剂后行妇科检查。

考点　妇科检查的准备及注意事项

（2）检查方法及步骤

1）外阴检查：观察外阴的发育情况、阴毛疏密及分布、有无畸形、充血、水肿、溃疡、赘生物，皮肤黏膜色泽、有无增厚、变薄或萎缩。用拇指和示指分开小阴唇，了解前庭、尿道口、阴道口及处女膜情况。必要时嘱患者用力向下屏气，观察有无阴道前后壁膨出、直肠膨出、尿失禁、子宫脱垂等。

2）阴道窥器检查：根据患者年龄、身高及阴道大小选用合适的阴道窥器并涂上润滑剂，左手拇指和示指分开小阴唇暴露阴道口，右手持窥器将两叶合拢沿阴道后壁斜行轻轻插入阴道，边插入边转平后缓慢张开，完全暴露子宫颈和阴道壁，固定窥器于阴道内（图 13-1）。

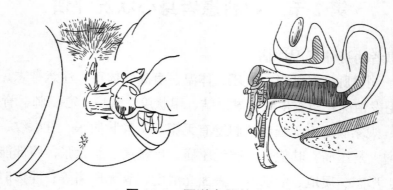

图 13-1　阴道窥器检查

检查内容：观察阴道黏膜色泽、有无红肿、溃疡、肿物；分泌物的量、颜色、性状，有无臭味。必要时可取阴道分泌物进行检查；观察子宫颈大小、位置、颜色、子宫颈外口形状，有无裂伤、糜烂样改变、息肉、赘生物及有无接触性出血。可采集子宫颈外口鳞 - 柱状细胞交界处脱落细胞做宫颈细胞学检查和 HPV 检查。

宫颈阴道检查完毕，旋松阴道窥器侧部螺丝，将两叶合拢后缓慢退出，以免引起患者不适或损伤阴道及阴唇黏膜。如拟作宫颈或阴道上 1/3 段细胞学检查，则不宜用润滑剂，以免影响检查结果，可改用生理盐水。

3）双合诊：检查者一手戴无菌手套，示指和中指涂擦润滑剂伸入阴道内，另一手放在下腹部配合检查，称双合诊检查。双合诊为盆腔检查最重要的检查项目（图 13-2）。依次检查阴道、子宫颈、子宫、输卵管、卵巢、宫旁结缔组织和韧带及盆腔内壁情况。了解阴道的深度和通畅度，有无畸形、瘢痕、肿块，子宫颈的大小、形状、硬度，有无接触性出血及宫颈举痛等；将两手指置于子宫颈下方，将子宫颈向上推，腹部手指下压，了解子宫的位置、大小、形状、硬度、活动度及有无压痛；将阴道内手指分别移向左右两侧穹隆，同时与腹部手指相互配合，触摸两侧附件有无增厚、肿块或压痛。若有包块应仔细检查其形状、大小、质地、活动度、有无压痛及与子宫的关系，正常卵巢偶可扪及，正常输卵管不能扪及。

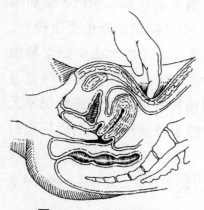

图 13-2　双合诊检查

4）三合诊：经阴道、直肠、腹壁的联合检查。将一手的示指放入阴道，中指插入直肠，另一手置于下腹部配合检查（图 13-3）。多用于了解后位子宫、子宫后壁、子宫直肠陷凹及盆壁有无病变。三合诊对盆腔肿瘤、炎症、子宫内膜异位症、生殖器官结核等诊断尤为重要。

5）直肠 - 腹部诊：即肛 - 腹诊，是经直肠、腹壁的联合检查。将一手示指伸入直肠，另一手置于腹壁配合检查，适用于无性生活史、阴道闭锁及其他不宜做双合诊检查者。

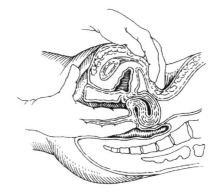

图 13-3　三合诊检查

（3）检查结果记录：盆腔检查结束后应将结果按解剖位顺序记录如下。

外阴：发育情况及婚产式（未婚，未产或经产式），有无异常等。

阴道：是否通畅，黏膜情况，分泌物的量、颜色、性状及有无异味等。

子宫颈：位置、大小、色泽、硬度、有无糜烂样改变、裂伤、息肉、囊肿，有无接触性出血、举痛等。

子宫体：位置、大小、硬度、形态、活动度、有无压痛等。

附件：左右两侧分别记录。有无肿块、增厚或压痛，如扪及肿物应记录其位置、大小、硬度、表面是否光滑、活动度、有无压痛及与子宫和盆腔的关系。

（二）妇科患者心理 – 社会状况评估

妇科患者常由于疾病涉及个人性生活、生育等隐私，影响家庭和夫妻生活，所以思想顾虑多、压力大，尤其应注意心理 - 社会因素对其康复的影响。

注意观察患者的仪表、行为、语言、情绪、沟通能力、思维能力、判断能力。有无焦虑、恐惧、否认、绝望、自责、愤怒、悲哀等情绪变化。了解患者对自己所患疾病的性质和程度的理解，了解患者对疾病和接受治疗的态度，对治疗和护理的期望和感受。是否有对疾病相关知识缺乏认识而表现得无所谓，或过分担心会查出更严重疾病而不愿就医，或因为经济原因、工作忙碌、知识不足延误就医。评估患者的社会关系、生活方式、家庭关系、经济状况对疾病治疗、护理、康复的实施可能产生的影响。

自 测 题

A1/A2 型题

1. 关于妇科检查，下列哪项是错误的

　A. 向患者做好解释工作，消除其思想顾虑

　B. 对无性生活史妇女要做双合诊检查

　C. 检查前嘱患者排尿

　D. 男医生检查时需有女医务人员在场

　E. 检查者动作要轻柔

2. 下列哪项不是妇科检查室常规准备的物品

　A. 阴道窥器　　　　B. 骨盆测量器

　C. 臀垫　　　　　　D. 液体石蜡

　E. 无菌手套

3. 阴道窥器检查不能了解

A. 阴道分泌物性状

B. 阴道壁黏膜有无充血

C. 子宫颈的大小

D. 子宫颈外口形状

E. 子宫的大小、形状

4. 徐女士，因下腹坠痛住院治疗，现患者正处于月经期间，下列哪项检查不宜

A. B 超   B. 腹部检查

C. 双合诊   D. 肛腹诊

E. 血常规检查

5. 胡女士，学生，19 岁，未婚，腹部检查发现左下腹包块，行妇科检查时，应用下列哪种方法检查

A. 阴道窥器检查   B. 双合诊

C. 三合诊   D. 肛 - 腹诊

E. 外阴视诊

6. 张女士，45 岁，以卵巢肿瘤住院治疗。采集病史询问生育史时，回答为足月产 1 次，流产 3 次，早产 1 次，现存 1 个孩子。应记录为

A. 1-0-2-1   B. 1-1-3-1

C. 2-0-1-1   D. 1-0-1-2

E. 1-1-1-0

（闪玉章）

第 14 章

女性生殖系统炎症患者的护理

第 1 节 概 述

（一）女性生殖系统的自然防御功能

1. 解剖生理方面 正常情况下，女性生殖系统两侧大阴唇自然合拢、阴道前后壁紧贴、子宫颈内口紧闭、子宫颈管有黏液栓堵塞、子宫内膜周期性脱落、输卵管蠕动及纤毛摆动等均有利于防止外界污染及病原体的侵入。

2. 阴道自净作用 雌激素使阴道上皮增生变厚，糖原含量增加，阴道内的乳杆菌将糖原转化为乳酸，使阴道维持正常的酸性环境（pH $\leqslant$ 4.5，多在 3.8 ～ 4.4），抑制病原体生长，称为阴道自净作用。

3. 其他 子宫颈黏液、子宫内膜和输卵管分泌液内均含有乳铁蛋白、溶菌酶，可清除进入宫腔和输卵管的病原体。

女性生殖系统发生自然防御功能被破坏、机体免疫功能降低、内分泌发生变化、大量外源性病原体侵入等情况时，均可导致女性生殖系统炎症的发生。

（二）常见的病原体

常见的病原体为细菌，如葡萄球菌、链球菌、大肠埃希菌、厌氧菌、淋病奈瑟球菌、结核杆菌等，多为混合感染。此外还有滴虫、真菌、病毒、支原体、衣原体、螺旋体等。

（三）感染途径

1. 沿生殖道黏膜上行蔓延 病原体由外阴侵入阴道，沿黏膜面上行，经子宫颈管、子宫内膜、输卵管黏膜达卵巢和腹腔。淋病奈瑟球菌、沙眼衣原体及葡萄球菌均沿此途径蔓延，是非妊娠期、非产褥期盆腔炎的主要感染途径。

2. 经淋巴系统蔓延 病原体由外阴、阴道、子宫颈和子宫体创伤处的淋巴管侵入后，经淋巴系统扩散至盆腔结缔组织和内生殖器其他部位。多见于链球菌、大肠埃希菌、厌氧菌感染，是产后、流产后感染的主要蔓延途径。

3. 经血液循环播散 病原体先侵入人体其他器官组织，再经血液循环传播到生殖器官。这是结核杆菌感染的主要途径。

4. 直接蔓延 腹腔其他脏器感染后可直接蔓延到生殖器官，如阑尾炎引起右侧输卵管炎。

第 2 节 外阴炎及前庭大腺炎患者的护理

（一）概述

外阴炎是指由物理、化学因素或病原体感染所致的外阴皮肤或黏膜的炎症。前庭大腺炎是指病原体侵入前庭大腺引起的炎症。

（二）护理评估

1. 健康史 主要了解有无糖尿病、尿瘘、粪瘘等原发病，受到经血、阴道分泌物、尿液（糖尿病患者的含糖尿液）、粪便的刺激，可以引起外阴炎；有无穿着紧身化纤衣裤导致局部潮湿等因素存在。

2. 身心状况

（1）症状：外阴炎外阴皮肤瘙痒、肿痛、灼热感。前庭大腺炎多发生于一侧，初期局部红肿、发热、疼痛明显，脓肿形成时疼痛加剧。慢性前庭大腺囊肿，患者多无自觉症状，若囊肿较大时，外阴有坠胀感，妨碍正常活动。

（2）体征：外阴炎检查时可见局部有充血、水肿、糜烂、溃疡、湿疹、皲裂等。前庭大腺炎初期局部皮肤红肿、压痛明显，脓肿形成时可触及波动感。

（3）心理 - 社会状况：患者因外阴局部不适影响工作、睡眠和性生活而焦虑不安、情绪低落，因炎症迁延不愈担心被人歧视。未婚患者可能羞于就医而使炎症加重或转为慢性。

3. 辅助检查 可取分泌物检查了解有无病原体感染，必要时做血、尿检查判断感染程度及来源。

（三）治疗要点

外阴炎无病原体感染可通过积极治疗原发病、消除刺激、注意个人卫生、保持外阴清洁干燥治疗，有病原体感染者在此基础上外阴局部涂抹病原体敏感药物治疗。前庭大腺炎急性期应卧床休息，减少摩擦，选用敏感抗生素。脓肿、囊肿形成后可切开引流或行造口术。

（四）主要护理诊断 / 问题

1. 组织完整性受损 与炎症刺激、搔抓或用药不当有关。

2. 焦虑 与疾病影响正常生活及治疗效果不佳有关。

（五）护理措施

1. 一般护理 加强营养，保持外阴清洁干燥。急性期卧床休息，减少摩擦。

2. 治疗护理 1 ∶ 5000 的高锰酸钾溶液坐浴，月经期、阴道流血禁止坐浴。清热、解毒的中药局部热敷，遵医嘱局部用抗生素软膏。配合医生行脓肿切开引流术或囊肿造口术，引流条每日更换。

3. 心理护理 向患者及家属解释炎症发生的原因、诱因及防护措施，消除患者的焦虑情绪，取得患者及家属的配合。

（六）健康教育

1. 加强卫生知识宣教，指导患者保持会阴部清洁、干燥，穿纯棉内裤，月经期及时更换会阴垫。嘱患者避免会阴部搔抓，勿用刺激性药物或肥皂清洗外阴。

2. 指导患者纠正不良生活习惯，不饮酒，少食辛辣刺激性食物等。

3. 指导糖尿病、尿瘘、粪瘘患者便后及时清洗会阴，更换内裤。

第 3 节　阴道炎患者的护理

 案例 14-1

　　刘女士，35 岁，已婚。自诉白带增多，外阴瘙痒伴灼热感 1 周。妇科检查：阴道黏膜充血（++），有散在红色斑点，白带呈泡沫状，灰黄色，质稀薄，有腥臭味。

　　问题：1. 患者可能感染的病原体是什么？做什么检查可以确诊？

　　　　　2. 可能的感染途径有哪些？如何预防？

　　　　　3. 护理措施有哪些？

一、阴道毛滴虫病患者的护理

（一）概述

　　阴道毛滴虫病是由阴道毛滴虫引起的常见阴道炎。传播方式：①性交直接传播，为主要传播方式；②经公共浴池、游泳池、坐便器、污染的妇科检查器具、敷料等间接传播。

> **链接**
>
> **阴道毛滴虫适宜的生存环境**
>
> 　　阴道毛滴虫属厌氧寄生原虫，在 25 ～ 40℃、pH 5.2 ～ 6.6 的潮湿环境中最适宜生长繁殖，可存活 21 天，半干燥状态下生存能力较差，尚能存活 6 小时。健康女性的阴道 pH 在 3.8 ～ 4.4，滴虫生长受抑制。但在月经前后雌激素水平低，阴道上皮糖原含量减少，阴道的酸性减弱，pH 升高，利于阴道毛滴虫生长繁殖，故月经前后炎症容易发作。阴道毛滴虫还可侵入女性尿道及男性的包皮皱褶、尿道、前列腺等。

（二）护理评估

　　1. 健康史　主要了解有无不洁性生活史；有无污染的公共浴池、浴盆、浴巾、游泳池、坐便器、医疗器械等接触史。

　　2. 身心状况

　　（1）症状：主要表现为白带增多和外阴瘙痒，或有灼热、疼痛、性交痛等。分泌物刺激引起外阴和阴道口瘙痒。因阴道毛滴虫能吞噬精子，可致不孕。

　　（2）体征：妇科检查见阴道后穹隆充满稀薄、灰黄色、泡沫样白带，黏膜充血，严重者有散在出血点，子宫颈红斑水肿及点状出血，呈"草莓样"外观。

考点　阴道毛滴虫病典型白带特点

　　（3）心理 - 社会状况：患者常因分泌物过多、有异味，担心被人歧视而焦虑不安，又因外阴瘙痒影响工作、睡眠和性生活而烦恼。

　　3. 辅助检查

　　（1）显微镜检查阴道分泌物悬液：可见活动的阴道毛滴虫，特异性高。

（2）核酸扩增试验（NAAT）：诊断敏感性和特异性均超过 95%。

（3）阴道毛滴虫培养：诊断敏感性为 75%～96%，特异性高达 100%，但临床应用较少。

（三）治疗要点

阴道毛滴虫病患者可同时存在尿道、尿道旁腺、前庭大腺多部位滴虫感染，需全身用硝基咪唑类药物并避免阴道灌洗。

1. 全身用药　初次治疗可选用甲硝唑 2g，单次顿服；或替硝唑 2g，单次顿服；或甲硝唑 400mg 口服，每日 2 次，连服 7 日。

2. 性伴侣的治疗　性伴侣应同时进行治疗，并告知患者及其性伴侣治愈前避免无保护性接触。性伴侣的治疗选择替硝唑或甲硝唑 2g，单次顿服。

3. 随访和疗效评价　根据随访时阴道毛滴虫阳性或阴性，评价为治愈或失败。需要在治疗后 2～4 周重复检测评价疗效。完成治疗后 21 日有 85% 的病例转阴。

（四）主要护理诊断／问题

1. 舒适度减弱　与外阴瘙痒、灼痛和白带增多有关。

2. 焦虑　与疾病影响工作生活及疗效不佳有关。

（五）护理措施

1. 一般护理　保持外阴清洁、干燥，避免搔抓外阴部皮肤，密切接触的内裤及毛巾应煮沸 5～10 分钟以消灭病原体。阴道分泌物检查前 24～48 小时禁止性生活、阴道灌洗或局部用药。治疗期间避免无保护性生活。

2. 治疗护理

（1）药物不良反应护理：口服甲硝唑后常见的不良反应有恶心、呕吐、食欲减退等胃肠道反应，应饭后服用。偶见头痛、白细胞减少、皮疹等，一旦发现应报告医生并停药。在甲硝唑用药期间及停药 48 小时内（替硝唑 72 小时内）禁止饮酒。

（2）妊娠期、哺乳期用药：甲硝唑可通过胎盘，对胎儿有致畸作用，妊娠期应用硝基咪唑类药物需权衡利弊，知情选择，尽量避免在妊娠早期应用。妊娠中晚期应用甲硝唑通常是安全的。哺乳期患者选择甲硝唑 2g 单次口服者，服药后 12～24 小时内避免哺乳；替硝唑 2g 单次口服者，服药后 3 天内避免哺乳，以减少对婴儿的影响。

3. 心理护理　与患者和家属沟通，取得患者和家属的配合。向患者和家属解释炎症发生的原因、诱因，介绍防护知识，减轻患者的焦虑情绪。

考点 阴道毛滴虫病患者的护理

（六）健康教育

1. 加强卫生知识宣教，指导患者养成良好卫生习惯，保持会阴清洁干燥。

2. 告知定期随访。

二、外阴阴道假丝酵母菌病患者的护理

（一）概述

外阴阴道假丝酵母菌病是由假丝酵母菌引起的常见外阴阴道炎症。80%～90% 病原体

为白假丝酵母菌，是条件致病菌，在阴道酸性增强时（pH ＜ 4.5）易生长繁殖。

感染途径：①主要为内源性感染，假丝酵母菌为条件致病菌，在正常人体阴道、口腔、肠道内都有假丝酵母菌寄生，一般不引起疾病，当机体抵抗力低下、菌群失调、阴道酸性环境增强时容易发病；②少部分通过性交直接感染；③极少数通过接触污染的衣物间接感染。

（二）护理评估

1. 健康史　主要了解有无以下诱因：①妊娠及长期使用雌激素；②糖尿病患者；③长期大量使用抗生素和胃肠道假丝酵母菌病患者；④大量应用免疫抑制剂。

考点　外阴阴道假丝酵母菌病的诱因

2. 身心状况

（1）症状：主要症状是外阴瘙痒和白带增多。外阴有时奇痒、灼痛，有性交痛及尿痛。

（2）体征：妇科检查可见典型的白色、稠厚、凝乳状或豆渣样白带，外阴红肿，常伴有抓痕，小阴唇内侧、阴道黏膜附有白色块状物，擦除后露出红肿的黏膜面。

（3）心理 - 社会状况：患者因外阴瘙痒难耐影响睡眠、工作和性生活；因分泌物异常担心被人歧视而情绪低落、焦虑。

3. 辅助检查

（1）湿片法：取少许凝乳状分泌物，放于滴有 10% 氢氧化钾溶液的玻片上，混匀后在低倍镜下检查找到芽孢和假菌丝。

（2）培养法：适用于有症状而湿片法呈阴性的患者，还可同时进行药敏试验。

（三）治疗要点

消除诱因，避免长期使用雌激素、抗生素和免疫抑制剂，积极治疗糖尿病、胃肠道假丝酵母菌病等原发病，增强身体抵抗力。

以局部治疗为主。因药物副作用较大，一般不主张全身用药，只有顽固病例、未婚者及合并其他脏器真菌感染的患者可以选择酮康唑、伊曲康唑、氟康唑等药物口服。局部用碱性溶液阴道灌洗或坐浴，使阴道的酸性环境减弱，选用咪康唑栓剂、克霉唑栓剂、酮康唑栓剂等阴道给药。

（四）主要护理诊断 / 问题

1. 舒适度减弱　与外阴瘙痒和白带增多有关。

2. 焦虑　与疾病影响生活、工作及疗效不佳有关。

（五）护理措施

1. 一般护理　同阴道毛滴虫病。

2. 治疗护理　一般不口服用药，以局部治疗护理为主。每晚用 2% ～ 4% 碳酸氢钠溶液坐浴或阴道灌洗后，用咪康唑栓剂、克霉唑栓剂或制霉菌素栓剂阴道给药，7 日为一个疗程。用戴指套的示指将药物置于阴道深处，最好在晚上睡前放置。

3. 心理护理　耐心解释疾病的诱因，告知患者坚持正确治疗即可治愈，消除其焦虑、紧张情绪。

（六）健康教育

培养良好卫生习惯，保持外阴清洁。勤换内衣裤，内裤、毛巾等煮沸消毒。与患者共同寻找发病因素，使患者充分认识疾病的诱因，共同制订防治措施，遵医嘱完成正规疗程。

三、细菌性阴道病患者的护理

（一）概述

细菌性阴道病为阴道内正常菌群失调引起的一种混合感染，病原体主要为兼性厌氧菌（阴道加德纳菌）、厌氧菌（普雷沃菌、动弯杆菌、拟杆菌）及解脲脲原体、人型支原体等，临床症状不典型。阴道菌群失调的诱因可能与多个性伴侣、频繁性交、过度阴道灌洗及乳杆菌缺乏或减少有关。

（二）护理评估

1. 健康史　主要了解有无促进阴道内菌群发生变化的相关因素，如过度冲洗阴道使阴道碱化、频繁性交、多个性伴侣、大量使用抗生素使乳杆菌减少等。

2. 身心状况

（1）症状：10% ～ 40% 患者可无临床症状。有症状者主要表现为阴道分泌物增多，白带呈灰白色，稀薄，伴有鱼腥臭味，性交后加重。

（2）体征：妇科检查见阴道分泌物呈灰白色，均匀一致，稀薄，常黏附于阴道壁，易拭去。阴道黏膜无明显充血等炎症表现。

（3）心理 - 社会状况：由于分泌物增多且有鱼腥臭味，患者思想压力大；因性交后分泌物臭味加重，患者怀疑恶变或产生焦虑不安情绪。

3. 辅助检查　下列 4 项临床特征中至少 3 项阳性即诊断细菌性阴道病：①线索细胞阳性（即线索细胞数量＞ 20% 阴道上皮细胞总量）；②胺试验阳性；③阴道分泌物 pH ＞ 4.5；④阴道分泌物呈均质、稀薄、灰白色。其中线索细胞阳性为必备条件。

（三）治疗要点

选用抗厌氧菌药物，如甲硝唑、替硝唑、克林霉素等，可以口服与局部给药。甲硝唑抑制厌氧菌生长，不影响乳杆菌生长，是较理想治疗药物，但对支原体效果差。

（四）主要护理诊断 / 问题

1. 舒适度减弱　与分泌物增多、外阴瘙痒有关。

2. 焦虑　与分泌物有鱼腥臭味有关。

（五）护理措施

1. 一般护理　同阴道毛滴虫病。

2. 治疗护理　向患者及其家属讲解用药的目的、方法和注意事项，使患者积极配合治疗（详见阴道毛滴虫病相关内容）。

3. 心理护理　耐心解释疾病的原因，使患者消除焦虑心理；并嘱家属多给予关爱，帮助患者树立治疗的信心。

（六）健康教育

指导患者按医嘱完成治疗。避免过度冲洗阴道，维持阴道的酸性环境。注意性生活卫生，固定性伴侣。治疗后无症状者不需常规随访，对症状持续或症状重复出现者应及时复诊和接受治疗。

四、萎缩性阴道炎患者的护理

（一）概述

萎缩性阴道炎常见于自然绝经或人工绝经后妇女，因卵巢功能减退，雌激素水平降低，阴道壁萎缩，黏膜变薄，上皮细胞内糖原含量减少，阴道内酸性环境减弱，局部抵抗力降低，致病菌容易入侵繁殖引起炎症。

（二）护理评估

1. 健康史　主要了解有无相关致病因素，如自然绝经或人工绝经史、产后闭经史等。

2. 身心状况

（1）症状：外阴烧灼不适、瘙痒，阴道分泌物增多。

（2）体征：妇科检查见阴道分泌物稀薄、呈淡黄色，严重者可呈脓血性白带，阴道呈萎缩性改变，阴道黏膜充血，有散在出血点，有时可见浅表溃疡，溃疡面可与对侧粘连。

（3）心理 - 社会状况：由于长期外阴瘙痒、灼痛，患者常常焦虑、烦躁。有血性白带者，担心可能患有恶性肿瘤而焦虑不安。

3. 辅助检查

（1）阴道分泌物检查：镜下见大量基底层细胞和白细胞，而无滴虫及假丝酵母菌。

（2）生殖道脱落细胞检查：有血性白带者需进行宫颈细胞学检查，必要时行分段诊刮术，与子宫恶性肿瘤相鉴别。

（三）治疗要点

小剂量局部应用雌激素以改善局部状况，增加阴道抵抗力。对于反复复发者也可全身给药，乳腺疾病或子宫内膜增生病变及恶性肿瘤患者慎用。用酸性溶液阴道灌洗或坐浴，增加阴道的酸性，增强阴道的自净作用。局部应用抗生素如诺氟沙星 100mg 或甲硝唑 200mg，每日一次，7 日为一个疗程。

（四）主要护理诊断 / 问题

1. 舒适度减弱　与外阴瘙痒、灼痛有关。

2. 焦虑　与担心发生生殖系统恶性肿瘤有关。

（五）护理措施

1. 一般护理　同阴道毛滴虫病。

2. 局部护理　向患者及其家属讲解用药的目的、方法和注意事项。小剂量局部应用雌激素，症状好转后要及时停药。局部应用甲硝唑泡腾片 200mg 或诺氟沙星片 100mg 塞入阴道后穹隆，7 日为 1 个疗程。

3. 心理护理　耐心解释炎症的原因，使患者消除焦虑、恐惧心理。

（六）健康教育

加强卫生知识宣教，指导患者保持会阴清洁。出现症状应及时就医。

第4节　宫颈炎患者的护理

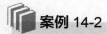

案例 14-2

吴女士，36岁，已婚。因近2个月来白带增多，性交后出血就诊。妇科检查：子宫颈表面覆盖淡黄色分泌物，子宫颈糜烂样改变，接触性出血。辅助检查：宫颈细胞学检查正常、HPV 检查阴性。诊断为慢性宫颈炎，拟行物理治疗。

问题：1. 物理治疗的护理要点有哪些？

2. 健康教育的内容有哪些？

（一）概述

宫颈炎是生育年龄妇女最常见的生殖道炎症之一。由于子宫颈受到损伤（如性交、分娩、流产、手术等）和病原体侵袭所致，包括子宫颈阴道部炎症和子宫颈管黏膜炎症。临床上将宫颈炎分为急性和慢性两种，以慢性炎症居多。慢性宫颈炎可由于急性宫颈炎未得到及时彻底治疗迁延而致，也可为病原体持续感染所致。不洁性生活、雌激素水平下降、阴道异物长期刺激等均可引起慢性宫颈炎，流产、分娩、阴道手术损伤子宫颈后继发感染，也可不引起急性症状，而直接发生慢性宫颈炎。

慢性宫颈炎有以下几种病理类型。①宫颈肥大：慢性炎症长期刺激使子宫颈组织充血、水肿，腺体及间质增生。②宫颈息肉：炎症刺激使子宫颈管局部黏膜增生，向子宫颈外口突出形成带蒂的赘生物。息肉色红、质脆、易出血。③子宫颈腺囊肿：慢性炎症使子宫颈腺管变窄甚至阻塞，腺体分泌物引流受阻、滞留形成的囊肿。④慢性子宫颈管黏膜炎：因子宫颈管黏膜皱襞较多，感染后易形成持续性子宫颈管黏膜炎。

链接

子宫颈糜烂样改变

以往认为"宫颈糜烂"是慢性宫颈炎最常见的病理类型，目前取消了"宫颈糜烂"这一说法。没有临床症状的子宫颈糜烂样改变，是子宫颈柱状上皮外移到了子宫颈阴道部，是由于雌激素分泌旺盛导致的一种正常生理现象，称为子宫颈柱状上皮异位，不需要特殊治疗。子宫颈糜烂样改变可能是子宫颈柱状上皮异位，也可能是宫颈炎时子宫颈柱状上皮充血、水肿或者子宫颈鳞状上皮内瘤变和宫颈癌的早期表现。

（二）护理评估

1. **健康史**　主要询问婚育史，了解有无流产、阴道分娩、妇科手术等造成的子宫颈损伤；了解有无白带增多，了解性伴侣有无性传播疾病史，有无不良卫生习惯等诱因存在。

2. **身心状况**

（1）症状：①急性宫颈炎：阴道分泌物增多为主要症状，白带呈黏液脓性；阴道分泌物刺激可引起外阴瘙痒；可有性交痛、下腹坠痛等症状。合并尿路感染者，可出现尿频、尿急、尿痛。②慢性宫颈炎：可无症状，少数患者可有阴道分泌物增多，呈淡黄色或脓性，可出现性交后出血、经间期出血等症状。

（2）体征：①急性宫颈炎：妇科检查可见子宫颈充血、水肿、黏膜外翻，有黏液脓性分泌物附着在子宫颈口或从子宫颈口流出，子宫颈管黏膜质脆，易诱发出血。②慢性宫颈炎：妇科检查可见子宫颈阴道部呈细颗粒状的红色区，称为子宫颈糜烂样改变，或有淡黄色分泌物覆盖子宫颈外口，可有接触性出血；也可表现为宫颈息肉、宫颈肥大或子宫颈腺囊肿。

（3）心理 - 社会状况：性交出血使患者产生害怕心理，拒绝性生活，担心恶变而焦虑恐惧。

3. 辅助检查　子宫颈糜烂样改变者需进行子宫颈细胞学检查和（或）HPV 检测，必要时行阴道镜及子宫颈活体组织检查以排除子宫颈鳞状上皮内瘤变和宫颈癌。急性宫颈炎和慢性子宫颈管黏膜炎可做病原体检测。

（三）治疗要点

1. 急性宫颈炎　针对病原体选择抗生素进行及时、足量、规范、彻底的治疗，若为沙眼衣原体或淋病奈瑟菌感染者性伴侣应同时治疗。

2. 慢性宫颈炎　以局部治疗为主。①子宫颈糜烂样改变若无临床症状，属宫颈柱状上皮异位，无须治疗，但需常规做细胞学筛查。②子宫颈糜烂样改变伴分泌物增多、乳头状增生或接触性出血者，排除宫颈上皮内瘤变和宫颈癌后，可给予物理治疗（包括激光、冷冻、微波等）。③慢性子宫颈管黏膜炎可针对病原体治疗，对病原体不明者，可尝试物理治疗。④宫颈息肉行息肉摘除术，常规送病理检查。⑤宫颈肥大一般无需治疗。

（四）主要护理诊断 / 问题

1. 舒适度减弱　与分泌物增多、外阴瘙痒有关。

2. 焦虑　与病程长或担心恶变有关。

（五）护理措施

1. 一般护理　指导患者注意个人卫生，保持外阴清洁干燥。给予高热量、高蛋白、高维生素饮食，适当休息。

2. 治疗护理

（1）讲解各项辅助检查的注意事项，遵医嘱规范使用抗生素，注意观察药物效果和不良反应。

（2）向患者说明物理治疗的注意事项：①急性生殖系统炎症者禁做；②治疗前需常规筛查排除子宫颈癌；③治疗时间在月经干净后 3～7 日内；④术后阴道分泌物较多呈黄水样，注意保持外阴清洁，观察颜色、气味变化，若发现有异常出血或感染，立即报告医生处理；⑤术后 1～2 周脱痂期可有少量出血，避免剧烈运动，如出血较多应及时就诊；⑥在创面未完全愈合期间（4～8 周）禁止盆浴、阴道冲洗和性生活；⑦治疗后于月经干净后 3～7 天复查。

考点　宫颈炎物理治疗的注意事项

3. 心理护理　耐心向患者讲解宫颈炎的发病原因、治疗方法，解除患者的思想顾虑。关心患者，耐心听取患者的心理感受，缓解患者的焦虑情绪。

（六）健康教育

指导育龄妇女定期做妇科检查，发现炎症积极治疗，直至痊愈；注意性生活卫生，保持良好的个人卫生习惯；采取有效的避孕措施，减少人工流产对子宫颈的损伤。

第5节 盆腔炎性疾病患者的护理

（一）概述

盆腔炎性疾病是指女性上生殖道器官及其周围组织发生的一组感染性疾病，包括子宫内膜炎、输卵管炎、输卵管卵巢炎、盆腔腹膜炎等。以输卵管炎、输卵管卵巢炎最常见。

1. 病原体及感染途径　见本章第1节。

2. 高危因素　①年龄：年轻妇女容易发病，高发年龄为15～25岁。②不良性行为：性交过频、多个性伴侣、初次性生活年龄过早、性伴侣有性传播疾病等。③下生殖道感染：如淋病奈瑟菌性宫颈炎、衣原体性宫颈炎及细菌性阴道病等与盆腔炎性疾病的发生密切相关。④宫腔内手术操作后感染：如无菌操作不规范的刮宫术、输卵管通液术、子宫输卵管造影术等术后。⑤经期卫生不良：经期性交、使用不洁月经垫等。⑥邻近器官炎症直接蔓延：如阑尾炎可蔓延至右侧输卵管引起输卵管炎。⑦盆腔炎性疾病病史：曾患过盆腔炎性疾病，可能出现盆腔广泛粘连、输卵管损伤，使防御能力下降，容易造成再次感染，导致急性发作。

3. 病理类型

（1）急性子宫内膜炎：子宫内膜充血、水肿，有炎性渗出物，重者内膜坏死、脱落形成溃疡。

（2）急性输卵管炎：炎症沿子宫内膜向上蔓延，先引起输卵管黏膜炎，导致输卵管管腔及伞端闭锁，如有脓液积聚于子宫腔可形成输卵管脓肿；病原体如果通过子宫颈的淋巴播散，先侵入输卵管浆膜层，发生输卵管周围炎，然后累及肌层，黏膜层可不受累。

（3）急性输卵管卵巢炎：卵巢很少单独发炎，常与发炎的输卵管伞端粘连而发生输卵管卵巢炎。炎症可通过卵巢排卵的孔侵入卵巢实质形成卵巢脓肿，脓肿壁与输卵管积脓粘连并穿通，形成输卵管卵巢脓肿。

（4）急性盆腔腹膜炎：盆腔内器官发生严重感染时，可蔓延到盆腔腹膜，腹膜充血、水肿，并有少量含纤维素的渗出液，易形成盆腔脏器粘连。

（5）急性盆腔结缔组织炎：病原体由淋巴管进入盆腔结缔组织而引起结缔组织充血、水肿及中性粒细胞浸润。宫旁结缔组织炎最常见。

4. 盆腔炎性疾病后遗症　指盆腔炎性疾病未得到及时、正确的治疗而发生的一系列后遗症，既往称慢性盆腔炎。主要病理改变为组织破坏、广泛粘连、增生和瘢痕形成，导致输卵管增粗、输卵管阻塞、输卵管积水、输卵管卵巢肿块或囊肿，急性盆腔结缔组织炎的遗留改变可以表现为主韧带、骶韧带增生变厚，若病变广泛，可使子宫固定。

（二）护理评估

1. 健康史　主要了解有无分娩、流产及宫腔内手术后感染史，有无经期性生活、经期卫生不良及性生活紊乱史，有无阑尾炎、腹膜炎蔓延至盆腔或既往盆腔炎急性发作史。

2. 身心状况

（1）症状：①急性盆腔炎性疾病：轻者无症状或症状轻微，常见症状有下腹疼痛伴发热及阴道分泌物增多，腹痛为持续性，活动或性生活后加重；重者可有寒战、高热、头痛、食欲下降等；月经期发病者可出现经量增多、经期延长；腹膜炎者可出现恶心、呕吐、腹泻等消化系统症状；脓肿形成可有下腹包块及局部压迫症状。②盆腔炎性疾病后遗症：主要表现为低热、乏力，下腹隐痛、坠胀感及腰骶部酸痛等慢性盆腔痛或盆腔炎性疾病反复发作等症状。

（2）体征：①急性盆腔炎性疾病：轻者妇科检查可有子宫颈举痛、子宫压痛或附件区压痛。重者体格检查呈急性面容，体温升高，急性盆腔腹膜炎可有下腹部压痛、反跳痛和腹肌紧张，叩诊呈鼓音，肠鸣音减弱或消失；妇科检查可见阴道有脓性分泌物，有臭味，子宫颈举痛明显，子宫体活动受限，附件区增厚、压痛，于附件区或盆腔后方可能触及肿块，脓肿形成时可有波动感。②盆腔炎性疾病后遗症：妇科检查子宫多呈后位，宫旁组织增厚，骶韧带增粗、触痛，附件区可触及条索状物及包块，若子宫被固定或封闭于周围瘢痕化组织中，则呈"冰冻骨盆"状态。

（3）心理 - 社会状况：急性炎症患者因发热、疼痛而烦躁不安，因担心治疗效果不佳而焦虑。盆腔炎性疾病后遗症因病程较长、反复发作甚至引起不孕，患者出现焦虑、情绪低落，对治疗缺乏信心。

3. 辅助检查　血常规检查白细胞增高，脓液或血液培养可明确致病菌。B 超检查有助于盆腔炎性包块的诊断，必要时进行腹腔镜检查。

（三）治疗要点

1. 盆腔炎性疾病以及时、足量的抗生素治疗为原则，必要时手术治疗。

2. 盆腔炎性疾病后遗症以综合治疗控制炎症，缓解症状，增加受孕机会为原则。①慢性盆腔痛患者：给予清热利湿、活血化瘀的中药及促进盆腔局部血液循环的物理疗法。②盆腔炎性疾病反复发作患者：在选择有效抗生素的基础上，根据具体情况选择手术治疗。③输卵管积水患者：需行手术治疗。④不孕患者：积极治疗后如效果不好可选择辅助生殖技术达到受孕目的。

（四）主要护理诊断 / 问题

1. 舒适度减弱　与急慢性疼痛及阴道分泌物增多有关。

2. 焦虑　与病情反复发作、治疗效果不佳及担心影响生育有关。

（五）护理措施

1. 一般护理　鼓励患者多饮水，进食高蛋白、高热量、高维生素易消化饮食；指导患者急性期采取半卧位，有利于炎症局限吸收，防止炎症扩散。

2. 病情观察　严密观察患者生命体征，发现感染性休克征象及时报告医生并协助抢救；观察患者精神状态，下腹痛部位、持续时间和伴随症状，阴道分泌物的量和性状。

3. 治疗护理　使患者充分了解及时、足量使用抗生素治疗的重要性。遵医嘱使用抗生素，观察药物不良反应。配合医生做好手术患者的术前准备、术中配合和术后护理。

4.心理护理 关心患者，耐心倾听患者的诉说，了解患者的病痛和需求，提供疾病相关知识宣教和必要的护理，在心理上支持患者，减轻患者的心理负担，缓解焦虑。

5.疾病预防 严格掌握手术指征，严格无菌操作；及时诊断并积极治疗下生殖道感染和盆腔炎性疾病；注意性生活卫生，减少性传播疾病。

（六）健康教育

加强计划生育健康宣教，减少流产、分娩引起的感染，注意孕期及产褥期卫生；注意性生活卫生，减少性传播疾病的发生。盆腔炎性疾病应及时治疗、彻底治愈，防止盆腔炎性疾病后遗症的发生。对接受抗生素治疗的患者，在72小时内随访，以确定疗效；对沙眼衣原体和淋病奈瑟球菌感染者在治疗后4～6周复查病原体。

自 测 题

A1/A2 型题

1. 王女士，65岁，近半个月来阴道流黄水样分泌物，有时带血，经检查排除恶性肿瘤，下列哪种可能性大
   A. 阴道毛滴虫病
   B. 萎缩性阴道炎
   C. 宫颈炎
   D. 宫颈息肉
   E. 子宫内膜炎

2. 某纺织厂女工患阴道毛滴虫病发病率很高，为预防其传播，下列哪项措施是不必要的
   A. 积极治疗患者及带虫者
   B. 改盆浴为淋浴
   C. 改坐厕为蹲厕
   D. 相互不借用浴巾
   E. 预防性服甲硝唑

A3/A4 型题

（3～5题共用题干）

张女士，49岁，已婚，有糖尿病史。近日发现外阴瘙痒，白带增多，检查：阴道分泌物豆腐渣样，阴道壁充血，子宫颈光滑。

3. 该患者最可能的诊断为
   A. 阴道毛滴虫病
   B. 外阴阴道假丝酵母菌病
   C. 萎缩性阴道炎
   D. 细菌性阴道病
   E. 宫颈炎

4. 要确定诊断，进一步的检查是
   A. 双合诊
   B. 阴道镜检查
   C. 宫颈黏液检查
   D. 超声检查
   E. 阴道分泌物悬滴检查寻找芽孢和假菌丝

5. 阴道灌洗选用哪种溶液最好
   A. 1% 乳酸
   B. 2%～4% 碳酸氢钠
   C. 1：250 的碘伏溶液
   D. 0.5% 的醋酸溶液
   E. 1：5 000 的高锰酸钾溶液

（谢颖芳）

第 15 章
女性生殖内分泌患者的护理

第 1 节 异常子宫出血

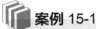 **案例** 15-1

　　张女士，36 岁，孕 2 产 1。因经期延长、经量增多 4 个月来院就诊。患者平素月经规律，月经周期 28～31 天，经期 3～5 天，无痛经。自诉 4 个月以来，月经周期 40～50 天，经期 8～12 天，经量增多。体检：T36.3℃，P80 次 / 分，R18 次 / 分，BP90/60mmHg，皮肤黏膜苍白。实验室检查：Hb90g/L，RBC3×10^{12}/L。妇科检查：外阴阴道畅通，已婚已产型，阴道流血。子宫正常大小、质中无压痛，双附件未触及异常。

问题：1. 主要护理诊断是什么？
　　　2. 主要的护理措施是什么？
　　　3. 健康指导的内容是什么？

一、概　　述

（一）概念

　　异常子宫出血是妇科常见的症状和体征，指与正常月经的周期频率、规律性、经期长度、经期出血量中的任何 1 项不符、源自子宫腔的异常出血。

（二）病因

　　1. 无排卵性异常子宫出血　　多发生于青春期和围绝经期女性，少数发生于生育期。

　　（1）青春期：下丘脑 - 垂体 - 卵巢轴的反馈调节尚未成熟，促卵泡激素呈持续低水平，无黄体生成素峰形成，虽有成批的卵泡生长，但发育到一定程度即发生退行性变，形成闭锁卵泡，无排卵发生。

　　（2）绝经过渡期：此期妇女由于卵巢功能衰退，卵泡几乎耗尽，剩余卵泡对垂体促性腺激素的反应性低下，故不能每个月经周期都有成熟卵泡形成和排卵。

　　（3）生育期：生育期的女性有时因应激、肥胖、劳累或多囊卵巢综合征等因素的影响，也可发生无排卵。

　　2. 排卵性异常子宫出血　　多发生于生育年龄的妇女。下丘脑 - 垂体 - 卵巢轴反馈机制已建立，卵巢有排卵，但由于各种原因致黄体功能异常。主要为黄体功能不足、子宫内膜不规则脱落所致的子宫出血。

　　（1）黄体功能不足：可由多种因素所致，引起黄体功能不足的原因包括卵泡发育不良、黄体生成素排卵高峰分泌不足、黄体生成素排卵峰后低脉冲缺陷。此外，初潮、分娩后、绝经过渡期等生理性因素也可导致黄体功能不足。

（2）子宫内膜不规则脱落：由于下丘脑 - 垂体 - 卵巢轴功能紊乱或黄体机制异常引起黄体萎缩过程延长，导致子宫内膜持续受黄体分泌的孕激素影响，不能如期完整脱落。

二、护理评估

（一）健康史

询问患者年龄、月经及婚育史、避孕方式、既往疾病史。了解患者有无精神过度紧张、焦虑、情绪波动、生活环境改变、过度劳累等诱因。询问患者阴道流血情况及诊疗经过。

（二）身心状况

1. 无排卵型异常子宫出血　常见症状为不规则子宫出血，如周期紊乱，经期长短不一，短者几日，长者数月，易误诊为闭经。经量多少不一，出血少者为点滴出血，多者大量出血，不能自止，时间长者可伴贫血或休克。

2. 有排卵型异常子宫出血

（1）黄体功能不足：表现为月经周期缩短，月经频发。有些患者月经周期虽然在正常范围内，但是卵泡期延长、黄体期缩短，由于黄体功能不足，不孕或早孕期流产发生率高。

（2）子宫内膜不规则脱落：表现为月经周期正常，但是经期延长，长达 9～10 天，出血量多。

3. 心理 - 社会状况　由于出血时间长或者大量出血而产生焦虑、恐惧心理，影响身心健康。

考点　异常子宫出血的身心状况

（三）辅助检查

1. 诊断性刮宫　其目的是止血、明确子宫内膜病理诊断。为确定有无排卵或黄体功能，应于月经前 1～2 天或月经来潮 6 小时内刮宫；为确定是否子宫内膜不规则脱落，应在月经周期第 5～7 天刮宫。对年龄大于 35 岁、药物治疗无效或存在子宫内膜癌等高危因素的异常子宫出血者，应通过诊刮排除子宫内膜病变。

考点　诊断性刮宫的时间

2. 超声检查　可了解子宫大小、形状，宫腔内有无赘生物，子宫内膜厚度等。

3. 宫腔镜检查　可直接观察到子宫颈管、子宫内膜的情况，在宫腔镜直视下，选择病变区进行活检诊断准确率高。

4. 基础体温测定（BBT）　是判断有无排卵常用而简便的方法。BBT 呈单相型，提示无排卵。BBT 呈双向型，提示排卵性异常子宫出血。黄体功能不足者排卵后 BBT 上升缓慢，上升幅度偏低，维持时间短（9～10 天）即下降；子宫内膜不规则脱落者，BBT 呈双向，但是下降缓慢（图 15-1～图 15-3）。

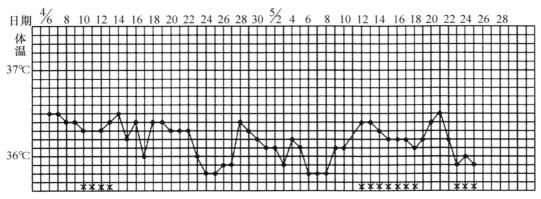

图 15-1　基础体温单相型（无排卵型）

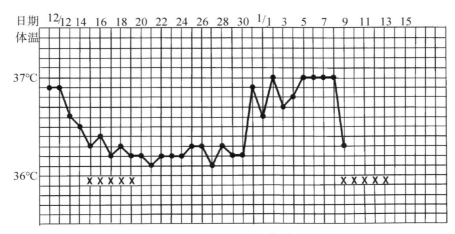

图 15-2　基础体温双相型（黄体功能不足）

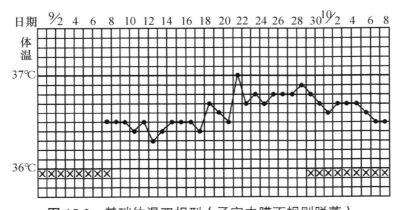

图 15-3　基础体温双相型（子宫内膜不规则脱落）

考点 基础体温的测定

5.激素测定　月经前测定血孕酮值，若为卵泡期水平为无排卵，测定血黄体生成素、促卵泡激素、催乳素、雌二醇、睾酮、促甲状腺激素等，以了解病因。

6.宫颈黏液结晶检查　月经前检查出现羊齿植物叶状结晶提示无排卵。

三、治疗要点

1.无排卵性异常子宫出血　青春期患者以止血、调整月经周期为主；生育期患者以止血、调整月经周期和促排卵为主；绝经过渡期患者以止血、调整月经周期、减少经量、防治子宫内膜癌变为主。

2. 排卵性异常子宫出血　黄体功能不足者，针对病因，促使卵泡发育和排卵，以利于正常黄体的形成。子宫内膜不规则脱落者，促进黄体及时萎缩，子宫内膜按时完整脱落。

3. 子宫内膜局部异常所致的子宫出血　针对病因进行抗纤溶或非甾体抗炎等治疗。

四、主要护理诊断/问题

1. 有感染的危险　与阴道异常流血、贫血所致机体抵抗力下降有关。

2. 疲乏　与子宫异常出血导致的继发性贫血有关。

3. 焦虑　与出血不止，担心疾病性质及对身体远期影响有关。

4. 潜在并发症：贫血、休克。

五、护 理 措 施

（一）一般护理

鼓励患者进食高蛋白、高维生素等营养丰富及含铁量高的食物，如猪肝、蛋黄、红枣、葡萄干、绿叶菜等。护士可根据患者的饮食习惯，协助制订饮食计划或食谱，使患者获得足够营养。注意休息，睡眠充足，防止体力消耗，减少出血量。

（二）预防感染

做好外阴清洁卫生，勤换洗会阴垫和内裤，便后用温水或 1 ： 5000 高锰酸钾液由前向后清洗。严密观察与感染有关的征象如体温、脉搏、子宫体压痛、阴道分泌物异味等，遵医嘱监测血常规，发现异常立即通知医生。禁止盆浴，可淋浴或擦浴，告诫患者禁止性生活。

（三）维持正常血容量

记录患者生命体征和液体出入量，嘱患者保留出血期间会阴垫，以便护士正确估计出血量，出血严重者卧床休息，避免剧烈活动。遵医嘱做好配血、止血、输血准备，按治疗方案维持患者正常血容量。

（四）治疗配合

1. 无排卵型异常子宫出血

（1）止血。①性激素止血：大出血患者，要求在性激素治疗 6 小时内见效，24 ~ 48 小时内出血基本停止，多用于青春期异常子宫出血的止血。雌激素适用于出血量多、贫血严重者，大剂量雌激素促使子宫内膜生长，短期内修复创面而止血。常用药物有戊酸雌二醇，在血红蛋白计数增加至 90g/L 以上后加用孕激素撤退。孕激素适用于淋漓不断性出血、贫血不严重者，可使处于增生期子宫内膜转化为分泌期，停药后子宫内膜脱落完全。常用药物有地屈孕酮或甲羟孕酮。②刮宫术：既可迅速止血，又可将刮出物作病理检验，适用于大量出血且药物治疗无效需立即止血或需要子宫内膜组织学检查的患者，对无性生活史青少年除非要排除子宫内膜癌，否则不行刮宫术。

（2）调整月经周期。①雌激素、孕激素序贯疗法：即人工周期，常用于青春期患者，模拟自然月经周期中卵巢的内分泌变化，将雌激素、孕激素序贯应用，使子宫内膜发生相应变化，引起周期性脱落。一般连续使用 3 个周期，用药 2 ～ 3 个周期后，患者常能自发排卵。
②雌激素、孕激素合并应用：适用于生育期内源性雌激素水平较高者，可口服短效避孕药。
③孕激素疗法：适用于体内有一定雌激素水平的各年龄段患者，于月经周期后半期（撤药性出血的第 16 ～ 25 日）连服甲羟孕酮或地屈孕酮 10 日为 1 个周期，酌情应用 3 ～ 6 个周期。

（3）促进排卵：适用于生育期、有生育要求者。常用的药物有氯米芬、人绒毛膜促性腺激素以及尿促性激素等。

2. 排卵型异常子宫出血

（1）黄体功能不足：常用药物有氯米芬、人绒毛膜促性腺激素、黄体酮。氯米芬可促进卵泡发育，诱发排卵，促进正常黄体形成；人绒毛膜促性腺激素促进及支持黄体功能；黄体酮可补充黄体分泌孕酮的不足，用药后促使月经周期正常，出血量减少。

（2）子宫内膜不规则脱落：常用药物有孕激素和人绒毛膜促性腺激素。孕激素对下丘脑 - 垂体 - 卵巢轴有负反馈作用，抑制促卵泡激素和黄体生成素分泌，使黄体及时萎缩，子宫内膜及时完全脱落；人绒毛膜促性腺激素可促进黄体功能。

（五）性激素应用护理

1. 按医嘱准确用药，不得随意停服和漏服。在治疗排卵型异常子宫出血时，应注意询问月经周期，了解黄体期长短，以便监测给药。

2. 用大剂量雌激素口服治疗时，部分患者可引起恶心、呕吐、头昏、乏力等副作用，故宜在睡前服用，严重者同时加服维生素 B_6 或镇静剂。患者服药期间若出现阴道不规则流血，应及时就诊。长期用药者，需注意监测肝功能。

3. 药物减量必须在血止后才能开始，指导患者每 3 天减量一次，每次减量不得超过原剂量的 1/3，直至维持量。

（六）心理护理

减轻患者不安心理，讲明病情，给予鼓励，使患者积极配合治疗。

考点　主要护理措施

六、健 康 教 育

1. 嘱患者按规定正确服用性激素，如有阴道异常出血及时就诊。
2. 保持外阴清洁卫生，预防感染发生。

第 2 节　痛　　经

一、概　　述

（一）概念

痛经是妇科常见症状，指行经前后或月经期间出现下腹部疼痛、坠胀，伴有腰酸或其他不适。症状严重者影响工作和生活。可分为原发性痛经和继发性痛经两类。原发性痛经指生殖器官无器质性病变的痛经，占痛经90%以上。继发性痛经指由盆腔器质性疾病引起的痛经。本节只叙述原发性痛经。

（二）病因

原发性痛经是由于子宫的收缩与缺血所致，这可能是由于月经期子宫内膜产生的前列腺素（PG）过多作用于子宫肌纤维使之收缩引起痛经。PG不但可诱发子宫收缩，致收缩强度及频率增加，并可使子宫收缩不协调或呈非节律性。此外，原发性痛经还受精神、神经等因素影响，与个体痛域值的差异相关。

考点　痛经常见病因及发病机制

二、护理评估

（一）健康史

询问患者年龄、月经及婚育史、既往疼痛发生的诱因、时间、部位及程度，有无其他伴随症状，缓解疼痛的方法及诊疗经过。

（二）身心状况

1. 症状　下腹疼痛是最主要症状，疼痛多自月经来潮后开始，最早出现在经前12小时，以行经第一日疼痛最剧烈，持续2～3日缓解。疼痛常呈痉挛性。疼痛部位多在下腹部，重者可放射至腰骶部或股内前侧，疼痛剧烈时患者面色苍白、出冷汗、下腹发凉、恶心呕吐，甚至晕厥。

2. 体征　妇科检查多无异常，个别女性子宫过度前倾、后倾后屈位、子宫颈管狭窄。

3. 心理 - 社会状况　反复发生的痛经使患者对月经来潮产生恐惧心理，出现烦躁、易怒、情绪不稳等症状。

（三）辅助检查

通过B超、腹腔镜、宫腔镜、子宫输卵管碘油造影等确定有无器质性病变。

三、治疗要点

以对症治疗为主，避免精神刺激、寒冷和剧烈运动。可给予前列腺素合成酶抑制剂，有避孕要求的痛经患者可口服避孕药，抑制排卵、减少月经血前列腺素含量，既能避孕又能治疗痛经。

四、主要护理诊断 / 问题

1. 急性疼痛　与月经期子宫收缩、子宫肌肉组织缺血缺氧有关。
2. 焦虑　与长期痛经造成精神紧张有关。

五、护理措施

（一）一般护理

1. 生活护理　注意经期卫生，经前期及经期少吃生冷和辛辣等刺激性强的食物。避免寒冷及剧烈运动。

2. 心理护理　消除紧张、恐惧心理，解除思想顾虑，转移注意力，学会自我放松。关心并理解患者的不适和焦虑。

（二）缓解疼痛

1. 局部热敷　可局部热敷或进食热饮料、热姜汤等。

2. 药物止痛　必要时可给予止痛药物如布洛芬、吲哚美辛等。

考点　痛经的护理要点

六、健 康 教 育

1. 注意经期卫生，避免剧烈运动及过冷刺激，平时加强体育锻炼，增强体质。

2. 避免不洁性生活，注意避孕，尽量避免子宫腔操作。

3. 定期进行妇科普查，早期发现疾病，早期治疗。

第 3 节　闭　　经

一、概　　述

（一）概念

闭经是妇科常见症状，按其以往有无月经来潮可分为原发性闭经和继发性闭经。凡女子年龄超过 16 周岁，第二性征已发育，或年龄超过 14 周岁，第二性征尚未发育，且无月经来潮者，称为原发性闭经。以往曾建立正常月经周期，后因某些病理性原因，连续 6 个月以上无月经或按自身原来月经周期计算停经 3 个周期以上者，称为继发性闭经。按照闭经原因又分为生理性闭经和病理性闭经。病理性闭经是指因某种原因所造成的无月经状态，如精神因素、营养不良、贫血、结核、刮宫过度、内分泌功能紊乱。生理性闭经是指在青春期前、妊娠期、哺乳期及绝经后的闭经，均属生理现象。本节讨论的为病理性闭经。

考点　闭经的概念

（二）病因

正常月经周期的建立和维持，除有赖于下丘脑 - 垂体 - 卵巢轴各个环节的内分泌功能调节外，还包括靶器官子宫内膜对性激素的正常周期性反应和下生殖道的通畅，其中任何一个环节发生障碍，就会出现月经失调，甚至闭经。

1. 原发性闭经　多由遗传性因素或先天不良造成，部分患者伴有生殖道异常。依据第二性征发育情况，可分为第二性征存在和第二性征缺乏两类。

2. 继发性闭经

（1）下丘脑性闭经：为临床最常见类型，以功能性原因为主。①精神应激：精神紧张、恐惧、忧虑、环境改变、地区迁移，以及寒冷刺激等，干扰了机体内分泌调节功能，导致闭经。②体重下降和精神性厌食：慢性消耗性疾病如慢性肝肾疾病、结核病、严重贫血、胃肠功能紊乱、神经性厌食等引起的体重急剧下降，都可通过下丘脑影响垂体前叶功能及子宫内膜对性激素的敏感性，引起闭经。③运动性闭经：长期剧烈运动者如长跑运动员由于机体肌肉与脂肪比率增加或总体脂肪减少，可致月经异常。④药物性闭经：妇女在使用避孕药、利血平、氯丙嗪、α-甲基多巴等药物时亦可导致闭经，一般停药 3～6 个月可自然恢复月经。⑤颅咽管瘤：瘤体增大可压迫下丘脑和垂体柄引起闭经。

（2）垂体性闭经：垂体器质性病变或功能失调，可影响促性腺激素分泌，继而影响卵巢功能，引发闭经。

（3）卵巢性闭经：因卵巢病变，如先天性卵巢缺如或性腺发育不良、卵巢功能早衰、手术切除、放射治疗后及多囊卵巢综合征等引发闭经。

（4）子宫性闭经：先天性子宫缺如或发育不良均可引起原发性闭经。过度的刮宫或严重的感染造成子宫内膜损伤或粘连、子宫内膜萎缩、子宫腔内放疗、子宫切除等均可引起子宫性闭经。

考点 闭经的常见病因

二、护理评估

（一）健康史

原发性闭经询问患者幼年生长发育状况、营养状况、患病情况、青春期第二性征发育状况，有无疾病相关家族史；继发性闭经询问患者月经及婚育史、服用药物史、手术史等可能的发病诱因。

（二）身心状况

1. 症状 年满 16 周岁，月经尚未来潮，以往曾建立正常月经周期，后因某些病理性原因，连续 6 个月以上无月经或按自身原来月经周期计算停止 3 个周期以上。

2. 体征

（1）全身检查：由体重下降引起的闭经患者伴消瘦、营养不良。

（2）妇科检查：按闭经的原因可有子宫缺如、畸形；卵巢缺如，性腺、性器官及性特征发育不良；多毛肥胖；乳腺泌乳等。

3. 心理-社会状况 患者由于无月经或月经停止产生很大心理压力，易情绪低落、自卑，有生育要求的患者对能否完成生育的不确定性表现出忧虑、悲伤。

（三）辅助检查

1. 功能测验

（1）药物试验检查：常用于评估体内雌激素水平，观察子宫内膜有无反应。①孕激素试验：服用孕激素或肌内注射黄体酮，停药若出现撤药性出血（阳性反应），提示子宫内膜已经受一定水平雌激素影响；停药无撤药性出血（阴性反应），说明患者体内雌激素水平低下，应进一步做雌激素、孕激素序贯试验。②雌激素、孕激素序贯试验：服用雌激素 20～30 天，后加用孕激素，停药后出现撤药性出血（阳性反应），提示子宫内膜功能正常，闭经是体内雌激素水平低落所致，须进一步查找原因；停药后无撤药性出血（阴性反应），可重复试验一次，两次均阴性，提示子宫内膜有缺陷或被破坏，可诊断为子宫性闭经。

（2）垂体兴奋试验：用于了解垂体对促性腺激素释放激素的反应性。垂体兴奋试验是将促黄体激素释放激素 100μg 溶于生理盐水 5ml，静脉注射，30 秒内注完。若注射后 30 ～ 60 分钟黄体生成素值升至注射前的 3 倍以上提示垂体功能良好，对促黄体激素释放激素反应良好，闭经原因在下丘脑；如注射后黄体生成素值不增高或增高不多，提示闭经原因在垂体。

2. 激素测定　停用雌孕激素药物两周后，可进行雌二醇、促卵泡激素、黄体生成素、催乳素、促甲状腺激素、胰岛素等激素的测定，以协助诊断。

3. 影像学检查

（1）B 超检测：了解子宫形态、大小、子宫内膜厚度及卵巢形态、大小等情况。

（2）子宫输卵管碘油造影：了解有无宫腔病变及宫腔粘连。

（3）CT 或 MRI：用于盆腔、头部蝶鞍区检查，疑有垂体肿瘤时可做蝶鞍摄片。

4. 宫腔镜检查　了解子宫腔大小、形态，有无畸形及粘连，取子宫内膜检查有无病理改变。

5. 腹腔镜检查　直视子宫及性腺外观，也可取卵巢活检。

6. 染色体检查　用以鉴别性腺发育不全的病因，指导临床诊疗。

7. 其他检查　如基础体温测定、子宫内膜取样、子宫内膜培养等。

三、治 疗 要 点

一般支持疗法包括精神安慰，心理疏导，解除顾虑。改善营养，劳逸结合，适当锻炼，以增强体质。针对病因进行有效对症治疗。

四、主要护理诊断 / 问题

1. 长期低自尊　与闭经时间长引起自我否定、羞愧、内疚有关。

2. 焦虑　与担心疾病对健康影响、丧失女性特征、丧失生育能力有关。

五、护 理 措 施

1. 心理护理　鼓励患者表达自己的感受，用真诚的态度、丰富的专业理论知识指导患者配合治疗，帮助患者澄清一些概念，解除患者的担心，减轻患者焦虑。鼓励患者与朋友及家人的密切交往，从而获取支持力量，同时也能保持积极乐观的心态，促进疾病痊愈。

2. 指导患者合理用药　对于性激素治疗的患者，说明其副作用、用药方法，告知不能随意停药。

3. 鼓励患者加强锻炼　嘱患者保持适当体重及一定比例的机体脂肪。在加强锻炼、增强体质的同时避免剧烈运动。

六、健 康 教 育

1. 指导患者平时注意营养均衡，避免剧烈运动，保持相对标准体重。

2. 嘱患者保持心情乐观开朗，坚持按医嘱用药、正规治疗。

第4节　绝经综合征

一、概　　述

绝经综合征是指女性绝经前后出现性激素水平波动或减少所致的一系列躯体及精神心理症状，多发生于45～55岁。

考点 绝经综合征病因

二、护理评估

（一）健康史

询问患者年龄、月经及婚育史、既往相关病史（高血压、肝病及其他内分泌腺体疾病）。

（二）身心状况

1. 近期症状

（1）月经紊乱：是绝经过渡期最常见的症状，大致分为3种类型。①月经周期改变：月经频发或周期延长，经量减少，最后绝经。②不规则子宫出血：经期延长，经量增多，甚至大出血或出血淋漓不断，然后逐渐减少而停止。③闭经：多数妇女经历不同类型和时期的月经改变后，逐渐进入闭经，也有少数女性月经突然停止。

（2）血管舒缩症状：表现为以阵发性发作的潮红、潮热、自汗和心悸为特征的症候群。潮红多开始于面、颈、前胸部，片状红润充血，温度升高、内心烦躁。潮红持续数秒至数分钟不等，症状发作频率每天数次至数十次不等，夜间或应激状态易发生，该症状可历时1年，有时长达5年或更长。

（3）自主神经失调症状：主要表现为心悸、眩晕、头痛、失眠、耳鸣等。

（4）精神、神经症状：表现为注意力不集中，烦躁焦虑，内心不安，甚至惊慌恐惧，记忆力减退，缺乏自信，严重者丧失情绪反应。

2. 远期症状

（1）泌尿生殖道症状：主要表现为外阴及阴道萎缩，阴道弹性减低，性交疼痛，出现反复发作的生殖泌尿道感染等。

（2）骨质疏松：雌激素缺乏使骨质吸收速度大于骨质生成，促使骨质丢失而骨质疏松，一般发生在绝经后5～10年内，最常发生在椎体。

（3）心血管症状：绝经后妇女易发生动脉粥样硬化、心肌缺血、心肌梗死、高血压、脑血管意外等，可能与雌激素水平降低有关。

3. 心理-社会状况　由于身心变化和不适，患者易出现焦虑、烦躁、自信心下降、失落等不良情绪，影响身心健康。

（三）辅助检查

根据病情进行血常规、心电图、宫颈刮片、B超、激素测定等检查。

三、治疗要点

以心理治疗及对症治疗为主，根据患者病情，酌情辅以激素替代治疗。

四、主要护理诊断 / 问题

1. 焦虑　与不适应机体内分泌改变及其导致的身心改变有关。
2. 知识缺乏：缺乏疾病相关知识及应对技巧。

五、护 理 措 施

1. 心理护理　指导患者正确认识绝经期，使其认识到绝经期症状的出现是人体生理变化的自然过渡，机体为适应这种变化而出现一些暂时的症状，经过自我调节，平衡心境可达到缓解或消除绝经期综合征的效果，以平静、乐观的心态接受这一时期出现的各种生理和心理上的变化。

2. 调整生活状态　充分发挥家庭及社会的作用，增强中老年女性自我保健意识，有意识地培养自身广泛的兴趣，如音乐、书法、绘画，增加与周围环境和人的交往；营造关爱绝经期女性的社会氛围，家庭及社会也要给予患者更多的关怀和支持，使之顺利度过这一特殊时期。

3. 用药护理　告知患者用药目的、药物剂量、适应证、禁忌证及用药后会出现的副作用。督促性激素替代疗法患者定期随访。若用药期间出现不规则阴道流血应立即到医院就诊。雌激素副作用包括乳腺胀痛、白带增多、阴道流血、头痛、水肿、色素沉着等。孕激素的副作用包括抑郁、易怒、乳腺疼痛等。雄激素的副作用包括可能出现高血脂、动脉粥样硬化、血栓性静脉炎等。

考点　绝经综合征护理措施

六、健 康 教 育

1. 指导患者保持积极、乐观的心态，适当运动，保持一定肌张力。
2. 嘱患者保持外阴部清洁，预防萎缩的生殖泌尿器官发生感染。
3. 告知患者若绝经后出现阴道流血，要及时就医，排除恶性病变。定期进行体格检查，包括防癌检查、内分泌检查、阴道涂片及有关实验室检查，预防骨质疏松症、心血管疾病等。

自 测 题

A1/A2 型题

1. 原发性闭经是指

A. 年龄已满 14 周岁，而月经尚未来潮

B. 年龄已满 15 周岁，第二性征未发育，而月经尚未来潮

C. 年龄已满 16 周岁，第二性征已发育，而月经尚未来潮

D. 年龄已满 17 周岁，第二性征已发育，而月经尚未来潮

E. 年龄已满 18 周岁，第二性征已发育，而月

　　经尚未来潮

2. 下列不属于绝经综合征症状的是

　　A. 生殖器官逐渐萎缩

　　B. 阴道分泌物增多

　　C. 尿频、尿急、张力性尿失禁

　　D. 潮红、潮热、出汗

　　E. 骨质疏松

3. 下列不是痛经临床表现的是

　　A. 下腹部疼痛

　　B. 严重时面色苍白，出冷汗

　　C. 月经量异常

　　D. 恶心、呕吐

　　E. 疼痛最早出现在经前 12 小时

4. 下列为闭经患者提供的护理措施中不恰当的是

　　A. 鼓励患者加强锻炼

　　B. 指导合理用药

　　C. 向患者讲述闭经的原因，澄清错误观念

　　D. 注意卧床休息，尽量避免到公共场所

　　E. 建立良好的护患关系，鼓励患者表达自己的
　　　　情绪

5. 有关无排卵型异常子宫出血，下述哪项是正确的

　　A. 常见于育龄妇女

　　B. 基础体温呈双相型

　　C. 月经周期无一定规律性

　　D. 经期延长，淋漓不断

　　E. 经量少

6. 以下关于痛经的叙述不正确的是

　　A. 行经前后或月经期出现下腹痛或其他不适，
　　　　症状严重影响生活和工作

　　B. 痛经分为原发性痛经和继发性痛经

　　C. 原发性痛经指生殖器官无器质性病变者

　　D. 继发性痛经指生殖器官有器质性病变者

　　E. 原发性痛经者不可应用止痛药物

A3/A4 型题

（7～8 题共用题干）

　　王某，女，36 岁，流产后出现月经不调，表
现为月经周期正常，经期延长，长达 9～10 日，
伴下腹坠胀、乏力，初诊子宫内膜不规则脱落。

7. 下列支持该诊断的是

　　A. 经期伴下腹坠胀

　　B. 周期正常，经期延长

　　C. 育龄期妇女

　　D. 用药后效果不佳

　　E. 月经不规则

8. 为确诊需做诊断性刮宫，其时间预约在

　　A. 经前 3 天

　　B. 月经的第 1 天

　　C. 月经周期的第 5 天

　　D. 经后 10 天

　　E. 月经周期的任意时间

（李玉崎）

第 16 章

妊娠滋养细胞疾病患者的护理

妊娠滋养细胞疾病是由胎盘绒毛滋养细胞增生引起的一组疾病，本章主要讨论葡萄胎、侵蚀性葡萄胎与绒毛膜癌。

第 1 节 葡 萄 胎

案例 16-1

张女士，27 岁，停经 10 周，不规则少量阴道流血半月余。血色暗红，伴小水泡样物。查体：血压 130/90mmHg。妇科检查：子宫如孕 4 个月大；两侧附件可触到鹅蛋大肿物，囊性、活动良好。B 超显示宫腔内"落雪状"光团。拟诊断为"葡萄胎"收入院。

问题： 1. 为明确诊断还应进行哪些检查？

2. 可以从哪些方面为该患者制订护理措施？

一、概 述

葡萄胎是指妊娠后胎盘绒毛滋养细胞增生、间质水肿增大，形成大小不等的水泡，水泡间借细蒂相连成串，状似葡萄而得名。葡萄胎是一种良性滋养细胞疾病，病变局限于子宫内，不侵入肌层，也不发生远处转移。葡萄胎可分为完全性和部分性两类。

1. 病因 发病原因尚不清楚。可能与营养不良、社会经济因素、年龄、既往葡萄胎史、病毒感染、种族因素、卵巢功能失调、细胞遗传异常及免疫功能等因素有关。

2. 病理 大体检查水泡状物大小不一，完全性葡萄胎水泡状物占满整个宫腔，胎儿及附属物缺如；部分性葡萄胎仅部分绒毛呈水泡状，合并胚胎或胎儿组织，胎儿多已死亡。完全性葡萄胎的典型镜下特点主要有：绒毛滋养细胞呈不同程度的增生、绒毛间质水肿及退行性变、绒毛间质内血管消失。

由于滋养细胞过度增生，产生的大量的绒毛膜促性腺激素（hCG），刺激卵巢内膜细胞产生过度黄素化反应，形成黄素化囊肿，囊肿常为双侧，囊壁薄，表面光滑。

考点 葡萄胎的主要病理变化

二、护 理 评 估

（一）健康史

询问患者有无滋养细胞疾病史；月经史，生育史；本次妊娠早孕反应发生的时间和程度，有无阴道流血，流血的量和时间，是否有水泡状物排出。

（二）身心状况

1.症状与体征

（1）阴道流血：停经后阴道流血为最常见的症状。多数患者在停经12周左右出现不规则阴道流血，常反复发生，多少不定，有时可在出血中发现水泡状物。大出血可导致休克。若出血时间长又未及时治疗，可继发贫血和感染。

（2）子宫异常增大、变软：由于葡萄胎的迅速增长及子宫腔内出血所致。

（3）卵巢黄素化囊肿：双侧或一侧发生，一般无症状，偶可发生扭转而致急性腹痛。

（4）其他：妊娠呕吐出现时间早且严重，持续时间长。可在妊娠早、中期出现子痫前期征象。少部分患者出现甲状腺功能亢进，表现为心动过速、皮肤潮热和震颤，T_3、T_4水平升高。因葡萄胎增长迅速致子宫过度快速扩张，可出现阵发性下腹痛，常发生于阴道流血之前。

2.心理-社会状况　因担心患者的安全、此次妊娠对患者今后生育的影响，患者及家属会产生心理波动，应评估患者对疾病的应对能力。对疾病知识的缺乏及预后的不确定性会增加其焦虑情绪。

（三）辅助检查

1.绒毛膜促性腺激素测定　为诊断葡萄胎的重要依据。hCG高于80 000U/L支持诊断。

2.超声检查　推荐经阴道彩色多普勒超声检查。完全性葡萄胎超声下见宫腔内呈粗点状或落雪状图像，无妊娠囊，无胎儿结构及胎心搏动征。

3.其他　DNA倍体分析、印迹基因检测、X线胸片、血细胞和血小板计数等。

考点　诊断葡萄胎的重要检查方法

三、治疗要点

1.清除宫腔内容物　葡萄胎一经确诊应及时清除宫腔内容物，术中应注意防止失血和子宫穿孔的发生。

2.卵巢黄素化囊肿　囊肿在葡萄胎清除后可自行消退，一般无需处理。

3.预防性化疗　适用于有高危因素及随访困难者，但非常规推荐。高危因素主要有：①血 hCG $> 10^6$U/L；②子宫体积明显大于停经月份；③黄素化囊肿直径> 6cm；④年龄在40岁以上或重复葡萄胎。

4.子宫切除术　极少应用。年龄在40岁以上无生育要求者，可行子宫切除，并保留附件。

考点　葡萄胎的治疗原则

四、主要护理诊断/问题

1.焦虑　与害怕治疗，担心预后有关。

2.有感染的危险　与长期阴道流血、贫血造成机体抵抗力下降及清宫手术有关。

3. 知识缺乏：缺乏葡萄胎的治疗及术后随访知识。

五、护理措施

1. 一般护理　卧床休息，鼓励患者进高蛋白、高维生素、易消化饮食，适当运动，保证睡眠充足；保持外阴清洁，每天清洗外阴 1 ～ 2 次，并垫消毒会阴垫，清宫术后禁止性生活 1 个月，预防感染。

2. 病情观察

（1）观察出血情况，准确估计出血量，并记录。收集阴道排出的组织物或清宫标本，并送病理学检查。

（2）对行葡萄胎吸宫术或大量失血者，应开放静脉通道，作好输血、输液的准备。密切注意生命体征的变化。

（3）观察腹痛情况，注意有无病灶穿破子宫引起的腹腔内出血症状，有无黄素化囊肿扭转或破裂出现的急性腹痛。

3. 做好清宫术护理

（1）告知患者葡萄胎清宫术的重要性，取得患者的理解和配合。

（2）清宫前做好备血、缩宫素、抢救药品和物品的准备，并建立静脉通路，以防治术中大出血休克。

（3）术中充分扩张子宫颈管，选用大号吸管吸引，开始吸宫后加缩宫素 10U 于液体中滴注。子宫颈管未扩张者不能用缩宫素，以防将水泡挤入血管，导致肺栓塞。待葡萄胎组织大部分吸出、子宫明显缩小后，改用刮匙刮宫。

（4）子宫大于妊娠 12 周者不宜 1 次清宫完全，以防损伤较软的宫壁。可于 1 周后，再做第 2 次刮宫术。每次清除物选取靠近宫壁、新鲜无坏死的组织送病理检查。

4. 心理护理　鼓励患者表达对疾病和妊娠结局的感受及对治疗手段的认识，确定其主要心理问题，做好心理疏导。讲解关于葡萄胎的性质、治疗、预后、对再生育的影响和应对等疾病知识，使患者消除悲哀心理，增强信心，以坦然的心态接受清宫手术和术后随访。

六、健康教育

1. 指导患者进食高蛋白、富含维生素 A、易消化食物；适当活动，保证充足睡眠，以增强机体抵抗力。

2. 保持外阴清洁，葡萄胎清宫术后禁止性生活和盆浴 1 个月，以预防感染。

3. 葡萄胎患者清宫后必须定时随访，以便尽早发现滋养细胞肿瘤并及时处理。随访应包括以下内容：①定期 hCG 测定，葡萄胎清宫后每周一次，直至连续 3 次阴性，以后每个月一次共 6 个月，然后再每 2 个月一次共 6 个月，自第一次阴性后共计随访 1 年；②询问病史，包括月经状况，有无阴道流血、咳嗽、咯血等症状；③妇科检查，必要时可选择超声、X 线胸片或 CT 检查等。

4. 葡萄胎患者随访期间应可靠避孕，避孕时间为 6 个月。若发生随访不足 6 个月的意外妊娠，只要 hCG 已经正常，也不需要考虑终止妊娠。但妊娠后，应在妊娠早期作超声检查和 hCG 测定，以明确是否正常妊娠，产后也需 hCG 随访至正常。避孕方法可选用阴茎套或口服避孕药。不选用宫内节育器，以免混淆子宫出血的原因或造成穿孔。

考点 葡萄胎的随访

第 2 节　妊娠滋养细胞肿瘤

案例 16-2

刘女士，28 岁，葡萄胎清宫术后 3 个月，腹痛、不规则少量暗红色阴道流血 1 周，伴少量咯血。妇科检查：子宫增大如孕 2 个月大小，前壁突出，质软，无压痛；双侧卵巢囊性增大。胸部 X 线片：左上肺见圆形棉絮状阴影，直径 2cm。

问题：1. 为明确诊断还应做哪些检查？
　　　2. 应采取哪些有效护理措施？

一、概　　述

妊娠滋养细胞肿瘤是滋养细胞的恶性病变，本节主要讨论侵蚀性葡萄胎和绒毛膜癌。侵蚀性葡萄胎是指葡萄胎组织侵入子宫肌层引起组织破坏或转移至子宫以外，全部继发于葡萄胎妊娠，多发生在葡萄胎清除后 6 个月内，恶性程度较低，预后较好。绒毛膜癌可继发于葡萄胎妊娠之后 1 年以上，亦可发生于流产、足月妊娠及异位妊娠之后，是一种高度恶性肿瘤，转移早而广泛，随着诊断技术和化疗的进展，预后取得极大改善。

病理特征上，侵蚀性葡萄胎肉眼可见水泡状物，镜检可见绒毛结构，是与绒毛膜癌区别的主要依据；增生的绒毛滋养细胞，侵入子宫肌层组织，有出血及坏死。绒毛膜癌镜检时只见团、片状高度异型滋养细胞增生，而无绒毛结构。

考点 侵蚀性葡萄胎与绒毛膜癌的组织学区别

二、护理评估

（一）健康史

询问既往史，包括滋养细胞疾病史、用药史及药物过敏史。既往曾患葡萄胎者，应了解清宫术的时间、水泡大小及吸出组织的量，是否做过预防性化疗，治疗后阴道流血的量、时间和子宫复旧情况。收集血、尿 hCG 及 X 线胸片检查结果等随访资料。

（二）身心状况

1. 原发灶表现

（1）阴道流血：葡萄胎清宫后或流产、足月产后出现不规则阴道流血、量多少不定，或月经恢复数月后又出现阴道流血。

（2）子宫复旧不良或不均匀增大：葡萄胎清宫后 4 ～ 6 周子宫未恢复正常大小，质软，或表现为子宫不均匀增大。

（3）卵巢黄素化囊肿持续存在。

（4）腹痛：病灶穿破子宫浆膜层，可出现急性腹痛和腹腔内出血症状。

2. 转移灶表现　主要经血行播散，最常见的转移部位是肺部，其次依次为阴道、盆腔、肝、脑等部位。局部出血是转移部位的共同症状。

（1）肺转移：常见症状为咳嗽、血痰或反复咯血、胸痛及呼吸困难。常急性发作，少数情况下可出现肺动脉高压和急性肺衰竭。当转移灶较小时也可无任何症状。

（2）阴道转移：转移灶常位于阴道前壁。局部呈现紫蓝色结节，破溃后可大出血。

（3）肝转移：预后不良，表现为上腹部或肝区疼痛，若病灶穿破肝包膜可出现腹腔内出血。

（4）脑转移：预后凶险，为主要死亡原因。

3. 心理-社会状况　由于不规则阴道流血和转移灶症状，患者身心不适，担心今后生育、化疗影响及生命安危，应评估患者及家属对疾病的认识程度、情绪反应及应对能力。患者和家属不能接受现实，会感到恐惧和悲哀，失去治疗信心。子宫切除者因丧失生育能力而绝望。

（三）辅助检查

1. 血、尿绒毛膜促性腺激素测定　葡萄胎清宫后 hCG 随访中，符合下列任何一项且排除妊娠即可诊断：①升高的血 hCG 水平呈平台（±10%）达 4 次（第 1、7、14、21 天），持续 3 周或更长；②血 hCG 水平连续上升（＞ 10%）达 3 次（第 1、7、14 天）持续 2 周或更长；③血 hCG 水平持续异常达 6 个月或更长。

2. B 超检查　子宫正常大或不均匀增大，肌层内可见高回声团，边界清楚，无包膜。

3. 胸部 X 线摄片　如有肺转移可见棉球状或团块状阴影。

4. CT 和磁共振检查　主要用于诊断脑转移。

5. 组织病理学检查　在子宫肌层或转移灶中见到绒毛结构为侵蚀性葡萄胎；见团、片状高度异型滋养细胞，而无绒毛结构者为绒毛膜癌。

三、治 疗 要 点

侵蚀性葡萄胎和绒毛膜癌的治疗原则是以化疗为主、手术治疗和放疗为辅。

1. 化疗　常用药物有氟尿嘧啶（5-Fu）、甲氨蝶呤（MTX）等。可根据病情选用单药化疗或联合化疗。

2. 手术治疗　年龄较大，病变在子宫，化疗无效者可考虑手术切除子宫；年轻有生育要求者，尽可能不切除子宫，如必须切除子宫者可保留正常卵巢。需要手术治疗者一般主张先化疗，待病情基本控制后再手术，以减少因手术干扰而引起病灶扩散，尤其是盆腔转移者。

四、主要护理诊断／问题

1. 活动无耐力　与转移灶症状及化疗副作用有关。

2. 有感染的危险　与反复阴道流血及化疗有关。

3. 焦虑 / 恐惧　与担心疾病预后不良及化疗副作用有关。

4. 潜在并发症：肺、阴道或脑转移。

五、护理措施

（一）心理护理

与患者及家属沟通，了解他们对疾病的心理反应，鼓励说出心理痛苦，做好心理疏导工作；向患者介绍滋养细胞肿瘤目前治疗的最佳方法就是化疗，介绍有关的化疗药物及护理措施，减轻患者心理压力和恐惧感，帮患者树立战胜疾病的信心，使其配合治疗。

（二）一般护理

1. 保持病室安静舒适，空气清新，温湿度适宜。定期消毒病室及患者的用物，保持室温在 18℃左右。

2. 严格控制探视，避免交叉感染。在化疗期间，指导患者适当户外活动。当患者有造血功能障碍时，应移至单人病房，进行保护性隔离。谢绝探望，一切护理操作均应严格消毒，进出工作人员穿隔离衣、鞋，戴帽子及口罩。

3. 保持外阴清洁，每天清洁外阴 1 ～ 2 次，并垫消毒会阴垫，以防上行性感染。

4. 按病情制订每天测量体温的次数，遵医嘱给予抗生素。

（三）病情观察

观察患者有无阴道流血、腹痛及转移灶症状，记录出血量。对出血多者应密切观察患者的血压、脉搏、呼吸，并配合医生做好抢救工作，及时做好手术准备。发现有转移灶症状者立即通知医生并配合处理。

（四）转移灶患者护理

1. 阴道转移　阴道转移结节未破溃的患者尽量卧床休息，活动时勿用力过猛过重，禁止不必要的阴道检查，如必须检查要先做指检，动作要轻柔，防止碰破结节引起出血。阴道转移的患者严禁行阴道冲洗。若发生破溃大出血，立即通知医生并配合抢救，用纱垫或长纱条填塞阴道压迫止血，并输血输液防治休克，填塞的纱条须于 24 ～ 48 小时内取出。保持外阴清洁预防感染。减少一切增加腹压的因素，如患者出现恶心、呕吐、咳嗽时，应及时给予有效的处理，同时保持大便通畅，必要时给予缓泻剂。

2. 肺转移　卧床休息，有呼吸困难者采取半卧位并吸氧，按医嘱给予镇静剂。若出现大咯血，立即让患者取头低患侧卧位并保持呼吸道通畅，轻拍背部，促进积血排出。

3. 脑转移　尽量卧床休息，起床时应有人陪伴，防止一过性脑缺血症状突然跌倒。观察颅内压增高症状，记录液体出入量，严格控制补液总量和速度，以防颅内压增高。遵医嘱给予止血剂、脱水剂、吸氧等，并采取必要的措施预防抽搐及昏迷状态下的坠地损伤、咬伤及吸入性肺炎等。做好腰穿及脑脊液、hCG 测定等项目的检查配合。

（五）化疗护理及注意事项

1. 化疗护理

（1）严格按医嘱给药，并注意观察造血功能障碍、消化道反应、肝功能损害等副作用，及时报告医生。

（2）鼓励患者进食，给予高蛋白、高维生素、低脂肪饮食，必要时按医嘱给予镇静剂及静脉补液。

（3）观察大便次数、性质和量，并送大便检验。

（4）密切观察患者有无造血功能障碍的表现，隔日检查白细胞及血小板计数，如白细胞降至 $3 \times 10^9/L$ 以下，血小板降至 $50 \times 10^9/L$ 以下，可引起皮肤黏膜出血，应减少活动，增加卧床休息时间；血小板计数 $< 20 \times 10^9/L$，有自发性出血可能，必须绝对卧床休息，遵医嘱输入血小板浓缩液。如发现血尿，应立即停止化疗，并鼓励患者多饮水。

（5）预防感染，化疗首先出现的反应是白细胞减少，因此应预防感染的发生。

（6）化疗时，准确测量并记录体重，以正确计算和调整药量，一般在每个疗程的用药前和用药中各测量一次体重，应在早上、空腹、排空大小便后进行测量，酌情减去衣服重量。如体重不准确，用药剂量过大，可发生中毒反应，过小则影响疗效。

2. 注意事项

（1）药物临用前配制，不宜放置过久，以免变质失效，在常温下从配制到用，一般不超过 1 小时。避免阳光照射。配药时应确保剂量准确。按医嘱控制给药速度。

（2）合理使用静脉血管，并注意保护。如药物外渗可引起局部疼痛、肿胀，甚至局部组织坏死。因此，在穿刺成功后先注入等渗盐水以观察有无外渗，然后再加入药物；药物注射终了后，再注入等渗盐水，以减少注入点的局部刺激。拔针后应轻压静脉穿刺点数分钟，以免药液外渗，一旦发现药液外渗，应立即停药，用生理盐水或硫代硫酸钠做局部皮下注射以稀释，并用冰袋冷敷。

（3）腹腔内化疗时，应注意变动卧位使效果更好。

（4）动脉插管者应绝对卧床休息，控制滴速。出现不良反应时，应用生理盐水保持动脉灌输的流畅，待反应消退并有指征时再恢复用药。拔管后用沙袋压迫穿刺处包扎 24 ~ 48 小时，防止穿刺处出血，并注意防止感染。

考点　侵蚀性葡萄胎与绒毛膜癌化疗时的护理措施

六、健 康 教 育

1. 鼓励患者进食高蛋白、高维生素、易消化的食品，以增加机体的抵抗力。

2. 出现转移灶症状时，应卧床休息，病情缓解后适当活动。

3. 保持外阴清洁，预防感染。

4. 节制性生活，做好避孕指导。

5. 治疗结束后应严密随访。第 1 次在出院后 3 个月，然后每 6 个月 1 次随访至第 3 年，此后每年 1 次随访至第 5 年。也有推荐低危患者随访 1 年，高危患者可随访 2 年。随访内容同葡萄胎。随访期间应严格避孕，一般于化疗停止超过 12 个月后方可妊娠。

自 测 题

A1/A2 型题

1. 葡萄胎清宫术后随访的主要目的是
   A. 及早发现妊娠
   B. 及早发现恶变
   C. 了解盆腔恢复情况
   D. 指导避孕
   E. 检查清宫是否彻底

2. 葡萄胎确诊后的治疗原则是
   A. 放疗
   B. 预防性化疗
   C. 及时清除宫腔内容物
   D. 子宫切除术
   E. 缩宫素静脉滴注引产

3. 侵蚀性葡萄胎多发生在
   A. 流产后
   B. 足月产后
   C. 异位妊娠后
   D. 葡萄胎清宫术后
   E. 早产后

4. 侵蚀性葡萄胎与绒毛膜癌最主要的鉴别点是
   A. 阴道有无紫蓝色结节
   B. X 线胸片有无肺转移
   C. 黄素化囊肿是否消失
   D. hCG 水平的高低
   E. 病理检查有无绒毛结构

5. 葡萄胎清除术后至少避孕多长时间后可再次妊娠
   A. 3 个月
   B. 6 个月
   C. 9 个月
   D. 12 个月
   E. 18 个月

6. 绒毛膜癌最常见的死亡原因是
   A. 肺转移
   B. 脑转移
   C. 阴道转移
   D. 肠道转移
   E. 胸腔转移

7. 葡萄胎患者术后首选的避孕方法是
   A. 宫内节育器
   B. 口服避孕药
   C. 避孕套
   D. 安全期避孕
   E. 皮下埋植

8. 王女士，30 岁，葡萄胎清宫术后 3 个月，阴道仍有不规则流血，尿妊娠试验持续阳性，B 超见子宫肌层有蜂窝灶。首先考虑
   A. 侵蚀性葡萄胎
   B. 绒毛膜癌
   C. 子宫内膜癌
   D. 流产
   E. 功血

9. 池女士，39 岁。8 年前曾患葡萄胎，无诱因开始阴道流血，持续 3 个月，量时多时少。诊刮病理报告结果：滋养细胞增生活跃，未见绒毛结构。最可能的诊断是
   A. 绒毛膜癌
   B. 子宫内膜癌
   C. 侵蚀性葡萄胎
   D. 功血
   E. 子宫肌瘤

（吴晓明）

第 17 章

女性生殖系统肿瘤患者的护理

第 1 节　宫　颈　癌

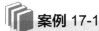

案例 17-1

　　赵女士，40 岁，既往月经规则，婚后生育 1 男孩，近 2 个月来发现同房后阴道少量流血。妇科检查：子宫颈轻度糜烂样改变，质地稍硬，子宫大小正常，无压痛，活动好，两侧附件未见异常，宫颈细胞学检查巴氏Ⅳ级。

　　问题：1. 赵女士可能患了什么疾病？为了确诊，下一步做什么辅助检查？

　　　　　2. 赵女士主要的护理问题有哪些？

　　　　　3. 入院后应做哪些护理？

　　宫颈癌是最常见的妇科恶性肿瘤。高发年龄为 50 ～ 55 岁。由于宫颈细胞学筛查的普遍应用，宫颈癌及癌前病变得以早期发现和治疗，其发病率和死亡率明显下降。

一、概　　述

（一）病因

　　1. 人乳头瘤病毒（HPV）　高危型 HPV 的持续感染是宫颈上皮内瘤变和宫颈鳞癌的主要致病因素。70% 的宫颈癌与 HPV16、18 两种亚型相关。

　　2. 性行为和分娩次数　多个性伴侣、初次性生活＜ 16 岁、早育、多产等是高危因素，与高危男子（患阴茎癌、前列腺癌或前妻患宫颈癌）性接触也易患宫颈癌。

　　3. 其他　吸烟可增加感染 HPV 效应，屏障避孕法有一定保护作用。与经济状况、种族、地理等因素相关。

考点　宫颈癌发生的主要致病因素

（二）病理

　　1. 好发部位　宫颈癌好发于子宫颈外口鳞 - 柱状上皮交界处，相当于子宫颈外口的原始鳞 - 柱状上皮部和生理性鳞 - 柱上皮交界部之间形成的转化区。

　　2. 发生发展　宫颈癌的发生、发展是一个缓慢的过程，从子宫颈正常上皮，发展为子宫颈鳞状上皮内病变（SIL），再发展为浸润癌。

　　3. 组织学类型　宫颈癌的 75% ～ 80% 为鳞癌，20% ～ 25% 为腺癌。早期肉眼观察无明显异常，随着病程的发展，表现为以下 4 种类型（图 17-1）：外生型（最常见，又称菜花型）、内生型（又称浸润型）、溃疡型、颈管型。

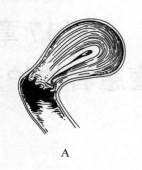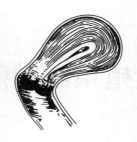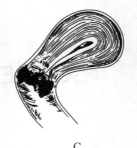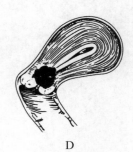

图 17-1　宫颈癌大体类型

A.外生型；B.内生型；C.溃疡型；D.颈管型

考点 宫颈癌的好发部位、常见病理类型

链接

子宫颈上皮内瘤样病变和子宫颈鳞状上皮内病变

子宫颈上皮内瘤样病变（CIN）是与子宫颈浸润癌密切相关的一组子宫颈疾病，分为 3 级：Ⅰ级，为轻度不典型增生，上皮下 1/3 层细胞发生变化；Ⅱ级，为中度不典型增生，上皮下 1/3 ～ 2/3 层细胞发生变化；Ⅲ级，为重度不典型增生和原位癌，病变细胞几乎占据上皮全层。CIN Ⅰ 转化为子宫颈癌的风险较低，可随访观察，若随访中病变发展或持续存在 2 年，应治疗。CIN Ⅱ 和 CIN Ⅲ 属于高级别病变，需积极治疗，CIN Ⅱ 可物理治疗或行宫颈锥切术，CIN Ⅲ 可行宫颈锥切术或全子宫切除术，术后随访一年。从 CIN 发展到浸润癌常需要 10 ～ 15 年。

子宫颈鳞状上皮内病变（SIL）既往称"子宫颈上皮内瘤变"（CIN），分为 3 级。《WHO 女性生殖器肿瘤分类》（2014）建议采用与细胞学分类相同的二级分类法：低级别鳞状上皮内病变（LSIL）和高级别鳞状上皮内病变（HSIL）。LSIL 相当于 CIN Ⅰ，HSIL 包括 CIN Ⅲ 和大部分 CIN Ⅱ，CIN Ⅱ 采用 p16 免疫组化染色分流，阴性者按 LSIL 处理，阳性者按 HSIL 处理。

（三）转移途径

转移途径以直接蔓延和淋巴转移为主，直接蔓延最常见，血行转移极少见。

（四）临床分期

采用国际妇产科联盟（FIGO，2018 年）的临床分期标准（表 17-1），在治疗前进行分期，治疗后不再更改。

表 17-1　宫颈癌临床分期（FIGO，2018 年）

Ⅰ期	肿瘤局限在子宫颈
Ⅰ A	镜下浸润癌，浸润深度＜ 5mm
Ⅰ A1	间质浸润深度＜ 3mm
Ⅰ A2	间质浸润深度≥ 3mm，＜ 5mm
Ⅰ B	肿瘤局限在子宫颈，镜下最大浸润深度≥ 5mm
Ⅰ B1	癌灶浸润深度≥ 5mm，最大径线＜ 2cm
Ⅰ B2	癌灶最大径线≥ 2cm，＜ 4cm
Ⅰ B3	癌灶最大径线≥ 4cm

Ⅱ期	肿瘤超越子宫，但未达阴道下 1/3 或未达骨盆壁
ⅡA	侵犯上 2/3 阴道，但无宫旁浸润
ⅡA1	癌灶最大径线＜4cm
ⅡA2	癌灶最大径线≥4cm
ⅡB	有宫旁浸润，未达骨盆壁
Ⅲ期	肿瘤累及阴道下 1/3 和（或）扩展到骨盆壁和（或）引起肾盂积水或肾无功能和（或）累及盆腔和（或）主动脉旁淋巴结
ⅢA	肿瘤累及阴道下 1/3，没有扩展到骨盆壁
ⅢB	肿瘤扩展到骨盆壁和（或）引起肾盂积水或肾无功能（除非已知由其他原因引起）
ⅢC	不论肿瘤大小和扩散程度，累及盆腔和（或）主动脉旁淋巴结
ⅢC1	仅累及盆腔淋巴结
ⅢC2	主动脉旁淋巴结
Ⅳ期	肿瘤侵犯膀胱黏膜或直肠黏膜（活检证实）和（或）超出真骨盆
ⅣA	侵犯盆腔邻近器官
ⅣB	远处转移

二、护理评估

（一）健康史

询问患者的一般情况（年龄、职业、文化背景、经济状况等）、婚育史、性生活史、家族史及与高危男子有无性接触史。重视年轻患者接触性阴道出血，老年患者绝经后不规则阴道流血和流液病史。识别高危因素和高危人群，评估既往妇科检查发现、子宫颈刮片等细胞学检查结果。

（二）身心状况

1. 症状　早期患者常无明显症状和体征，随着病变发展可出现以下表现。

（1）阴道流血：早期多为接触性出血，后期则为不规则阴道流血。出血量多少与病灶大小、侵及间质内血管情况有关，年轻患者也可表现为经期延长、周期缩短、经量增多等。老年患者常诉绝经后不规则阴道流血。一般外生型癌出血较早、量多，内生型癌出血较晚。

（2）阴道排液：多数患者有白色或血性、稀薄如水样或米泔样排液，伴有腥臭味。晚期癌组织坏死继发感染时则出现大量脓性或米汤样恶臭排液。

（3）晚期症状：癌灶累及盆壁，神经可出现腰骶部或坐骨神经痛，侵犯膀胱或直肠可出现排尿异常和便秘，晚期可出现贫血、恶病质等全身衰竭症状。

考点　宫颈癌最常见的转移途径；宫颈癌早期的症状

2. 体征　早期宫颈癌患者局部无明显改变。随着病情发展，外生型可出现呈息肉状或菜花状赘生物；内生型可表现为宫颈管膨大如桶状；溃疡型宫颈表面形成溃疡。宫颈表面质脆易出血，宫旁组织受侵犯时，妇科检查可扪及宫旁双侧增厚，质硬或形成"冰冻骨盆"。

3.心理-社会状况　早期患者多在普查中发现，会感到怀疑、惊讶，确诊后患者会产生恐惧、悲观等心理。因担心手术、治疗费用、影响生活质量等产生巨大心理压力，不能正确配合治疗。历经否认、愤怒、妥协、忧郁、接受期等心理反应阶段。

（三）辅助检查

采用子宫颈细胞学检查和（或）高危 HPV-DNA 检测、阴道镜检查、子宫颈活组织检查的"三阶梯"诊断程序。

1.子宫颈细胞学检查　是宫颈癌的主要筛查、诊断方法。多用液基薄层细胞涂片检查法，病例报告形式常用巴氏 5 级分类法和 TBS 分类系统。

链接

巴氏 5 级分类法和 TBS 分类系统

巴氏 5 级分类法：Ⅰ级正常，Ⅱ级炎症，Ⅲ级可疑癌，Ⅳ级高度可疑癌，Ⅴ级癌。

TBS 分类系统：①未见上皮内病变细胞和恶性细胞：包括病原体、非瘤样发现及子宫内膜细胞出现在 40 岁以上妇女的涂片中，未见异常上皮细胞。②上皮细胞异常：包括鳞状上皮细胞异常，无确诊意义的不典型细胞（ASCUS、AGUS）；低级别鳞状上皮内病变（CIN Ⅰ）；高级别鳞状上皮内病变（CIN Ⅱ、CIN Ⅲ和原位癌）；腺上皮细胞改变；原发于子宫颈和子宫体的不常见肿瘤及转移。

2.阴道镜检查　如巴氏分级在Ⅲ级或以上和 TBS 提示低度鳞状上皮内病变及以上者，应做阴道镜检查，在阴道镜指引下选择可疑病变部位活检可提高阳性率。

3.宫颈及宫颈管活组织检查　是确诊宫颈鳞状上皮内病变和宫颈癌最可靠的方法，多在宫颈外口即宫颈鳞-柱状上皮移行带 3、6、9、12 点处或碘实验不着色区取病变组织送检。

4.子宫锥形切除　适用于宫颈细胞学检查多次阳性而宫颈活检阴性者、或宫颈活检为高级别鳞状上皮内病变者，采用宫颈环形电切除术（LEEP 刀）或冷刀锥切术。

5.其他　根据患者具体情况进行胸部 X 线摄片、静脉肾盂造影、膀胱镜及直肠镜检查、超声检查，以及 CT、MRI、PET-CT 等影像学检查。

考点　宫颈癌常用的筛查和确诊方法

三、治疗要点

根据临床分期、患者年龄、生育要求和全身情况等综合分析后，一般采用手术治疗和放射治疗为主、化学药物治疗为辅的综合治疗方案。

1.手术治疗　主要适用于 ⅠA～ⅡA 的早期患者，根据病情选择不同术式，如筋膜外子宫切除术、改良广泛性子宫切除术或广泛性子宫切除术及盆腔淋巴结切除术，45 岁以下的鳞癌患者可考虑保留卵巢。

2.放射治疗（简称放疗）　适用于部分 ⅠB2 期和 ⅡA2 期及 ⅡB～ⅣA 期患者；全身情况不适宜手术的早期患者；宫颈局部病灶较大者（术前放疗）；手术后病理报告显示存在高危因素需辅助放疗者，早期病例以局部腔内照射为主；晚期患者则以体外照射为主。

3. 化学药物治疗（简称化疗） 主要用于癌灶 > 4cm 的术前辅助化疗、晚期或复发转移患者的姑息治疗，根治性同期放化疗。常采用以铂类为基础的联合化疗，常用的药物有顺铂、卡铂、紫杉醇等。

四、主要护理诊断 / 问题

1. 恐惧 与确诊宫颈癌需要进行手术治疗，担心生命安全有关。
2. 排尿障碍 与宫颈癌根治术后影响膀胱功能有关。

五、护 理 措 施

（一）一般护理

1. 饮食 根据患者营养状况与营养师沟通加以指导，多样化饮食，保证患者机体需要，维持体重不下降。

2. 保持清洁 协助患者勤擦身，更换衣服，保持床单整洁和外阴清洁，注意通风换气，指导患者勤换会阴垫，每天会阴护理 2 次，便后保持外阴清洁干燥。

3. 体位与活动 术后根据情况采取相应体位，鼓励患者勤翻身，预防压疮。

（二）病情观察

注意观察生命体征，观察阴道流血、阴道排液、排尿异常、疼痛等情况，有异常情况及时报告医生并协助处理。

（三）治疗配合

1. 对症护理 尽量避免不必要的阴道检查，如果出现阴道大出血，立即配合医生抢救，以明胶海绵及纱布条填塞阴道，压迫止血，有大量米汤样或恶臭脓样阴道排液者，用 1 : 5000 高锰酸钾溶液冲洗会阴，遵医嘱使用抗生素防治感染，疼痛明显者可适当选用镇痛药。

2. 术前准备 手术前 3 日选用消毒液消毒宫颈及阴道，手术前 1 日晚做清洁灌肠，其余准备同一般腹部手术。

3. 协助手术后康复 宫颈癌的根治手术涉及范围广，要特别注意保持导尿管、盆腔引流管的通畅，观察引流液和尿液的量及性状，观察术后患者阴道残端流血情况，观察下肢有无肿胀、疼痛及下肢回流障碍或血栓形成的征兆。盆腔引流管通常按医嘱 48 ～ 72 小时拔除。术后 7 ～ 14 天拔除导尿管，拔出导尿管前 3 日开始夹管，每 2 ～ 4 小时放开一次，定时间断放尿，促进膀胱功能的恢复，督促患者拔管后 1 ～ 2 小时排尿 1 次，不能自行排尿应及时处理。

4. 放疗或化疗 按相应护理措施执行。

考点 宫颈癌的护理要点

（四）心理护理

认真倾听患者的感受和对疾病的了解情况，用患者能接受和理解的语言与患者沟通，说明宫颈癌的相关知识，用治愈的实例和现有的影像资料，向患者介绍各种辅助检查和治疗方法的知识及患者需要配合的内容，提高患者战胜疾病的信心和勇气，解除患者恐惧心理，取得患者积极配合。

六、健康教育

1. 预防宣教　做好普及宫颈癌的知识宣传，定期普查，可早发现、早诊断、早治疗，降低发病率及死亡率。30 岁以上妇女一般每 1～2 年普查 1 次，高危人群每半年进行 1 次妇科检查。已婚妇女有月经异常、接触性出血应及时去医院就诊，警惕宫颈癌的发生。

2. 出院指导　术后 3 个月禁止重体力劳动。说明按时随访的重要性，出院后 1 个月首次随访，2 年内每 3 个月随访 1 次，3～5 年内，每半年复查一次，第 6 年开始每年随访 1 次，随访内容包括盆腔检查、阴道涂片细胞学检查、高危型 HPV 检测、血常规、胸片、子宫鳞状细胞癌抗原等。性生活的恢复依术后复查结果而定。

3. 避孕指导和疫苗注射　选用避孕套避孕，条件成熟时推广 HPV 疫苗注射，可阻断 HPV 感染（一级预防），预防宫颈癌发生。

链接

HPV 疫苗

目前 HPV 疫苗有 3 种，一是二价 HPV 疫苗，可预防 HPV16 和 HPV18 型诱发的下生殖道和肛周等部位的恶性肿瘤；二是四价 HPV 疫苗，除了可预防 HPV16、HPV18 型诱发的下生殖道和肛周等部位的恶性肿瘤以外，还可预防 HPV6、HPV11 导致的下生殖道和肛周的湿疣病变；三是九价 HPV 疫苗，主要针对 HPV16、HPV18、HPV31、HPV33、HPV45、HPV52、HPV58 型诱发的下生殖道和肛周等部位的恶性肿瘤，还可预防 HPV6、HPV11 导致的下生殖道及肛周的湿疣病变。即使接种了宫颈癌疫苗，也要定期做好宫颈癌防癌筛查。

第 2 节　子宫肌瘤

案例 17-2

陈女士，42 岁，自诉平素月经规则，1 年来月经量增多，经期延长，此次月经来潮 8 天，量多，感头晕、乏力、气短，担心自己患恶性肿瘤而紧张不安，由丈夫陪同到医院就诊。妇科检查：子宫如孕 3 个月大小，质硬，表面有结节感，无明显压痛，双侧附件未见异常。

问题：1. 患者可能患有什么疾病？
　　　2. 下一步做什么辅助检查协助诊断？
　　　3. 患者主要的护理问题有哪些？入院后应做哪些护理？

一、概　　述

子宫肌瘤是女性生殖器官肿瘤中最常见的良性肿瘤，多见于 30～50 岁的育龄妇女。确切的病因不清，好发于生育期妇女，青春期前少见，绝经后停止生长，甚至萎缩或消失，故认为与女性激素长期刺激有关。主要是雌激素，其次是孕激素。

考点　子宫肌瘤发生的主要的相关因素

（一）分类

1.按肌瘤生长部位分类　分为子宫体部肌瘤（90%）和子宫颈部肌瘤（10%）。

2.根据肌瘤与子宫肌壁的不同关系分类　可分为以下 3 种类型（图 17-2）。

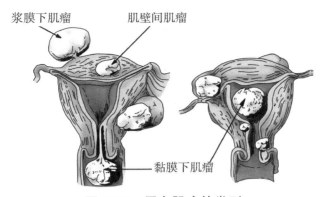

图 17-2　子宫肌瘤的类型

（1）肌壁间肌瘤：最常见，肌瘤位于子宫肌壁间，周围均为肌层包绕，占 60% ～ 70%。

（2）浆膜下肌瘤：肌瘤突出于子宫表面，由浆膜层覆盖，约占 20%。

（3）黏膜下肌瘤：肌瘤向宫腔方向生长，突出于宫腔，表面由子宫黏膜层覆盖，占 10% ～ 15%，此类型最容易引起月经改变。

各种类型的肌瘤可同时发生在同一子宫上，称为多发性子宫肌瘤。

考点　子宫肌瘤发生的分类

（二）病理

1.巨检　多为实质性包块，表面光滑，质地较子宫肌组织硬；瘤体生长压迫周围肌壁纤维形成假包膜。切面呈灰白色，可见漩涡状或编织状结构。

2.镜检　可见肌瘤主要由平滑肌细胞和纤维结缔组织交织而成，结缔组织的多少决定肌瘤的颜色与硬度。

（三）变性

肌瘤变性是指肌瘤生长速度过快，肌瘤组织缺血、缺氧而失去原有的典型组织结构特点。常见的变性如下。

1.玻璃样变　也叫透明变性，最常见，肌瘤漩涡状结构消失，代之以均匀透明样物质。

2.囊性变　玻璃样变继续发展，肌细胞坏死液化即可发生囊性变。

3.红色变性　常发生于妊娠期或产褥期，是一种特殊类型的坏死，患者出现剧烈腹痛、恶心呕吐、发热，肌瘤迅速增大，有压痛。

4.肉瘤样变　少见，对于绝经后妇女的肌瘤增大，需要警惕恶变的可能。

5.钙化　见于供血不足的浆膜下肌瘤或绝经后妇女的肌瘤。

二、护理评估

（一）健康史

应注意询问患者的年龄、月经史及婚育史，有无存在长期使用女性激素等诱发因素；发病后月经变化情况；家族中有无子宫肌瘤病史，注意排除因妊娠、内分泌失调及癌症所致的子宫出血。

（二）身心状况

1. **症状**　多数患者无明显症状，仅在妇科检查时偶然发现。

（1）经量增多及经期延长：是子宫肌瘤最常见的症状。大的肌壁间肌瘤及黏膜下肌瘤使宫腔及内膜面积增大而致经量增多，影响子宫收缩可有经期延长症状。黏膜下肌瘤伴坏死感染时，可有不规则阴道流血或脓血性排液等。

（2）下腹部肿块：肌瘤增大使子宫超过 3 个月妊娠大小时，可于下腹正中扪及质地较硬的肿块。巨大的黏膜下肌瘤可脱出阴道外。

（3）白带增多：肌壁间肌瘤使宫腔面积增大，内膜腺体分泌增加使白带增多；脱出于阴道内的黏膜下肌瘤感染可产生脓血性排液，伴有恶臭。

（4）压迫症状：子宫前壁下段肌瘤可压迫膀胱引起尿频、尿急；宫颈肌瘤可引起排尿困难、尿潴留；子宫后壁肌瘤可引起下腹坠胀、便秘等症状。

（5）贫血：长期经量过多可继发贫血。

（6）其他：浆膜下肌瘤发生蒂扭转时可出现急性腹痛；肌瘤红色样变时有急性下腹痛，并伴发热、恶心；黏膜下肌瘤由宫口脱出时也可引起痉挛性腹痛；肌瘤压迫输卵管或引起宫腔变形可不孕或流产。

2. **体征**　与肌瘤大小、数目、位置及有无变性有关。体积较大的肌瘤可在下腹正中扪及实质性较硬的肿块。妇科检查：子宫不规则或均匀增大，表面为结节状，质硬，无压痛。浆膜下肌瘤表面不规则，可触及质硬的球形包块与子宫相连；黏膜下肌瘤子宫均匀增大，有时可见肌瘤突出宫颈口或阴道口。

3. **肌瘤合并妊娠**　妊娠早期易导致流产；妊娠后期及分娩时出现胎位异常、胎盘早剥、产道梗阻等；胎儿娩出后，易导致产后出血；妊娠期及产褥期肌瘤易发生红色变性。

考点　子宫肌瘤的临床表现

4. **心理 - 社会状况**　因缺少思想准备和相关知识而出现惊讶、怀疑，因担心肿瘤的性质而焦虑，因不知如何选择处理方式而显得无助，或因接受手术治疗而恐惧不安，迫切需要咨询指导。

（三）辅助检查

1. **B 超**　是最常见的辅助检查方法，可确定肌瘤的大小、数目、位置等。

2. **MRI**　可确定肌瘤的大小、数目、位置，准确性较 B 超高。

3. **腔镜检查**　腹腔镜、宫腔镜等内镜检查以及子宫输卵管造影，可协助明确诊断。

4. **实验室检查**　长期月经过多者可出现红细胞、血红蛋白下降。

三、治 疗 要 点

根据患者的年龄、症状、肌瘤大小和数目、生长部位及对生育功能的要求等情况综合考虑治疗方案。

1. 随访观察 适用于肌瘤小、无症状，尤其是近绝经期的妇女。每 3～6 个月随访一次。

2. 药物治疗 适用于肌瘤小、症状轻，尤其是近绝经期或全身情况不能手术者，在排除子宫内膜癌的情况下，可采用药物治疗。常用促性腺激素释放激素类似物（GnRHa）、米非司酮、雄激素、他莫昔芬等。

3. 手术治疗 是目前子宫肌瘤的主要治疗方法。

（1）适应证：适用于肌瘤大于妊娠 2 个月的子宫；月经过多致继发贫血；药物治疗无效；肌瘤蒂扭转引起的急性腹痛；有膀胱、直肠压迫症状；能确定肌瘤是不孕或反复流产的唯一原因者；肌瘤生长较快，怀疑有肉瘤变者。

（2）手术途径：可经腹、经阴道或采用宫腔镜及腹腔镜进行。

（3）手术方式有：肌瘤切除术、子宫切除术（全子宫切除术、次全子宫切除术）。

4. 其他 近年来出现了许多新的微创治疗手段，如子宫动脉栓塞术、射频消融技术、高强度聚焦超声等，各有优缺点，疗效还不确定。

5. 肌瘤合并妊娠 发生红色变性时通常采取保守疗法，可缓解症状。妊娠合并子宫肌瘤多能自然分娩，但应预防产后出血。若肌瘤阻碍胎儿下降，应行剖宫产术，术中是否同时切除，根据肌瘤大小、部位和患者情况决定。

四、主要护理诊断 / 问题

1. 知识缺乏：缺乏疾病有关知识和治疗方案选择的相关知识。

2. 焦虑 与担心肿瘤的性质或者恶变，害怕手术有关。

3. 潜在并发症：贫血、感染。

五、护 理 措 施

（一）一般护理

1. 为患者提供舒适清洁的环境，保证充足的休息。

2. 补充高蛋白、高热量、高维生素、富含铁的饮食，禁止吃含有雌激素的药品和食品。

（二）病情观察

严密观察患者生命体征及阴道出血情况，准确评估出血量，观察患者腹痛情况，肌瘤较大者注意其大小便情况，黏膜下肌瘤患者注意阴道分泌物情况。

（三）治疗配合

1. 随访、药物治疗患者的护理

（1）随访时间为 3～6 个月 1 次，了解肌瘤生长速度和肌瘤的生长情况，讲解随访的重要性，让患者按时配合随访，若有病情变化，应及时到医院就诊。

（2）药物治疗过程中观察症状缓解情况和药物有无副作用的发生。①促性腺激素释放激素类似物：常用亮丙瑞林或戈舍瑞林，长期服用可引起围绝经期综合征、骨质疏松等副作用，有导致老年痴呆症的高发危险。②米非司酮：常用于术前用药，长期应用可出现拮抗孕激素的副作用而增加子宫内膜癌的风险。③近绝经期的女性可用抗雌激素制剂、雄激素或他莫昔芬（三苯氧胺）治疗。雄激素每月总量不能超过300mg，以防女性患者男性化。他莫昔芬长期服用，可使子宫内膜增生过长，需定期检查随访。

2. 手术治疗的护理

（1）手术方式的选择：肌瘤切除术适用于年轻、希望保留生育功能者，浆膜下或肌壁间肌瘤可经腹或腹腔镜切除肌瘤，黏膜下肌瘤，可经阴道或宫腔镜切除。子宫切除术适用于肌瘤较大，不要求保留生育功能或已有恶变者。

（2）需手术治疗者，按腹部或阴道手术患者常规进行术前准备和术后护理。

3. 贫血、预防感染的护理　正确评估出血量，按医嘱给予止血药物，提醒注意休息，增加营养及含铁食物的补充，补充铁剂，必要时输血。保持外阴清洁，注意阴道分泌物情况，有异常臭味及时报告。

（四）心理护理

帮助患者正确认识疾病，告知患者子宫肌瘤为良性肿瘤，极少发生癌变，预后好。让患者了解随访、药物、手术治疗的方法，使患者解除思想顾虑，增强信心，积极配合治疗。

考点　子宫肌瘤的护理措施

六、健 康 教 育

1. 加强知识宣教，增强女性健康意识，定期体检，建立正确使用美容保健品的健康理念。

2. 指导正确使用药物，需随访者3～6个月随访1次，若肌瘤继续增大或出现明显症状应手术治疗。

3. 嘱手术的患者术后1个月复查，了解恢复情况，术后3个月内避免重体力劳动和性生活，肌瘤切除术后患者避孕2年以上才能考虑妊娠。

第 3 节　子宫内膜癌

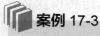

案例 17-3

赖女士，62岁，已绝经11年，近2个月以来出现不规则阴道流血，比平时月经量少，颜色鲜红。妇科检查：子宫颈表面光滑，子宫稍大于绝经年龄，质软，阴道出血不多，两侧附件未见异常。

问题：1. 赖女士可能患有什么疾病？

2. 下一步做什么辅助检查协助诊断？

3. 赖女士主要的护理问题有哪些？入院后应做哪些护理？

子宫内膜癌是发生于子宫内膜的一组上皮性恶性肿瘤，以来源于子宫内膜腺体的腺癌最为常见，是女性生殖道三大常见恶性肿瘤之一。在我国，作为继宫颈癌之后第二位常见的生殖道恶性肿瘤，占女性生殖道恶性肿瘤的 20% ～ 30%。70% ～ 75% 的患者为绝经后妇女，平均年龄约 55 岁。

一、概　述

（一）病因

确切病因不明，通常将子宫内膜癌分为 I 型（雌激素依赖型）和 II 型（非雌激素依赖型）。I 型子宫内膜癌的发生可能是在无孕激素拮抗的雌激素长期刺激下，发生子宫内膜增生、不典型增生，继而癌变。患者较年轻，常伴有肥胖、高血压、糖尿病、不孕、绝经延迟，或伴有无排卵性疾病、卵巢功能性肿瘤、长期服用单一雌激素或他莫昔芬，肿瘤分化较好，雌激素、孕激素受体阳性率高，预后好。II 型发病与雌激素无明确关系，预后不良。

（二）病理

1. 巨检　分为局限型和弥漫型，多数子宫内膜癌生长缓慢，转移较晚，预后尚好。

（1）局限型：多局限于子宫底或子宫角部，易浸润肌层，呈息肉状或菜花状。

（2）弥漫型：广泛累及内膜并突向宫腔，常伴有出血性坏死，但较少浸润肌层。

2. 镜检　雌激素依赖型子宫内膜癌大部分为子宫内膜样腺癌，少部分为黏液腺癌；非雌激素依赖型子宫内膜癌包括浆液性癌、黏液性癌、透明细胞癌、癌肉瘤等。

（三）转移途径

直接蔓延、淋巴转移为子宫内膜癌的主要转移途径，血行转移多见于晚期。

（四）临床分期

目前一般采用国际妇产科联盟（FIGO2009）手术病理分期方法，见表 17-2。

表 17-2　子宫内膜癌的国际妇产科联盟（FIGO2009）分期

I	肿瘤局限于子宫体
I A	肿瘤浸润肌层深度＜ 1/2
I B	肿瘤浸润肌层深度≥ 1/2
II	肿瘤侵犯宫颈间质，但无宫体外蔓延
III	肿瘤局部和（或）区域的扩散
III A	肿瘤侵犯浆膜层和（或）附件
III B	阴道和（或）宫旁受累
III C	盆腔淋巴结和（或）腹主动脉旁淋巴结转移
III C1	盆腔淋巴结阳性
III C2	主动脉旁淋巴结阳性和（或）盆腔淋巴结阳性
IV	肿瘤侵犯膀胱和（或）直肠黏膜，和（或）远处转移
IV A	肿瘤侵犯膀胱和（或）直肠黏膜
IV B	远处转移，包括腹腔内和（或）腹股沟淋巴结转移

二、护理评估

（一）健康史

了解患者有无高危因素，如老年、肥胖、绝经期推迟、少育、不育及停经后接受雌激素补充治疗等病史；询问近亲家属中是否有乳腺癌、子宫内膜癌等肿瘤病史；高度警惕育龄期妇女曾用激素治疗效果不佳的月经失调史。

（二）身心状况

1. 症状

（1）阴道流血：是最常见的症状，常是患者就诊的原因。多表现为绝经后不规则阴道流血；未绝经者表现为月经增多、经期延长或月经紊乱。

（2）阴道排液：早期可为少量浆液性或血性分泌物。晚期因肿瘤体积增大发生局部感染、坏死，排出恶臭的脓血样液体。

（3）疼痛：多为下腹部隐痛，可因宫腔积脓或积液引起，晚期癌肿扩散或压迫神经，可导致腰骶部疼痛。

（4）其他：可出现贫血、消瘦、恶病质、发热及全身衰竭等情况。

2. 体征　查体时应行妇科三合诊检查。早期患者盆腔检查大多正常，有些患者子宫质地可稍软。晚期病变侵及宫颈、宫旁组织韧带、附件或淋巴结显著增大者，三合诊检查可触及宫颈或颈管质硬或增大、主韧带或骶韧带增厚及弹性下降、附件肿物及盆壁处肿大固定的淋巴结。

3. 心理 - 社会状况　当患者出现症状并需要接受各种检查时，充满焦虑、恐惧，当得知患子宫内膜癌时出现无助、悲观、绝望及担心影响家庭等复杂心理。

（三）辅助检查

1. 子宫内膜活检　子宫内膜的组织病理学检查是诊断子宫内膜癌的依据。诊断性刮宫和宫腔镜下活检是获取子宫内膜的主要方法。诊断性刮宫要求先环刮宫颈管，后探宫腔，再行宫腔搔刮内膜，标本分瓶做好标记送病理检查。

2. 磁共振（盆腔 MRI）　是子宫内膜癌首选影像学检查方法。能够清晰显示子宫内膜及肌层结构，用于明确病变大小、位置，侵袭范围及盆腔转移情况。

3. 宫腔镜检查　可直接观察子宫腔及宫颈管内有无病灶存在和病灶的生长情况，并在直视下取可疑病灶活组织送病理检查。

4. B 型超声检查　B 型超声检查可了解子宫大小、宫腔形状、宫腔内有无赘生物、子宫内膜厚度、肌层有无浸润及深度等。

5. 其他　淋巴造影、CT、MRI 及血清 CA125 检测等可协助诊断。

考点　子宫内膜癌的临床表现；子宫内膜癌的确诊方法

三、治疗要点

根据肿瘤累及范围和组织学类型，结合患者年龄及全身情况，制订适宜的治疗方案。早期患者以手术为主，术后根据高危情况选择辅助治疗，晚期患者则采用手术、放疗、化疗、药物治疗等综合治疗方案。

1. 手术治疗　是首选的治疗方法，可切除病灶，同时进行手术 - 病理分期。根据病情选择手术方案，如全子宫切除术及双侧附件切除术；或行广泛子宫切除术及双侧附件切除术，同时行盆腔及腹主动脉旁淋巴结清扫术，或肿瘤细胞减灭手术等。

2. 放射治疗　不能手术的患者或术前、术后可用放疗。

3. 药物治疗　①孕激素：适用于晚期或癌症复发者，不能手术切除或年轻、早期、要求保留生育功能者，对分化好、生长缓慢、孕激素受体阳性的内膜癌，治疗效果较好。②抗雌激素制剂：他莫昔芬，是一类非甾体类抗雌激素药物，亦有弱雌激素作用。③化学药物：适用于晚期不能手术或治疗后复发者。常用的化疗药物有顺铂、多柔比星、紫杉醇等，可联合应用或与孕激素合并应用。

四、主要护理诊断 / 问题

1. 焦虑　与担心肿瘤危及生命、预后、需要手术有关。
2. 知识缺乏：缺乏疾病的进展、治疗、预后、康复等方面的相关知识。

五、护 理 措 施

（一）一般护理

休息环境安静舒适，指导患者合理饮食，必要时遵医嘱静脉补充营养，予支持疗法，改善体质，加强会阴护理，防治感染，提高机体抵抗力。

（二）病情观察

重点观察有无感染发生，按要求做好患者生命体征的观察和记录，注意阴道流血、流液及疼痛情况，使用孕激素治疗或化疗的患者，应注意观察药物反应。

（三）治疗配合

1. 对症护理　阴道排液多时患者取半卧位，勤换会阴垫，每天冲洗 1 ～ 2 次，必要时遵医嘱使用抗生素，防止交叉感染，疼痛明显者协助其选择舒适体位或深呼吸，必要时遵医嘱使用镇静、止痛药。

2. 手术护理　需要诊断性刮宫及手术治疗的患者，做好相关的术前准备及术后护理。

3. 用药护理　①孕激素：常用药物有醋酸羟孕酮、醋酸甲地孕酮等，以大剂量、高效、长期使用为宜，4 ～ 6 周可显效，至少用药 1 年，在治疗过程中，可能出现药物性肝炎、水钠潴留等不良反应，但停药后会逐渐消失。②他莫昔芬（TMX）：TMX 联合孕激素对于治疗子宫内膜癌有效，不主张单独使用。③化学药物和放射治疗：按相应护理措施执行。

（四）心理护理

耐心解答患者及家属的各种问题，介绍子宫内膜癌虽然是恶性肿瘤，但转移晚，预后较好，增强患者的信心，缓解心理压力。

六、健康教育

1. 普及防癌知识，宣传定期防癌检查的重要性，中老年妇女，每年一次妇科检查，注意高危人群，特别是围绝经期、月经紊乱及绝经后不规则阴道流血者，需做诊断性刮宫，以排除子宫内膜癌的可能，并及时接受治疗。

2. 严格雌激素用药指征，并在医生指导下正确使用，加强用药者的监测和随访。

3. 强调定期复查的重要性　完成治疗后患者前 2～3 年每 3～6 个月随访 1 次，以后每 6～12 个月随访 1 次。随访内容包括详细病史、盆腔检查、阴道细胞学检查、胸部 X 线摄片、血清 CA125 检测等，如有异常及时就诊。

4. 对患者提出利于康复的合理化建议　对出院后需服用药物治疗的患者，详细介绍服药方法及注意事项、可能出现的问题及应对方法。

第 4 节　卵 巢 肿 瘤

 案例 17-4

温女士，32 岁，未婚，婚前检查发现盆腔肿块，无明显压痛，月经周期 30 天，经期 5 天，量中等。妇科检查：子宫正常大小，右侧附件触及 6cm×5cm×5cm 的肿块，边界清，活动度好，质地中等。

问题： 1. 温女士可能患有什么疾病？

2. 下一步做什么辅助检查协助诊断？

3. 温女士主要的护理问题有哪些？入院后应做哪些护理？

卵巢肿瘤是常见的妇科肿瘤，可发生于任何年龄，多发生于生育期，青少年或老年妇女少见，一旦发生，多为恶性肿瘤。卵巢恶性肿瘤是女性生殖器官常见三大恶性肿瘤之一，死亡率居妇科恶性肿瘤之首，已成为严重威胁妇女生命和健康的主要肿瘤。

一、概　　述

（一）病因

病因不明，卵巢恶性肿瘤患者可能有家族史，初潮年龄早、绝经年龄晚、少育、不孕、使用激素替代疗法、服用诱发排卵药物、高胆固醇饮食等都是卵巢肿瘤的易发因素。

考点　卵巢肿瘤发生的高危因素

（二）病理分类

卵巢组织复杂，是全身各脏器肿瘤类型最多的部位，可以有各种不同的形态和性质。

1. 上皮性肿瘤　最常见，其恶性类型占卵巢恶性肿瘤 70%。可分为浆液性、黏液性、子宫内膜样、透明细胞、移行细胞（Brenner 瘤）和浆黏液性肿瘤等。每一类别依据生物学行为又可分为良性、交界性和恶性。

2. 生殖细胞肿瘤

（1）无性细胞瘤：中度恶性，多见于青春期和生育期妇女，对放疗敏感。

（2）卵黄囊瘤：也称内胚窦瘤，易发生于儿童和青少年女性，恶性极高，肿瘤细胞可产生甲胎蛋白（AFP）。

（3）成熟畸胎瘤：最常见的卵巢良性肿瘤，又称皮样囊肿，囊内见油脂、毛发或骨质，瘤体较大，易发生蒂扭转，多见于育龄期妇女，恶变率为 2%～4%，多见于绝经后女性。

（4）未成熟畸胎瘤：属恶性肿瘤，主要为原始神经组织，多见于青少年。

3. 性索-间质肿瘤　又称功能性肿瘤，包括以下 4 种。

（1）颗粒细胞肿瘤：低度恶性，可发生于任何年龄，肿瘤细胞可分泌雌激素。

（2）卵泡膜细胞瘤：具有内分泌功能的良性肿瘤，肿瘤细胞可分泌雌激素，常与颗粒细胞瘤同时存在，易导致子宫内膜病变。

（3）纤维瘤：良性肿瘤，可伴有胸腔积液和腹水，称梅格斯综合征（Meigs syndrome）。切除肿瘤后胸腔积液和腹水自行消失。

（4）支持细胞-间质细胞瘤：又称睾丸母细胞瘤，罕见，肿瘤细胞可分泌雄激素。

4. 转移性肿瘤　原发于消化道、乳腺、生殖道和泌尿道的恶性肿瘤的转移癌，常见的有库肯勃瘤，镜下见典型的印戒细胞，能产生黏液，恶性程度高，预后极差。

（三）转移途径

主要转移途径是直接蔓延、腹腔种植，其次为淋巴转移，血行转移者少见。

二、护 理 评 估

（一）健康史

了解有无与发病有关的高危因素，根据患者年龄、病程长短及局部体征初步判断是否为卵巢肿瘤、有无并发症，并对良恶性作出初步判断。

（二）身心状况

1. 症状　早期患者多无症状，常在妇科检查时偶然发现。随着肿瘤增大患者可有腹胀、消化不良、不规则阴道流血等；甚至出现压迫症状，如尿频、便秘、气急、心悸等；恶性肿瘤可出现腹水、疼痛、恶病质；若为功能性肿瘤，可出现相应性激素过多的表现。

2. 体征　肿瘤较大时可发现腹部包块，妇科检查发现：子宫一侧或双侧扪及囊性或实性包块；表面光滑或高低不平；活动或固定不动。

3. 卵巢良、恶性肿瘤的区别（表 17-3）。

表 17-3　卵巢良、恶性肿瘤的区别

项目	良性肿瘤	恶性肿瘤
病史	生长缓慢，病程长，逐渐增大	生长迅速，病程短
年龄	生育期多见	幼女，青春期或绝经后妇女多见

续表

项目	良性肿瘤	恶性肿瘤
全身状况	良好，多无不适	晚期有腹痛、腹胀、腹水、消瘦、发热，呈恶病质
体征	多呈单侧、活动、囊性、表面光滑，无腹水	多为双侧、固定、实性或囊实性、表面不规则、常伴腹腔积液，可查到癌细胞
B超	为液性暗区、边缘清晰	液性暗区内有杂乱光团，肿块边界不清

4. 并发症

（1）蒂扭转：是最常见的并发症，好发于瘤蒂长、活动度大、中等大小、重心偏于一侧的肿瘤，如成熟畸胎瘤。当体位突然改变或向同一方向连续转动时，妊娠期或产褥期由于子宫大小、位置的改变均易发生蒂扭转。典型症状为突然发生一侧下腹剧痛，常伴恶心、呕吐甚至休克。盆腔检查可触及张力较大的肿物，压痛以瘤蒂处最剧，伴有肌紧张。若为不全扭转者有时可自然复位，腹痛也随之缓解。一经确诊应尽快手术。

（2）破裂：有外伤性破裂及自发性破裂两种。外伤性破裂可因腹部受重击、分娩、性交、穿刺、盆腔检查等导致；自发性破裂则因肿瘤过速生长导致或恶性肿瘤浸润性生长穿破囊壁引起。表现为程度不同的腹痛及腹膜刺激症状，有时可导致内出血、腹膜炎或休克。怀疑肿瘤破裂时应立即剖腹探查。

（3）感染：较少见，多发生于蒂扭转或破裂后，或邻近器官感染蔓延所致，表现为发热、腹痛、肿块压痛、腹肌紧张、白细胞计数升高及腹膜炎等。发生感染者应先用抗生素抗感染；后手术切除肿瘤，若短期内不能控制感染则宜即刻手术。

（4）恶变：肿瘤迅速生长尤其双侧性，应考虑有恶变可能，应尽早手术。

考点　卵巢肿瘤的并发症

5. 心理 - 社会状况　患者及家属担心肿瘤的性质和预后而感到焦虑、恐惧，迫切需要相关信息，渴望尽早得到确切结果，一旦得知为恶性肿瘤，甚至面临死亡威胁时，患者极度恐惧，急需医务人员的关爱和救助。

（三）辅助检查

1. B超检查　可检测肿瘤的部位、大小、形态及性质，并能鉴别卵巢肿瘤、腹水和结核性包裹性积液。

2. 腹腔镜检查　可直视肿物的大体情况，必要时在可疑部位进行多点活检；抽吸腹腔液进行细胞学检查。

3. 细胞学检查　通过腹水、腹腔冲洗液和胸腔积液找癌细胞，有助于进一步确定临床分期及选择治疗方案。

4. 放射学诊断　畸胎瘤行腹部 X 线平片检查，可显示牙齿及骨质等。淋巴造影可判断有无淋巴道转移，CT、MRI 能清晰显示肿块。

5. 肿瘤标志物　测定患者血清中的肿瘤标志物，用于辅助诊断及病情监测。①血清CA125：最为常用的卵巢癌肿瘤标志物，尤其是浆液性卵巢癌的首选肿瘤标志物。②血清

AFP：对卵黄囊瘤有特异性诊断价值。③ hCG：对原发性卵巢绒毛膜癌有特异性诊断价值。④性激素：颗粒细胞瘤、卵泡膜细胞瘤可产生雌激素，睾丸母细胞瘤可产生雄激素。⑤人附睾蛋白 4（HE4）：是一种新的卵巢癌肿瘤标志物，可用于卵巢癌的早期检测、鉴别诊断、治疗监测及预后评估，目前推荐其与 CA125 联合应用诊断卵巢癌。⑥ CA199 和癌胚抗原（CEA）：在卵巢上皮癌患者中会升高，尤其对卵巢黏液性癌的诊断价值较高。

三、治 疗 要 点

首选手术治疗。手术范围及手术方式取决于肿瘤性质、病变范围和患者年龄、生育要求等。

1. 良性肿瘤　年轻、单侧良性卵巢肿瘤者应行患侧卵巢肿瘤剥出术或卵巢切除术。绝经后期妇女宜行子宫及双侧卵巢切除术，术中需判断卵巢肿瘤的良恶性，必要时作冷冻切片组织学检查，明确肿瘤的性质以确定手术范围。

2. 恶性肿瘤　以手术为主，辅以化疗、放疗等综合治疗方案。晚期卵巢癌患者行肿瘤细胞减灭术，其目的是切除所有原发灶，尽可能切除所有转移灶，使残余肿瘤直径越小越好。

3. 卵巢肿瘤并发症　属急腹症，一旦确诊须立即手术；怀疑卵巢瘤样病变且囊肿直径小于 5cm 者可随访观察。

四、主要护理诊断 / 问题

1. 焦虑 / 恐惧　与担心病情、手术、预后有关。
2. 预感性悲哀　与切除子宫、卵巢担心生育能力及女性特征有关。
3. 营养失调：低于机体需要量　与癌症、化疗药物的治疗反应等有关。
4. 有感染的危险　与手术、化疗、机体抵抗力下降有关。

五、护 理 措 施

（一）一般护理

为患者提供安静、舒适的环境；多巡视病房，耐心讲解病情，指导患者做好各项检查，合理补充营养，鼓励多进食高蛋白，富含维生素 A 的食物，避免高胆固醇饮食，不能进食者静脉补充营养，肿瘤过大或腹部过度膨隆不能平卧者，指导其半卧位。

（二）病情观察

注意观察生命体征的同时关注阴道流血情况，早期发现有无感染的征象，注意有无腹痛、腹胀等症状，注意及早发现并发症，及时报告医生。

（三）治疗配合

向患者及家属介绍相应检查、治疗方法和注意事项，协助医师完成各项诊断性检查，需做腹腔穿刺或腹腔化疗者应备好穿刺用物，协助医师操作，严密观察，一次放腹水不超过 3000ml，放腹水的速度宜缓慢，术后用腹带包扎腹部，对于手术治疗的患者，按照腹部手术护理常规做好术前准备和术后护理，对需化疗、放疗者提供相应的护理。

（四）心理护理

加强与患者的沟通，耐心讲解病情和手术治疗的必要性，使患者及家属能够积极配合医护检查及治疗，做好咨询服务和心理疏导，鼓励患者保持积极的心态接受病情，以积极的心态面对生活的挑战。

考点 卵巢肿瘤的护理措施

六、健康教育

1. 加强预防保健　认识卵巢癌的高危因素，提倡多摄入高蛋白、富含维生素 A 的食物，减少高胆固醇饮食；高危妇女口服避孕药有利于预防卵巢癌的发生。对患有其他癌症的，应定期随访检查，以减少转移性卵巢肿瘤的发生。

2. 开展普查普治　30 岁以上妇女，每年进行一次妇科检查；高危人群半年接受一次检查，以排除卵巢肿瘤。必要时行 B 超检查和测定血清 CA125、AFP、hCG 等肿瘤标志物。

3. 监测卵巢瘤样病变　怀疑卵巢瘤样病变者，囊肿直径小于 5cm，3～6 个月复查 1 次，若复查后不能自行消失或反而增大应考虑为卵巢肿瘤，需及时处理。卵巢实性或囊实相间或直径大于 8cm 的囊性肿块者，应尽早手术；盆腔肿块诊断不清，宜尽早行腹腔镜检查或剖腹探查。

4. 术后随访　与患者及家属说明定期随访的重要性，良性肿瘤患者，术后 1 个月行常规复查。恶性肿瘤患者术后第 1～2 年，每 3 个月复查 1 次，术后第 3～5 年，每 3～6 个月复查 1 次，术后 5 年后，每年复查 1 次。随访内容包括询问症状，进行体检，根据病情需要，可行 B 超、CT 或 MRI 检查，测定血清 CA125、AFP、hCG 等肿瘤标志物。

自 测 题

A1/A2 型题

1. 宫颈癌最早出现的症状是

　A. 腰背疼痛

　B. 阴道排液

　C. 接触性出血

　D. 恶病质

　E. 阴道大量出血

2. 关于宫颈癌的健康教育内容，错误的是

　A. 注意性生活卫生，预防病毒感染

　B. 积极治疗阴道或子宫颈的炎症

　C. 术后 3 个月内禁止性生活

　D. 定期进行普查，1～2 年复查 1 次

　E. 术后 1 年内第 1 个月进行第 1 次随访，以后每 6 个月复查 1 次

3. 诊断子宫肌瘤最常用的方法是

　A. 诊断性刮宫

　B. 阴道脱落细胞学检查

　C. B 超检查

　D. 宫腔镜检查

　E. X 线检查

4. 子宫内膜癌的主要临床表现是

　A. 绝经后阴道流血

B. 白带增多

C. 接触性出血

D. 月经紊乱

E. 疼痛

5. 以下有关防治子宫内膜癌的措施，错误的是

　　A. 超过 50 岁的妇女定期盆腔检查

　　B. 绝经后的妇女长期口服雌激素

　　C. 围绝经前后的妇女出现异常阴道流血及时就诊

　　D. 定期妇科检查

　　E. 积极控制肥胖，治疗高血压、糖尿病

6. 易发生蒂扭转的卵巢肿瘤是

　　A. 浆液性囊腺瘤

　　B. 黏液性囊腺瘤

　　C. 纤维瘤

　　D. 颗粒细胞瘤

　　E. 成熟畸胎瘤

7. 宫颈癌根治术后，可以拔除导尿管的时间是术后

　　A. 1～2 天　　　　B. 3～4 天

　　C. 5～6 天　　　　D. 7～14 天

　　E. 2 周以后

8. 患者，女，40 岁。患有子宫肌瘤，引起月经增多，与导致月经增多最密切的因素是

　　A. 肌瘤的大小

　　B. 肌瘤的数目

　　C. 肌瘤的生长部位

　　D. 肌瘤的变性

E. 以上都不是

9. 患者，女，59 岁，绝经 10 年后出现阴道流血，妇科检查：右侧卵巢增大如鸭蛋，子宫内膜病理检查呈腺瘤型过度增生，应考虑

　　A. 卵巢无性细胞瘤

　　B. 卵巢颗粒细胞瘤

　　C. 宫颈癌

　　D. 子宫内膜癌

　　E. 子宫肌瘤

A3/A4 型题

（10～11 题共用题干）

　　某女，已婚，45 岁，近 2 个月性生活后有少许阴道出血，妇科检查初步诊断为宫颈癌。

10. 初步筛查应取的辅助检查是

　　A. 白带检查

　　B. 诊断性刮宫

　　C. 宫颈刮片细胞学检查

　　D. 腹腔镜检查

　　E. B 超检查

11. 可作为确诊依据的辅助检查是

　　A. 宫颈刮片细胞学检查

　　B. 子宫颈和子宫颈管活体组织检查

　　C. 诊断性刮宫

　　D. 子宫颈锥形切除术

　　E. 碘试验

（张佩勉）

| 第 18 章 |
妇科手术患者的护理

妇科手术根据手术部位可分为腹部手术和外阴阴道手术。常见的妇科腹部手术有全子宫切除术或次全子宫切除术、附件切除术、剖腹探查术等。外阴阴道手术常见的有外阴癌切除术、宫颈息肉摘除术、宫颈切除术、经阴道全子宫切除术等。

第 1 节　腹部手术患者的护理

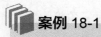
案例 18-1

张女士，43 岁，白带多，因性生活后分泌物带血 6 个月就诊。妇科检查：宫颈可见菜花状改变，触之易出血，质软而脆。临床诊断：子宫颈癌 ⅡA1 期，医生拟行经腹广泛性子宫切除术及盆腔淋巴结切除术。

问题：作为责任护士，对该患者应采取哪些护理措施？

一、术　前　护　理

（一）护理评估

1. 健康史　了解患者的一般情况，如年龄、职业、婚姻状况、月经史、生育史、手术史及药物过敏史、个人生活习惯等。了解所患疾病及诊疗情况。同时评估患者疾病的轻重缓急，手术指征及可能出现的并发症。

2. 身心状况

（1）身体状况

1）监测生命体征，对生命体征异常的患者应及时查明原因，积极处理好再进行手术。

2）了解患者营养状况，皮肤的颜色、弹性，患者是否有贫血、营养不良。

3）评估患者是否有易导致术中出血较多或影响术后康复的慢性疾病，如糖尿病、高血压等。

（2）心理 - 社会状况：了解患者术前心理状况，对将要进行的手术了解的程度及存在的思想顾虑。了解患者丈夫或家属对患者的关心与支持程度、家庭经济状况、医疗费用承受能力等。

3. 辅助检查　测血常规、尿常规及大便常规，进行凝血功能及心电图、胸部 X 线片、肝肾功能、血生化测定，了解患者的心、肺、肝、肾等重大脏器的功能，以判断患者是否能耐受手术。

（二）主要护理诊断／问题

1. 焦虑　与担心手术是否顺利及手术效果有关。

2. 知识缺乏：缺乏疾病发生、发展、治疗及护理等相关知识。

（三）护理措施

1. 术前准备

（1）心理护理：向患者及家属介绍手术名称及过程，消除患者恐惧心理。对手术切除器官造成的精神压力、失落感，要给予理解和关爱。

（2）全身准备：术前 3 日，每 8 小时测量体温、脉搏、呼吸 1 次，每日测血压 1 次，完善各项术前检查。

（3）皮试：了解药物过敏史，做麻醉药和抗生素皮试。

（4）阴道准备：拟行经腹全子宫切除术患者，术前 3 日开始行阴道准备，用 0.05% 聚维酮碘液或 1 ：1000 苯扎溴铵溶液冲洗阴道，手术当日再次行阴道消毒，并在宫颈、阴道穹隆处涂甲紫。

（5）肠道准备：根据患者的麻醉、手术方式、手术范围及患者的身体状况选择个性化的肠道准备方法。一般术前一天选择无渣饮食或流质饮食，术前 8 小时禁食，术前 4 小时禁饮。预计手术可能涉及肠道时，肠道准备应从术前 3 日开始，遵医嘱给予肠道抑菌药物；术前一日口服导泻剂。

（6）皮肤准备。①清洁：淋浴、更衣、剪指甲、去除化妆品。②备皮：上自剑突下缘，两侧至腋中线，下达阴阜和大腿上 1/3 处。

（7）休息：遵医嘱术前日晚给予适量镇静剂，保证患者充分休息。

（8）其他：根据手术种类和麻醉方式，铺好麻醉床，准备好监护仪、负压吸引设备及急救用物。认真核对受术者生命体征、药敏试验结果、交叉配血情况等。

考点　术前备皮范围

2. 手术日准备　①观察生命体征；②取下活动义齿、发卡、首饰等交给家属保管；③术前 30 分钟留置导尿管；④与手术室护士交接，核对患者所有信息及用物，无误后签字。

二、术后护理

（一）护理评估

1. 健康史　值班护士向手术室护士及麻醉师详尽了解麻醉的方式、术中经过及出血情况，是否输血，术中出入量及用药，目前补液情况及所用药物的名称、剂量等。

2. 身心状况

（1）症状

1）评估患者术后疼痛的部位、性质、程度，有无使用镇痛泵及效果。

2）注意观察有无恶心、呕吐及呕吐物的量、颜色、性状。

（2）体征

1）监测体温、血压、脉搏及呼吸，观察患者的呼吸频率与深度，注意脉搏是否有力，节律是否整齐，了解体温是否有变化。

2）观察神志以了解患者的麻醉恢复情况。注意观察切口敷料是否干燥、有无渗血；麻醉针孔处有无渗血，术中受压部位皮肤、骨突处皮肤有无压红及下肢感觉是否已恢复等。

3）注意观察导尿管、引流管是否通畅，尿液及引流液的量、性状、颜色，并做好记录，便于动态观察。

（3）并发症

1）腹胀：多因术后肠蠕动减弱所致。

2）泌尿系统感染：尿潴留是发生泌尿系统感染的常见原因。

3）切口异常：切口出血多或切口压痛明显、肿胀，检查有波动感，应考虑为切口血肿，易导致切口感染。

考点　妇科腹部术后并发症

（4）心理-社会状况：术后患者往往担心手术是否成功而出现精神紧张或焦虑。应通过与患者的交流，了解患者的心理反应。

（二）主要护理诊断/问题

1.疼痛　与手术创伤有关。

2.自理能力缺陷　与麻醉、手术、术后输液有关。

3.有感染的危险　与手术、机体抵抗力降低有关。

4.潜在并发症：出血、下肢静脉血栓。

（三）护理措施

1.一般护理

（1）为患者提供安静舒适、空气新鲜的休养环境，备好术后用物及抢救物品。

（2）术后每 15～30 分钟监测 1 次血压、脉搏和呼吸，直至平稳后改为每 4 小时 1 次，24 小时后病情稳定者可改为每日测 4 次，直至正常后 3 日。

（3）腹部手术当日禁食，术后 1～2 日进流质饮食，后改为半流质饮食。

（4）遵医嘱术后 24 小时内应用哌替啶等止痛剂或镇痛泵。

（5）观察何时排气、有无腹胀。鼓励患者早下床活动，预防或减轻腹胀。

2.安置体位

（1）术毕将患者送回病室，平稳搬移至病床，固定引流管、输液管，避免牵拉脱落。

（2）全麻患者清醒前专人守护，去枕平卧，头偏向一侧，保持呼吸道通畅，防止呕吐物、分泌物呛入气管。硬膜外麻醉患者术后去枕平卧 6～8 小时，生命体征平稳后可取半卧位。

考点　不同麻醉情况的卧位及时间

3.切口护理　术后观察切口有无渗血、渗液或敷料脱落，及时更换敷料；协助医生无菌换药，预防切口感染，遵医嘱应用抗生素。用腹带包扎腹部，必要时用 1～2kg 沙袋压迫腹部伤口 6～8 小时。全子宫切除术后观察阴道出血及分泌物的量、颜色、性状，判断阴道切口愈合情况。

考点　切口护理要点

4. 留置导尿管的护理　保持导尿管通畅，注意观察尿液的量、颜色。导尿管一般于术后 24 ～ 48 小时拔除，广泛性子宫切除术＋盆腔淋巴结清除术留置导尿管 10 ～ 14 日，拔出导尿管前夹管并定时开放，训练膀胱功能。导尿管拔除后督促患者 1 ～ 2 小时排尿 1 次。会阴护理每日 2 次，鼓励多饮水，预防泌尿系统感染。

> **考点**　不同手术留置导尿管的时间及拔除导尿管前注意事项

（四）健康教育

1. 指导患者制订计划，包括出院后的休息、活动、用药、饮食、性生活、门诊复查时间、可能出现的异常症状及应对等，提升患者自我照顾能力。

2. 加强营养，注意卫生和休息；术后 2 个月内避免提举重物，防止腹部肌肉用力；适当做腹部肌肉增强运动。

第 2 节　外阴、阴道手术患者的护理

案例 18-2

苏女士，73 岁，有肿物自阴道口脱出 1 年。绝经 20 年，慢性咳嗽病史。一年前自觉有肿物自阴道口脱出，伴下腹坠痛，腰骶部酸痛，夜间休息后略好转，未进行治疗。近半年来伴尿失禁，前来就诊。妇科检查：子宫颈及部分宫体均已脱出阴道外，伴阴道前壁明显膨出。医生建议行经阴道全子宫切除加阴道前壁修补术。

问题： 作为责任护士，对该患者应采取哪些护理措施？

一、术前护理

（一）护理评估

1. 健康史　了解患者的年龄、婚育等一般情况。了解患者的身体状况、疾病的轻重、缓急，确定患者是否需要急诊手术、手术方式及范围。

2. 身体状况　术前应评估患者的全身情况及局部情况，其内容和方法同腹部手术。

3. 心理 - 社会评估　外阴、阴道手术需暴露隐私部位，患者常表现出羞怯、焦虑心理，年轻患者因担心术后影响性生活，往往不愿谈及疾病，或担心夫妻生活受影响而感到悲观、自尊紊乱等，甚至有的患者因术后不能生育而感到绝望，给家庭带来巨大压力。

（二）主要护理诊断 / 问题

1. 知识缺乏：缺乏疾病及手术的相关知识。

2. 自尊紊乱　与手术暴露或术后外阴、阴道的形态及功能改变有关。

3. 焦虑　与担心疾病预后有关。

（三）护理措施

1. 心理护理　关心、体贴患者，最大限度保护患者隐私，鼓励患者积极配合。

2. 肠道准备　会阴Ⅲ度裂伤修补术、直肠阴道瘘修补术等，手术前 3 日进少渣半流质饮食 2 日，流质饮食 1 日，遵医嘱给肠道抗生素，手术前 1 日晚上或手术当日晨清洁灌肠。

3.阴道准备　术前 3 日开始行阴道准备，每日用 1∶5000 高锰酸钾溶液或 0.2% 碘伏溶液冲洗阴道，每日 2 次，手术日晨行宫颈、阴道消毒。

4.皮肤准备　尿瘘、粪瘘及Ⅲ度子宫脱垂患者，术前 3～5 日用 1∶5000 高锰酸钾溶液坐浴。外阴湿疹患者坐浴后局部涂擦氧化锌油膏，痊愈后再手术。术前 1 日行皮肤准备，备皮范围：上至耻骨联合上 10cm，下至外阴部、肛周及大腿内上 1/3 处。

5.膀胱准备　送患者去手术室前排空膀胱，带导尿包于手术室备用。必要时术中、术后留置导尿管。

考点 术前皮肤准备的范围

二、术后护理

（一）护理评估

外阴、阴道手术患者的术后护理评估同腹部手术患者。因手术部位接近尿道口、阴道口及肛门，应注意观察局部切口早期感染的征象。

（二）主要护理诊断 / 问题

1.疼痛　与外阴、阴道疾病和手术创伤有关。

2.有感染的危险　与疾病的部位有关。

3.焦虑　与术后生活状态可能受影响有关。

（三）护理措施

1.选择适当体位　膀胱阴道瘘术后取健侧卧位；子宫脱垂阴式子宫切除术术后早期避免半卧位；处女膜闭锁及先天性无阴道术后取半卧位；外阴癌及外阴根治术术后取平卧双腿外展屈膝位；阴道后壁修补或盆底修补术取平卧位，禁止半卧位。

2.术后一般护理

（1）保持外阴清洁干燥，勤换会阴垫、内裤及床垫，每天会阴护理 2 次，排便后清洁外阴。

（2）遵医嘱应用止痛剂或镇痛泵。

（3）根据手术范围和病情留置导尿管 2～10 日，一般为 5～7 日；生殖器官瘘手术后保留导尿管 7～14 日；保持导尿管通畅，及时倒尿，更换尿袋。

（4）会阴Ⅲ度裂伤修补术患者，术后 3 日进无渣流质或半流质饮食，术后 5 日进少渣饮食；遵医嘱给抗生素；术后第 3 日始口服缓泻剂，常用液体石蜡 30ml，每晚 1 次，避免排便困难。

（5）避免增加腹压的动作，如用力大便、咳嗽等。

3.切口护理　观察切口有无红、肿、热、痛、渗出等感染征象。外阴加压包扎或阴道内留置纱条一般在术后 12～24 小时内取出，取出时注意核对纱条数目，观察阴道分泌物的量、颜色、性状、有无异味。

（四）健康教育

告知患者术后 3 个月内避免重体力劳动，避免增加腹压的动作。定期随访，检查确定伤口完全愈合后方可恢复性生活。

自 测 题

A1/A2 型题

1. 护士为阴部手术患者备皮的范围是
    A. 上至耻骨联合上 10cm，下至外阴部、肛门周围、臀部及大腿内上 1/3
    B. 上至剑突，下至外阴部、肛门周围、臀部及大腿内上 1/3
    C. 上自耻骨联合上 10cm，下至两侧髋部及大腿内上 1/3
    D. 上至脐部，下至会阴、肛门及大腿内上 1/3
    E. 上至阴阜，下至外阴部、肛门周围、臀部及大腿内上 1/3

2. 广泛性子宫切除术及盆腔淋巴结清除术患者，咨询留置导尿管的时间，护士正确的回答是
    A. 1 ～ 4 日
    B. 5 ～ 9 日
    C. 10 ～ 14 日
    D. 15 ～ 16 日
    E. 17 ～ 20 日

A3/A4 型题

（3 ～ 5 题共用题干）

患者，女，47 岁，因子宫肌瘤入院，拟在硬脊膜外麻醉下经阴道行全子宫切除术。

3. 护士在术前 1 日的术前准备中，护理措施正确的是
    A. 术前 1 日口服抗生素
    B. 术前 12 小时禁食
    C. 术前 2 小时禁水
    D. 阴道消毒
    E. 术前 4 小时口服镇静安眠药

4. 对该患者进行术后护理，正确的是
    A. 去枕平卧 12 小时
    B. 术后不宜给止痛剂
    C. 4 ～ 6 小时测生命体征 1 次
    D. 术后观察切口有无渗血
    E. 术后第 2 天，取平卧位

5. 该患者术后常规拔除导尿管的时间为术后
    A. 1 ～ 2 日
    B. 3 ～ 5 日
    C. 5 ～ 7 日
    D. 8 ～ 10 日
    E. 10 ～ 14 日

（高宝珍）

| 第 19 章 |
妇科其他疾病患者的护理

第 1 节　不　孕　症

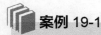

案例 19-1

　　王女士，36 岁，结婚 5 年，丈夫 37 岁。近 2 年来正常性生活未避孕，但一直未受孕。分别于 4 年前和 3 年前行人工流产 1 次。输卵管碘油造影检查示双侧输卵管阻塞，余未见明显异常，男方检查未见异常。现夫妇双方情绪低落，对生子感觉无望。

　　问题：1. 患者的诊断是什么？护理诊断 / 护理问题有哪些？
　　　　　　2. 对患者应采取哪些护理措施？
　　　　　　3. 该夫妇可采用何种辅助生殖技术？

一、概　　述

（一）概念

　　育龄期女性有正常性生活未采取避孕措施，至少 1 年未孕称为不孕症，男性则称为不育症。其中从未有过妊娠史者称为原发不孕；曾有过妊娠史者称为继发不孕。我国不孕症发病率为 7% ～ 10%。

（二）病因

　　1. 女方因素　　主要包括排卵障碍和盆腔因素两方面，通过影响卵母细胞的生成、发育、排出、运送、受精，或影响胚胎的早期发育、着床等过程，进而导致不孕。

　　（1）排卵障碍：常见的原因如下。①下丘脑性闭经或月经失调，如促性腺激素性低性激素性闭经等；②垂体性闭经或月经失调，如高催乳素血症等；③卵巢性闭经或月经失调，如早发性卵巢功能不全、多囊卵巢综合征等；④其他内分泌疾病，如先天性肾上腺皮质增生症、肾上腺皮质功能减退症、甲状腺功能减退等。

　　（2）盆腔因素：①先天性生殖系统畸形：包括米勒管发育不全等；②子宫颈因素：包括子宫颈功能不全、其他子宫颈病变等；③子宫体病变：包括子宫内膜病变、子宫肿瘤、子宫腔粘连等；④输卵管及其周围病变：包括输卵管梗阻、输卵管周围粘连、输卵管积水、盆腔粘连等；⑤子宫内膜异位症。

考点　不孕症的概念；女方不孕症原因

　　2. 男方因素　　精液异常，如少精子症、弱精子症、无精子症、畸形精子症、单纯精浆异常等；性功能障碍；免疫性不孕等。

3. 不明原因不孕　双方均未查出与不孕有关的原因，可能病因包括免疫因素、隐性输卵管因素、潜在的卵母细胞异常、受精障碍、胚胎发育阻滞、受精卵着床失败和遗传缺陷等，但目前临床缺乏针对性检测手段，难以确定明确病因。

二、护理评估

（一）健康史

主要了解男女双方不孕相关病史，包括男方不孕年限、有无性交或射精障碍、不育相关检查和治疗经过；既往疾病和治疗史，手术史，个人史和家庭史等。女方主要针对月经情况及相关的影响因素、婚育史、可能影响输卵管通畅度和盆腔环境的高危因素进行询问，初步判断是否存在排卵障碍或盆腔因素可能。

（二）身心状况

1. 症状　不孕症病因复杂，症状与导致不孕的原因有关。如因输卵管因素导致的不孕，患者可能会出现下腹部隐痛、腰骶部酸痛、白带异常等症状；内分泌异常引起排卵异常所致不孕的患者一般无明显异常症状；子宫内膜异位症所致不孕患者则出现继发性进行性痛经。

2. 体征　原发性不孕症患者可能会出现子宫发育不良或畸形的征象及第二性征发育不良的表现，继发性不孕症患者盆腔检查往往出现子宫后位、活动差、附件增厚，有压痛，后穹隆处触及痛性结节等体征。

3. 心理 - 社会状况　女性一旦被确诊为不孕症后，立即会出现明显的情绪改变，从震惊、否认发展到愤怒，最后演变到内疚和悲伤。由于社会和家庭通常把不孕的责任归结为女性因素，会进一步加重患者的心理负担；漫长和繁杂的不孕症检查与治疗，极大地影响了不孕症妇女的生活，可导致患者出现恐惧、抑郁、失望和绝望等一系列心理表现。

（三）辅助检查

1. 常规检查　男方检查：精液常规检查，全身检查，重点检查外生殖器有无病变或畸形，包括阴茎、阴囊、前列腺的大小、形状等。女方检查：生命体征、发育及营养状况检查，包括血压、脉搏、身高、体重、体脂分布特征等；甲状腺、乳腺检查；有无雄激素过多体征，如多毛、痤疮、黑棘皮征等；妇科检查，包括外阴发育、阴毛分布、第二性征、阴道和宫颈异常排液和分泌物，子宫大小、形状、位置和活动度，附件包块和压痛，直肠子宫陷凹的包块、触痛和结节，盆腔和腹壁压痛及反跳痛，盆腔包块等。

2. 特殊检查　包括卵巢功能检查、输卵管功能及通畅检查、宫腔镜检查、腹腔镜检查、性交后精子穿透力试验、生殖免疫检查等。

三、治疗要点

针对病因的治疗是关键，在治疗时应充分考虑患者的卵巢生理年龄，选择合理、安全、高效的个体化方案。对于肥胖、消瘦、有不良生活习惯或不良环境接触史的患者首先要改变生活方式，纠正或治疗系统性疾病；性生活异常者排除器质性病变后可给予指导，帮助其了解排卵规律，调节性交频率和时机以增加受孕机会；输卵管不通者可考虑输卵管通液术或输卵管重建术纠正；卵巢排卵功能障碍者可使用药物诱发排卵；免疫异常者可采用免疫抑制治疗；有贫血、甲状腺功能亢进或甲状腺功能减低等疾病先予以治疗纠正；对反复治疗无效夫妇应帮助其正确认识辅助生殖技术，选择妊娠率高、安全有效的辅助生殖技术。

四、主要护理诊断/问题

1. 焦虑　与长时间的诊疗过程及治疗效果不佳有关。

2. 长期低自尊　与家庭社会压力有关。

3. 知识缺乏：缺乏生殖系统解剖知识、性生殖常识、不孕知识。

五、护 理 措 施

1. 心理护理　对不孕症患者提供心理支持，对因长期不孕导致精神紧张和自卑心理的患者给予心理疏导，引导家人给予关心和支持，减轻患者紧张心理和降低患者心理压力，纠正因精神紧张所致的排卵障碍；鼓励患者放松心情，保持良好情绪，有利于恢复卵巢内分泌功能；对于需要较长时间检查治疗的患者给予精神鼓励，增加患者的自信心。对治疗失败的患者，帮助患者面对治疗结果，向患者提供辅助生殖技术信息，让患者乐意接受通过辅助生殖技术妊娠来生育子女。

2. 一般护理　嘱患者合理补充营养，均衡饮食，保证充足睡眠，适当活动，劳逸结合。

3. 病情观察　观察患者在治疗期间的治疗效果，询问患者下腹部隐痛、腰骶部酸痛症状是否缓解或消失，白带情况是否恢复正常，还要定期做相关检查进一步了解治疗情况，观察使用药物治疗有无副作用出现。

4. 治疗配合　提前告知患者各项检查的时间和注意事项，让患者充分做好检查准备；遵医嘱指导患者正确服药，告知用药方法及注意事项，注意观察药物的副作用，如出现异常情况及时报告医生。

六、健 康 教 育

1. 指导患者提高妊娠概率的技巧　教会患者容易受孕的性知识，学会计算预测排卵时间的方法，选择排卵前2～3天到排卵后1～2天性交，以增加受孕机会。

2. 改变不良生活习惯，建立健康生活方式　避免过度减肥，戒除吸烟、酗酒等不良生活习惯和嗜好，避免熬夜，按时作息，加强锻炼，适当调整个人心态，减轻工作压力。

3. 防止生殖系统感染　注意经期卫生，避免不洁性行为，减少人工流产。积极治疗生殖道感染疾病。

4. 树立正确的生育观　指导不孕症夫妇双方改变传统生育观念，接受利用辅助生殖技术生育后代。

七、辅助生殖技术

辅助生殖技术（ART）是指对配子、胚胎或者基因物质在体内外操作而获得新生命的技术，也称医学助孕。包括人工授精（AI）、体外受精 - 胚胎移植（IVF-ET）及其衍生的卵胞质内单精子注射（ICSI）、胚胎植入前遗传学诊断 / 筛查（PGD/PGS）、配子移植技术等。

（一）人工授精

人工授精是将男性精液通过非性交方式注入女性生殖道内，以使卵子和精子自然受精达到妊娠目的一种技术。包括使用丈夫精液人工授精和供精者精液人工授精。按国家法规，目前供精者人工授精的精子来源一律由国家卫生健康委员会认定的人类精子库提供和管理。

具备正常发育的卵泡、正常范围的活动精子数目、健全的女性生殖道结构、至少一条通畅的输卵管的不孕（育）症夫妇，可以实施人工授精治疗。根据授精部位可将人工授精分为宫腔内人工授精、宫颈管内人工授精、阴道内人工授精、输卵管内人工授精及直接经腹腔内人工授精等，目前临床上以宫腔内人工授精和宫颈管内人工授精最为常用。

（二）体外受精 – 胚胎移植

体外受精 - 胚胎移植技术指从女性卵巢内取出卵子，在体外与精子发生受精并培养 3 ～ 5 日，再将发育到卵裂球期或囊胚期阶段的胚胎移植到宫腔内，使其着床发育成胎儿的全过程，俗称为"试管婴儿"。

根据不同不孕（育）症病因的治疗需要，体外受精 - 胚胎移植技术相继衍生一系列相关的辅助生殖技术，包括配子和胚胎冷冻、囊胚培养、卵胞质内单精子注射、胚胎植入前遗传学诊断 / 筛查及卵母细胞体外成熟等。

（三）卵胞质内单精子注射

1992 年巴勒莫（Palermo）等人将精子直接注射到卵细胞胞质内，获得正常卵子受精的受精卵，诞生了人类首例单精子卵胞质内注射技术受孕的婴儿。

（四）胚胎植入前遗传学诊断 / 筛查

1990 年该技术首先应用于 X 性连锁疾病的胚胎性别选择。该技术可以使得产前诊断提早到胚胎期，避免了常规中孕期产前诊断可能导致引产对母亲的伤害。随着细胞和分子生物学技术发展，微阵列高通量的芯片检测技术、新一代测序技术应用于临床，目前已经有数百种单基因疾病和染色体核型异常均能在胚胎期得到诊断。

（五）配子移植技术

配子移植技术是将男女生殖细胞取出，并经适当的体外处理后移植入女性体内的一类助孕技术。包括经腹部和经阴道两种途径，将配子移入腹腔（腹腔内配子移植）、输卵管（输卵管内配子移植）及子宫腔（宫腔内配子移植）等部位，其中以经阴道宫腔内配子移植应用较多。其特点是技术简便，主要适于双侧输卵管梗阻、缺失或功能丧失者。随着体外培养技术的日臻成熟，配子移植的临床使用逐渐减少，目前主要针对经济比较困难或者反复体外受精 - 胚胎移植失败的患者，可以作为备选方案之一。

第2节　子宫内膜异位症

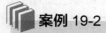

　　谢女士，36岁，继发性痛经2年。25岁结婚，26岁生育一女，生育史：1-0-3-1，2年前出现痛经，逐渐加重，1年前停止避孕，至今未孕，月经周期正常。妇科检查：阴道后穹隆触及多个米粒大小有触痛的结节，子宫正常大小，后位，固定，左侧附件区触及一5cm×4cm×5cm大小囊性包块，活动度差。右侧附件区增厚，有压痛。

　　问题： 1. 该女士主要的护理诊断/问题是什么？

　　　　　　2. 针对该女士做出相应的护理措施。

　　　　　　3. 给予谢女士健康教育。

一、概　　述

　　子宫内膜异位症是指具有活性的子宫内膜组织（包括腺体和间质）出现在子宫体以外的部位。多见于25～45岁生育期妇女，近年发病率呈上升趋势。异位内膜病变可发生于全身各部位，如脐、膀胱、乳腺甚至手臂、大腿等部位均可发病，但绝大多数位于盆腔脏器及腹膜，以卵巢、子宫骶韧带最常见。其次为直肠子宫陷凹、盆腔腹膜等。病因不明，主要学说有子宫内膜种植学说、淋巴及静脉播散学说、体腔上皮化生学说及免疫调节学说等。目前尚无一种学说可以解释全部子宫内膜异位症的发生，因而可能不同部位有不同的发病机制。

　　考点　子宫内膜异位症最常见部位

二、护理评估

（一）健康史

　　详细了解患者年龄、月经史及孕产史，有无多次人工流产、输卵管通液、碘油造影等宫腔内操作手术史等。

（二）身心状况

　　1. **症状**　①痛经：典型症状为继发性、进行性加重痛经。疼痛多位于下腹部及腰骶部，可放射至阴道、会阴、肛门或大腿，常于月经来潮时出现，并持续至整个经期。疼痛是由于异位的内膜出血刺激局部组织而致，或因异位的子宫内膜产生前列腺素等物质引起疼痛。疼痛的程度与病变部位有关，病灶在直肠子宫陷凹表面引起的痛经最为严重。②月经失调：常表现为月经量增多、经期延长或经前点滴出血等。③不孕：子宫内膜异位症常伴有不孕，40%的患者不孕。可能与盆腔器官及组织广泛粘连、输卵管蠕动减弱、卵巢功能紊乱有关。④性交痛：发生于直肠子宫陷凹、阴道直肠膈的子宫内膜异位症或因病灶导致子宫后倾固定的患者常有性交痛，尤以经前期性交痛明显。⑤其他症状：病灶异位于其他部位可能出现相应的表现，如异位至膀胱者，有周期性尿频、尿痛或血尿症状。脐部或其他部位的子宫内膜异位症则出现周期性局部肿块及疼痛等。

考点　痛经的特点及和发病部位的关系

2. 体征　妇科检查：子宫多后倾固定，直肠子宫陷凹、子宫骶韧带处可触及大小不等的结节，触痛明显。子宫一侧或双侧附件处扪及与子宫相连、不活动囊性包块，有压痛。子宫腺肌病时，子宫均匀增大或局限性隆起，质硬有压痛。

> **链接**
>
> **巧克力囊肿**
>
> 　　异位的子宫内膜随卵巢激素变化而发生反复周期性出血。形成单个或多个囊肿，发生在卵巢者，称为卵巢子宫内膜异位囊肿，囊肿内含暗褐色、似巧克力糊状陈旧性血液，故又称为卵巢巧克力囊肿。

3. 并发症　卵巢子宫内膜异位症囊肿破裂时，可发生急腹痛。

4. 心理-社会状况　因痛经对生活及工作的影响，未孕者对生育问题的担心，性交痛影响夫妻关系，婚姻质量下降，药物及手术治疗的副作用等，患者常表现为焦虑、烦躁、情绪低落。

（三）辅助检查

1. 常规检查　B 超检查，可确定卵巢子宫内膜异位囊肿的位置、大小和形状。

2. 特殊检查　腹腔镜检查是目前最佳的诊断方法。腹腔镜下见到典型病灶或对可疑病变进行活检即可确诊。

三、治疗要点

治疗的目的是减轻和控制疼痛、减缩和去除病灶、积极促进生育，预防复发。治疗方案根据患者的年龄、症状、病变部位及对生育要求等因素综合考虑。

1. 期待疗法　适用于病变轻、无症状或症状轻的患者。可 3 ~ 6 个月随访一次。痛经者可给前列腺素合成酶抑制剂（吲哚美辛、布洛芬等）。希望生育者促其尽早受孕，分娩后症状可缓减并有望治愈。

2. 药物治疗　适用于症状明显、有生育要求的患者。

（1）假孕疗法：长期连续口服避孕药造成类似妊娠的人工闭经，称假孕疗法。

（2）达那唑：可通过丘脑下部抑制排卵前 LH 高峰的出现，并能直接作用于子宫内膜雌激素、孕激素受体，抑制内膜增生，导致子宫内膜萎缩。

（3）孕三烯酮：该药具有抗孕激素及中度抗雌激素和抗促性腺激素作用，其治疗效果类似达那唑，但副作用较低。

（4）促性腺激素释放激素激动剂（GnRHa）：连续应用能抑制垂体功能，使卵巢分泌的性激素下降，可达到药物性卵巢切除的效果。

3. 手术治疗　适用于经药物治疗效果欠佳或卵巢子宫内膜异位囊肿直径超过 5 ~ 6cm 者。

四、主要护理诊断/问题

1. 疼痛　与异位内膜出血刺激周围组织的神经末梢有关。

2. 焦虑　与不孕、疗程长、药物副作用、手术疗效及影响正常性生活有关。

五、护理措施

1. 一般护理　解释痛经的原因，让患者保持愉快心情，可用热水袋外敷下腹部，月经期注意休息，保暖，进热流食。

2. 病情观察　观察痛经时有无肛门坠胀，有无进行性加重。巧克力囊肿在剧烈运动或过度充盈时可能发生破裂，因此要密切观察有无急腹痛征象，做好急诊手术的准备。指导患者观察药物副作用。

3. 治疗配合

（1）正确指导患者使用药物：告知患者及家属药物治疗的目的、方法及注意事项，指导患者正确用药，有异常情况立即报告医生。①假孕疗法：临床上常用高效孕激素和炔雌醇复合制剂，连续使用6～9个月。副作用有恶心、呕吐，有血栓形成风险。②大量孕激素：常用药物有炔诺酮、甲羟孕酮、甲地孕酮等。副作用有恶心、轻度抑郁、体重增加及阴道不规则点滴出血等。停药后月经恢复，痛经缓解。③达那唑：副作用有肝功能损害、心力衰竭，高血压、肾功能不全者不宜使用。④促性腺激素释放激素激动剂：常用药物有戈舍瑞林、亮丙瑞林等，一般用药后第2个月闭经，副作用有潮热、性欲减退、骨质疏松等绝经症状，停药后多可消失。

（2）做好手术治疗患者的术前准备和术后护理。

4. 心理护理　子宫内膜异位症虽然是良性疾病，但因长期疼痛和不孕使患者身心痛苦，影响生活和工作。应鼓励患者说出内心感受，树立积极治疗的信心，帮助减轻焦虑，稳定情绪。

六、健 康 教 育

1. 指导患者加强营养，注意劳逸结合，保持心情舒畅。

2. 加强预防，消除病因。

（1）积极治疗经血潴留的疾病，如严重子宫后倾、阴道闭锁、宫颈狭窄等，以免经血逆流盆腔引起子宫内膜的异位种植。

（2）月经期尽量避免过度劳累、剧烈运动或性生活。

（3）医护人员应避免在月经期进行宫腔内操作。人流吸宫术时，宫腔内负压不易过高，以免突然将吸管拔出使宫腔血液和内膜碎片随负压被吸入腹腔。

（4）鼓励产妇尽早做产后康复体操，以防子宫后倾。

（5）有痛经症状的妇女适龄结婚和生育。口服药物避孕可降低子宫内膜异位症发病风险。

考点　子宫内膜异位症预防措施

第 3 节　子宫脱垂

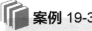

案例 19-3

　　赵女士，62 岁，以"腰骶部坠痛，排便时有肿块自阴道脱出 1 年"入院。生育史：4-0-1-4，绝经 10 年。近 2 年出现腰骶部坠痛，排便时有肿块自阴道脱出，且肿块渐大。妇科检查：外阴萎缩，子宫颈肥大，用力屏气后见子宫颈和小部分子宫体脱出阴道口外。

问题：1. 该患者主要的护理诊断/问题是什么？

　　　2. 针对该患者做出相应的护理措施。

　　　3. 给予赵女士健康教育。

一、概　　述

　　子宫从正常位置沿阴道下降，宫颈外口达坐骨棘水平以下，甚至子宫全部脱出于阴道口外，称为子宫脱垂。子宫脱垂常伴发有阴道前壁和后壁脱垂。分娩损伤为子宫脱垂最主要的发病原因。产褥期妇女过早从事体力劳动、长期腹压增加如慢性咳嗽、习惯性便秘、盆底组织发育不良、绝经后妇女因雌激素水平下降导致盆底萎缩退化，也可引起子宫脱垂。

二、护理评估

（一）健康史

　　详细了解患者年龄、月经史及孕产史，有无难产、慢性咳嗽、习惯性便秘等病史。

（二）身心状况

　　1. **症状**　①下坠感及腰背酸痛：常在行走、久站、蹲位、重体力劳动后加重，卧床休息后症状减轻；②肿物自阴道脱出：开始腹压增加时，阴道口有肿物脱出，平卧时肿物可变小或消失，严重者休息后肿物不能自行回缩；③压迫症状：伴有阴道前壁脱垂时，常出现排尿困难、尿潴留或尿失禁，在大笑、咳嗽时出现溢尿（称压力性尿失禁）。如伴随阴道后壁脱垂，可有便秘、排便困难等症状。

　　2. **体征**　妇科检查以患者平卧向下屏气时子宫下降的最低点为标准，将子宫脱垂分为 3 度（表 19-1、图 19-1）。

表 19-1　子宫脱垂分度

分度		标准
Ⅰ度	轻型	子宫颈外口距处女膜缘小于 4cm
	重型	子宫颈外口已达处女膜缘，阴道口可见子宫颈
Ⅱ度	轻型	子宫颈已脱出阴道口外，子宫体仍在阴道内
	重型	子宫颈及部分子宫体脱出阴道口
Ⅲ度		子宫颈及子宫体全部脱出阴道口

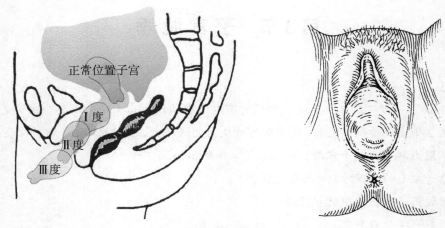

图 19-1　子宫脱垂及分度

> **考点**　子宫脱垂的概念与分度

3.并发症　脱出的子宫颈及阴道壁长期暴露摩擦可发生溃疡，出现血性或脓性分泌物。

4.心理-社会状况　由于长期的子宫脱出使行动不便，日常生活工作受到影响，严重者性生活也受到影响，患者常出现焦虑、情绪低落等。

（三）辅助检查

1.常规检查　阴道分泌物检查，了解阴道感染情况。

2.特殊检查　排除宫颈癌的细胞学检查。

三、治疗要点

1.支持治疗　改善患者一般情况，增加营养，卧床休息，加强盆底肌肉锻炼，增强盆底肌肉张力。积极治疗原发疾病，如慢性咳嗽、便秘等。

2.使用子宫托　子宫托适用于各度子宫脱垂和阴道前后壁脱垂的患者。

3.手术治疗　根据患者的年龄、生育要求及全身情况可采取阴道前后壁修补术、阴道前后壁修补术加主韧带缩短术加宫颈部分切除术、经阴道子宫全切术或阴道纵隔形成术等。

四、主要护理诊断/问题

1.焦虑　与子宫脱出影响生活质量有关。

2.疼痛　与子宫脱垂牵拉韧带及宫颈、阴道壁溃疡有关。

3.自尊紊乱　与行动不便、排便异常有关。

五、护理措施

（一）一般护理

1.加强营养，多卧床休息。保持外阴清洁，保护脱出阴道口的组织，采用 1：5000 的高锰酸钾液或 0.02% 的碘伏液坐浴，有子宫颈或阴道壁溃疡、炎症的患者，在使用子宫托或手术前给予积极治疗，使其炎症消失，阴道灌洗后涂含有雌激素或抗生素的软膏。

2.教会患者做盆底肌肉运动：患者取平卧位，双腿屈曲稍分开，做收缩尿道、肛门和会阴动作, 持续 3～10 秒, 放松 5～10 秒, 反复练习 5～15 分钟, 每天 2～3 次, 持续 3 个月。

（二）正确使用子宫托

子宫托有支撑型和填充型（图 19-2）。应教会患者自己熟练使用子宫托。

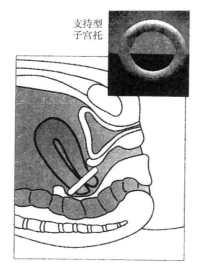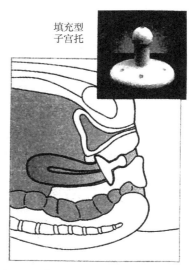

图 19-2　子宫托示意图

1. 放托　取半卧位或蹲位, 两腿分开, 手持托柄, 托面向上将托盘后缘沿阴道后壁推入, 然后将托柄向内上方推进, 直至托盘达子宫颈, 托柄朝前。

2. 取托　手指捏住托柄轻轻摇晃, 待托盘松动向后外方牵拉取下。

3. 使用子宫托的注意事项　选择大小合适子宫托, 以放置后既不脱出又无不适感为度; 绝经后妇女可用阴道雌激素霜剂 4～6 周后使用子宫托; 可每晚取出洗净, 次晨放入, 也可根据不同材料的子宫托说明书取放; 月经期和妊娠期停止使用; 用托后 3 个月、6 个月各复查一次。

考点 使用子宫托的方法和注意事项

（三）手术患者的护理

遵医嘱做好术前准备和术后护理。

1. 术前 3 天每天用 1∶5000 高锰酸钾液或 0.02% 碘伏液坐浴 2 次或阴道灌洗, 戴无菌手套, 将脱垂的子宫还纳于阴道内, 嘱患者平卧于床上半小时。

2. 术后采取平卧位, 卧床休息 7～10 天, 留置导尿管 10～14 天, 避免增加腹压的动作, 如下蹲、咳嗽, 预防便秘。每天外阴冲洗 2 次, 大小便后立即清洗。观察阴道分泌物的特点, 并遵医嘱使用抗生素。

（四）心理护理

子宫脱垂一般病程较长, 患者往往有烦躁情绪, 护理人员应亲切地对待患者, 理解患者, 让患者说出自己的疾苦。向患者解释子宫脱垂的相关知识, 减轻患者焦虑, 树立信心。嘱其多与家属沟通, 取得理解和照顾。

六、健康教育

1. 术后休息 3 个月，半年内避免重体力劳动，出院后 1 个月到医院复查。

2. 加强产褥期保健，避免产后过早重体力劳动。

3. 加强锻炼，增强体质，让患者学会增加盆底肌肉张力的方法，利于疾病恢复。

4. 积极治疗慢性咳嗽、便秘等疾病。

考点 手术后的护理及预防措施

自 测 题

A1/A2 型题

1. 原发不孕症的定义是

   A. 夫妇同居，性生活正常，未避孕 1 年未孕者

   B. 夫妇同居，性生活正常，未避孕 2 年未孕者

   C. 夫妇同居，性生活正常，曾有妊娠，此后未避孕 1 年未孕者

   D. 夫妇同居，性生活正常，曾有妊娠，此后未避孕 2 年未孕者

   E. 夫妇同居，1 年未孕，一方有无法纠正的解剖生理缺陷者

2. 子宫脱垂Ⅱ度重型是指

   A. 子宫颈外口距处女膜缘 < 4cm

   B. 子宫颈外口达到处女膜缘

   C. 子宫颈脱出阴道口，但子宫体在阴道内

   D. 子宫颈及部分子宫体脱出阴道外

   E. 子宫颈及子宫体全部脱出阴道外

3. 子宫内膜异位最常侵犯的部位是

   A. 输卵管　　　　B. 直肠子宫陷凹

   C. 阴道前壁　　　D. 宫骶韧带

   E. 卵巢

A3/A4 型题

（4～6 题共用题干）

胡女士，31 岁，以继发性痛经 2 年，进行性加重入院。生育史：1-0-3-1，既往月经正常，近 2 年出现痛经，渐加重，有性交痛。妇科检查：子宫后位，活动度差，直肠子宫陷凹触痛明显，左侧附件增厚、有压痛。

4. 该患者可能患有何种疾病

   A. 慢性宫颈炎

   B. 异常子宫出血

   C. 慢性盆腔炎

   D. 不孕症

   E. 子宫内膜异位症

5. 确诊的辅助检查方法是

   A. 阴道分泌物检查

   B. 宫颈刮片细胞学检查

   C. B 超检查

   D. 腹腔镜检查

   E. CA125 测定

6. 缓解疼痛最佳方法应选择

   A. 加强锻炼

   B. 使用雌激素和孕激素复合制剂

   C. 手术治疗

   D. 使用雄激素

   E. 随访

（闪玉章）

| 第 20 章 |
计 划 生 育

计划生育是通过采用科学的方法实施生育调节，使人口增长与经济、资源和社会发展相适应。避孕节育是计划生育工作的重要组成部分，避孕节育措施包括避孕、绝育及避孕失败后的补救措施。我国常用的女性避孕方法有工具避孕及药物避孕；男性避孕的主要方法有阴茎套避孕及输精管结扎术。本章主要介绍女性避孕节育的各种方法及避孕失败后的补救措施。

第 1 节 避孕方法及护理

避孕是计划生育的重要组成部分，是采用科学手段使妇女暂时不受孕。常用的避孕方法有：①工具避孕；②药物避孕；③其他避孕方法，如安全期避孕、免疫避孕等。理想的避孕方法应符合安全、有效、简便、实用、经济的原则，对性生活及性生理无不良影响，为男女双方均能接受并乐意持久使用。目前常用的女性避孕方法有放置宫内节育器及药物避孕。

 案例 20-1

叶女士，27 岁。4 个月前足月顺产一女婴，产后恢复好，母乳喂养至今，该女士现已恢复月经来潮。

问题： 1. 拟选择何种避孕方法为佳？

2. 若该女士选择放置宫内节育器，应完善哪些检查？

3. 主要的护理措施有哪些？

一、宫内节育器

宫内节育器（IUD）是一种安全、有效、简便、经济、可逆的避孕工具，放置宫内节育器为我国生育期妇女的主要避孕措施。宫内节育器的避孕机制主要有干扰受精卵着床、对精子和胚胎的毒性作用、改变宫腔环境、吞噬精子等。

（一）护理评估

1. 健康史　了解既往的月经情况及避孕措施，评估放置节育器的适应证与禁忌证。

（1）适应证：凡育龄妇女要求放置宫内节育器而无禁忌证者均可放置。

（2）禁忌证：①严重全身性疾病；②生殖道急性炎症及严重的宫颈糜烂；③生殖器官肿瘤；④生殖器官畸形；⑤宫颈过松、重度陈旧性宫颈裂伤或重度子宫脱垂；⑥宫腔小于 5.5cm 或大于 9.0cm 者；⑦月经频发、月经过多、不规则阴道流血或有严重痛经者；⑧妊娠或可疑妊娠；⑨人工流产或中期引产术后出血多，怀疑组织残留或感染可能。

2. 身心状况

（1）身体状况：全身体格检查及妇科检查，以排除 IUD 的禁忌证。

（2）心理 - 社会状况：少数妇女会对手术产生恐惧或因担心避孕效果而产生焦虑。

3. 辅助检查　测体温，如超过 37.5℃暂不放置；量血压；做阴道清洁度检查及血常规化验；填好登记卡。

（二）主要护理诊断 / 问题

1. 焦虑　与担心手术疼痛有关。

2. 知识缺乏：缺乏宫内节育器放置术与取出术的相关知识。

3. 潜在并发症：感染、子宫穿孔及节育器异位等。

（三）护理措施

1. 宫内节育器的选择：IUD 种类繁多，大致分为两大类。

（1）惰性宫内节育器（第一代 IUD）：由惰性材料如金属、硅胶、尼龙等制成，我国主要为不锈钢圆环及宫形环等，因带器妊娠率和脱落率高，目前已淘汰。

（2）活性宫内节育器（第二代 IUD）：其内含有活性物质如金属铜、激素、药物及磁性物质等，可提高避孕效果，减少副作用。我国主要有：①带铜宫内节育器：有 T 形、V 形、伞形（母体乐）等。临床副作用主要表现为点滴出血。避孕有效率均在 90% 以上。②药物缓释宫内节育器：如含孕激素 T 形节育器（曼月乐），含锌、前列腺素合成酶抑制剂及抗纤溶药物等的节育器（图 20-1）。

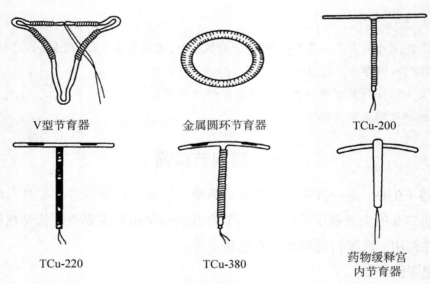

V型节育器　　　　金属圆环节育器　　　　TCu-200

TCu-220　　　　TCu-380　　　　药物缓释宫
内节育器

图 20-1　国内常用宫内节育器

2. 宫内节育器放置术的护理

（1）减轻焦虑：术前向受术者介绍宫内节育器放置术 / 取出术的目的和过程（图 20-2），鼓励受术者表达内心感受，告知受术者术中仅出现腰酸及轻微腹痛，术中关心体贴受术者，缓解患者紧张情绪，使其积极配合手术。

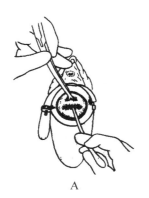 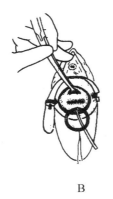 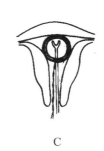

图 20-2 环形节育器放置方法

A.探测宫腔；B.将环放入宫腔；C.退出放环叉

（2）放置、取出时间。放置时间：一般选择月经干净后 3 ～ 7 日无性生活；人工流产术后宫腔深度 < 10cm；产后 42 天子宫复旧正常；剖宫产术后半年放置；哺乳期排除早孕者。取出时间：月经干净后 3 ～ 7 日为宜，出血多者随时可取。

（3）术中应协助医生根据宫腔深度为育龄妇女选择合适的节育器。

（4）副作用及护理。①出血：表现为经量增多或不规则阴道流血，多发生于放置术后半年内。②腰腹坠胀感：轻者不需处理，一般在数月后好转，重者及时就诊。

（5）并发症及其护理：术中及术后可能出现感染、子宫穿孔、节育器脱落、带器妊娠或节育器异位、嵌顿、断裂等并发症。应做好术前准备，术中严格无菌操作，术后观察体温变化、腹痛及阴道流血情况，发现异常及时处理。保持会阴清洁，定期随访。

（四）健康教育

1. 术后可能有少量阴道出血及腹部轻微不适，常发生在放置宫内节育器最初 3 个月内，轻者无需处理，症状严重者应及时就诊。

2. 放置术后休息 3 日，取出术后休息 1 日，2 周内禁性生活和盆浴。放置术后 3 个月内每次行经或排便时注意有无节育器脱落。

3. 节育器放置术后 1、3、6、12 个月各复查 1 次，以后每年 1 次，直至取出。复查于月经干净后进行。

4. 惰性节育器一般放置期限 15 ～ 20 年，活性节育器一般放置期限 5 ～ 8 年，到期者应及时更换，以免影响避孕效果。

考点 IUD 放置和取出时间，副作用和注意事项

二、药物避孕

药物避孕指女性应用甾体激素达到避孕目的，是一种高效避孕方法。目前国内常用的为人工合成的甾体激素避孕药，成分是雌激素和孕激素。避孕原理是抑制排卵、阻碍受精和受精卵着床。优点为安全、有效、经济、方便，是一种易被接受的避孕方法。

（一）护理评估

1. 健康史　询问妇女年龄、婚育史、既往史、现在疾病史，以确定是否适合药物避孕。

（1）适应证：要求避孕的健康育龄妇女，无激素避孕药禁忌证者。

（2）禁忌证：①严重全身性疾病，如心血管疾病、肝炎、肾炎、血液病或血栓性疾病、内分泌疾病；②恶性肿瘤、癌前病变、子宫或乳房肿块；③严重精神病，生活不能自理者；④月经稀少或年龄大于 45 岁的妇女；⑤年龄大于 35 岁的吸烟妇女；⑥哺乳期妇女。

2. 身心状况

（1）身体状况：全身体格检查及妇科检查，以排除药物避孕的禁忌证。

（2）心理 - 社会状况：评估妇女及丈夫对药物避孕的了解程度及其态度。

3. 辅助检查　有药物避孕禁忌证相关症状者可选择以下检查进行排除。①血液检查，如肝功能、肾功能、血脂、血糖、血常规等；②B 超等影像学检查；③宫颈刮片、诊断性刮宫；④心电图等。

（二）主要护理诊断 / 问题

1. 知识缺乏：缺乏使用避孕药物的相关知识。

2. 焦虑　与担心药物副作用有关。

（三）护理措施

1. 加强知识宣教，指导正确用药　介绍避孕药物的种类、用法及注意事项，帮助育龄妇女选择适宜的避孕药物并正确使用。

（1）短效口服避孕药：应用最广。药物剂型有糖衣片、纸型片及滴丸。药物类型：①单相片：整个周期中雌激素、孕激素剂量固定，常用制剂有复方炔诺酮片（避孕片 1 号）、复方甲地孕酮片（避孕片 2 号）、复方去氧孕烯片（妈富隆）。月经周期第 5 日开始，每晚 1 片，连服 22 日。②三相片：将 1 个周期用药日数按雌激素、孕激素剂量不同分为第一相（第 1 ～ 6 片）、第二相（第 7 ～ 11 片）、第三相（第 12 ～ 21 片），自月经周期第 1 日开始，按顺序服用，每日 1 片，连服 21 日；第 2 周期及以后改为月经周期第 3 日开始服药。注意事项：①若漏服必须于次晨（12 小时内）补服，以免发生突破性出血或避孕失败。②停药后 7 日内发生撤药性出血即月经，如停药 7 日尚无出血，开始第 2 周期服药。

（2）长效口服避孕药：主要由长效雌激素和人工合成的孕激素配伍制成。一般于月经周期第 5 日服 1 片，服药 1 次，避孕 1 个月。因副作用较多，应用较少。

（3）长效避孕针：目前有单纯孕激素类和雌激素、孕激素复合制剂两种。首次于月经周期第 5 日和第 12 日各肌内注射 1 支，第 2 个月起于每次月经周期第 10 ～ 12 日肌内注射 1 支。一般于注射后 12 ～ 16 日行经。每月肌内注射一次，避孕 1 个月。前 3 个月内可能出现月经周期不规则或经量增多，可用止血药或短效口服避孕药调整。

（4）速效避孕药（探亲避孕药）：有孕激素制剂和雌激素、孕激素复合制剂。服药不受月经周期时间的限制，在探亲前 1 日或当日中午服用 1 片，以后每晚服 1 片，连续服用 10 ～ 14 日，若已服 14 日而探亲期未结束，可改服短效口服避孕药至探亲结束。

（5）缓释系统避孕药：将避孕药（主要是孕激素）与具备缓释性能的高分子化合物制成多种剂型，使避孕药缓慢释放，以维持恒定的血药浓度，达到长效避孕效果。类型有皮下埋置剂、微球和微囊避孕针、缓释避孕药阴道环。

2. 明确药物的副作用及应对措施，减轻焦虑。

（1）类早孕反应：服药后多有恶心、食欲不振、困倦、头晕等，坚持服药数日后常自行减轻或消失；症状严重者遵医嘱口服维生素 B_6、甲氧氯普胺等。

（2）阴道流血：漏服、迟服引起服药期间出血（突破性出血），遵医嘱补服雌激素或孕激素。如出血量多，按月经来潮处理。

（3）月经过少或停经：服药后因体内雌激素减少，子宫内膜变薄引起月经量减少或停经。连续用药两个周期无月经来潮，应考虑更换避孕药种类。更换药物后仍无月经来潮者，遵医嘱停止服用避孕药。

（4）体重增加：部分妇女长时间服用避孕药，出现体重增加，但不致引起肥胖，也不影响健康。

（5）色素沉着：少数妇女服药后颜面部皮肤出现蝶形淡褐色色素沉着，停药后可自行消退或减轻。

（6）其他：偶可出现头痛、乳房胀痛、皮疹、皮肤瘙痒，可对症处理，严重者需停药。

3. 提供心理支持　热情接待愿意使用避孕药物的育龄妇女，耐心做好解释工作，消除其思想顾虑，使其乐于接受和配合用药。

考点 避孕药的类型，适用证和禁忌证、药物副反应

（四）健康教育

1. 妥善保管药物，防止儿童误服；存放于阴凉干燥处，药物受潮后可能影响避孕效果。

2. 要求生育者在停用避孕药 6 个月后再考虑妊娠；哺乳期妇女不宜服用。

三、其他避孕方法

1. 紧急避孕　又称事后避孕，是指在无保护性生活后或避孕失败后的 3～5 日内，妇女为防止非意愿妊娠的发生而采取的避孕方法。①放置 IUD：性生活后 5 日内放置，有效率可达 99% 以上，尤其适合希望长期避孕且符合放置 IUD 适应证者；②紧急避孕药：无保护性生活后 72 小时内服用。该方法只能起一次性保护作用，其避孕有效率明显低于常规避孕方法，且激素剂量大、副作用大，可能导致不规则流血及月经紊乱，不能替代常规避孕。

2. 外用避孕药具

（1）阴茎套：也称避孕套，利用器具阻止精子和卵子结合或干扰受精卵着床达到避孕目的。性交时男方使用，为筒状优质薄乳胶制品，顶端呈小囊状，筒径有 29mm、31mm、33mm、35mm 四种，排精时精液储留于小囊内，不能进入宫腔，从而达到避孕目的。每次性交时应更换新的阴茎套，选择合适阴茎套型号，吹气检验证实其无漏孔，排去小囊内空气。正确使用避孕有效率可达 93%～95%。阴茎套还具有预防性传播疾病的作用。

（2）外用避孕药：通过阴道给药杀精或改变精子的功能，达到避孕效果。目前广泛使用的是以壬苯醇醚为主药制成的避孕药膜，将药膜揉成团状，于性交前 5 分钟放入阴道深处，待其溶解后即可性交。正确使用避孕率达 95% 以上。

3. 安全期避孕法　多数育龄妇女具有正常月经周期，排卵多在下次月经前 14 日，排卵前后 4～5 日内为易受孕期，其余时间不易受孕，为安全期。采用安全期进行性交而达到避孕目的，称安全期避孕法或自然避孕法。因排卵受情绪、健康状况、外界环境等多种因素的影响，此法并不十分可靠，失败率高达 20%。

4. 免疫避孕法　免疫避孕法的导向药物避孕和抗生育疫苗，是近年来具有开发前景的避孕药物，均在研究中。

第 2 节　绝育术妇女的护理

绝育是指通过手术或药物，使精子和卵子不能相遇而达到永久不孕的目的。女性绝育方法最常用的是经腹输卵管结扎术。

一、经腹输卵管结扎术

经腹输卵管结扎术是目前应用最广的绝育方法。结扎方法有抽芯包埋法、输卵管折叠结扎法等。抽芯包埋法具有血管损伤少、并发症少、成功率高等优点，目前广泛应用。

（一）护理评估

1. 健康史　详细询问妇女月经史、婚育史、既往史、现病史。了解患者有无禁忌证。

（1）适应证：夫妇双方不愿再生育、自愿接受女性绝育手术且无禁忌证者；患遗传性疾病、严重心脏病、肝脏病等全身性疾病不宜生育者。

（2）禁忌证：各种疾病的急性期；腹部皮肤有感染灶或盆腔感染者；术前 24 小时内 2 次体温≥ 37.5℃；严重全身性疾病，如心力衰竭、肝肾功能不全等；严重神经官能症。

2. 身心状况

（1）身体状况：进行全身体格检查及妇科检查，以排除禁忌证。

（2）心理 - 社会状况：多数受术者害怕手术过程，担心手术效果及术后的健康问题。

（3）辅助检查：实验室常规检查如血常规、尿常规、肝功能、肾功能、凝血功能检查，X 线片、心电图等。

（二）主要护理诊断 / 问题

1. 焦虑　与疼痛及手术有关。

2. 知识缺乏：缺乏输卵管绝育术的相关知识。

3. 潜在并发症：感染、脏器损伤等。

（三）护理措施

1. 缓解焦虑　与受术者交谈了解其焦虑程度，耐心解答受术者及家属的问题，利用科普资料讲解输卵管结扎术的原理和手术过程，消除其顾虑，使受术者轻松愉快地配合手术。

2. 手术护理

（1）手术时间：一般选择月经干净后 3～4 日，人工流产术后或分娩后 48 小时内，哺乳期或闭经者排除早孕后。

（2）物品准备：甲状腺拉钩 2 个，中号无齿镊 2 把，短无齿镊 1 把，弯蚊式钳 4 把，12cm 弯钳 2 把，鼠齿钳 2 把，巾钳 2 把，持针器 1 把，弯头无齿卵圆钳 1 把，消毒皮肤用钳 1 把，输卵管钩 1 个，弯剪刀 1 把，刀片 2 个，刀柄 1 把，弯盘 1 个，5ml 注射器 1 个，1 号及 4 号线各 1 团，9×24 弯三角针 1 枚，9×24 弯圆针 1 枚，6×4 弯圆针 1 枚，双层方包布 1 块，双层特大包布 1 块，腹单 1 块，治疗巾 5 块，手术衣 2 件，细纱布 10 块，粗纱布 2 块，无菌手套 2 副。

（3）麻醉方法：采用局部浸润麻醉或硬膜外麻醉。

（4）手术步骤：麻醉→切口→提取并确认输卵管→结扎输卵管。

3. 术后护理

（1）术后除硬膜外麻醉者外，其他静卧数小时后即可下床活动。

（2）术后密切观察体温、脉搏、有无腹痛、内出血或脏器损伤征象等。

（3）保持腹部切口敷料干燥、清洁，防止感染。

（4）鼓励患者及早排尿。

（四）健康教育

1. 术后休息 3 ～ 4 周，禁止性生活 1 个月。

2. 术后 1 个月、3 个月各随访一次，询问月经情况，检查伤口及盆腔情况。

二、经腹腔镜输卵管绝育术

随着腹腔镜技术在妇产科及计划生育领域的广泛应用，经腹腔镜输卵管绝育术具有切口小、组织损伤少、手术时间短、术后恢复快、无须拆线等优点，已成为绝育术者的首优选择，有逐步替代腹式输卵管结扎术的趋势。禁忌证主要为腹腔粘连、心肺功能不全、膈疝等，余同经腹输卵管结扎术。

（一）护理评估

同经腹输卵管结扎术。

（二）主要护理诊断 / 问题

同经腹输卵管结扎术。

（三）护理措施

1. 心理护理　主动与受术者交流，介绍腹腔镜输卵管绝育术的优点，使其轻松愉快地接受手术。

2. 手术护理

（1）手术时间：一般选择月经干净后 3 ～ 4 日内，人工流产术后或分娩后 48 小时内，哺乳期或闭经者排除早孕后，非炎症妇科手术时。

（2）麻醉方法：一般采用局部浸润麻醉、硬膜外麻醉或全身麻醉。

（3）手术过程：受术者排空膀胱，取仰卧臀高位，消毒铺巾。麻醉后脐孔下缘做 1.0 ～ 1.5cm 的横弧形小切口，插入气腹针，充入二氧化碳 2 ～ 3L，然后插入套管针，放置腹腔镜。在腹腔镜直视下将弹簧夹钳夹或将硅胶环套于输卵管峡部，以阻断输卵管通道。

（四）健康教育

术后静卧 4 ～ 6 小时，余同经腹输卵管结扎术。

链接

计划生育方法的选择

节育措施选择：①新婚夫妇短期避孕可选择避孕套或女性外用避孕药；②已生育需长期避孕者首选宫内节育器；③哺乳期可选用 IUD 和避孕套，不宜选用药物避孕；④围绝经期可选用工具避孕或外用避孕药，45 岁以后禁用口服避孕药或避孕针。

第 3 节　避孕失败的补救措施

采用药物避孕、工具避孕和绝育术，均有一定的避孕失败率。避孕失败的补救措施是人工终止妊娠，包括人工流产术和引产术，根据妊娠时间可选择不同的终止妊娠的方法。

一、药 物 流 产

药物流产是一种非手术终止早期妊娠的方法，具有方法简单、不需宫内操作、痛苦小、副作用轻等优点，尤其适用于手术流产的高危对象，如瘢痕子宫、多次手术流产等。流产成功率达 95%。

（一）护理评估

1. 健康史　了解妇女年龄、月经史、婚育史、既往史、现病史等，核实适应证，排除禁忌证。

（1）适应证：适用于妊娠≤ 49 日，年龄＜ 40 岁，已确诊为宫内妊娠者。

（2）禁忌证：①肝、肾及内分泌疾病患者；②心血管系统疾病、癫痫、青光眼、高血压等；③过敏体质，带器妊娠者；④疑为异位妊娠者。

2. 身心状况

（1）身体状况：全身体格检查及妇科检查，以排除药物流产的禁忌证。

（2）心理 - 社会状况：个别妇女因担心流产的效果及对以后月经、生育的影响而焦虑、紧张。

3. 辅助检查

（1）一般检查：如血常规、尿常规、血型、阴道分泌物检查、妊娠试验、肝功能、肾功能、凝血功能检查等。

（2）B 超：确诊宫腔内妊娠及胚囊大小。

（二）主要护理诊断 / 问题

1. 潜在并发症：感染、失血性休克。

2. 焦虑　与害怕药流失败有关。

（三）护理措施

1. 用药指导　指导孕妇正确用药：米非司酮 25mg，口服，每日 2 次，连续 3 日，于第 4 日上午口服米索前列醇 600μg。空腹温水服药。

2. 病情观察

（1）严密观察血压、脉搏、阴道出血和有无胎囊排出。用前列腺素后注意个别患者会出现腹痛、腹泻，或出现心动过缓、出冷汗等迷走神经兴奋现象，亦有恶心、呕吐现象。不良反应较重者可报告医师，对症处理。

（2）胎囊排出后，要认真检查并注意观察出血情况，出血多者要及时处理，继续留观 1 小时方准离开；并嘱 2 周后随诊。如出血多于月经量亦到医院检查，经检查证实不全流产时要进行清宫术，并送病理检查。

（3）观察期间未见胎囊排出者，需行人工流产终止妊娠。

3. 心理护理　医护人员应语言温和、热情细致地关心孕妇，尽量创造良好的护患沟通氛围。介绍医院环境和医疗水平，向她们讲述有关的生理知识、药物流产的优越性和方法，讲解服药后可能出现的症状和不良反应，安慰患者，解除她们的恐惧心理。

（四）健康教育

1. 适当休息，营养饮食　药物流产后应卧床休息 2～3 天以后可下床活动，逐渐增加活动时间。注意增加营养，增强机体对疾病的抵抗力，应多吃些鱼类、肉类、蛋类、豆制品等蛋白质丰富的食物和富含维生素的新鲜水果和蔬菜。

2. 清洁卫生　注意外阴清洁，禁性生活及盆浴 1 个月。

3. 避孕　药物流产后应尽早选择可靠的避孕措施。

4. 按时随访　有妊娠产物排出者，于服用米索前列醇后的第 15 日和 43 日门诊各随访 1 次。无妊娠产物排出者于第 8、15 和 43 日门诊各随访 1 次。

二、手术流产

手术流产是指在妊娠 14 周以前用手术方法终止妊娠，其中包括吸宫术和钳刮术。妊娠 10 周以内采取吸宫术，妊娠 11～14 周采用钳刮术。

（一）护理评估

1. 健康史　详细询问妇女月经史、婚育史、既往史、现病史，了解患者妊娠资料是否完整，有无禁忌证。无手术禁忌证时，预约手术日期，嘱受术者清洗外阴，术前 3 日禁止性生活。

（1）适应证：①妊娠 14 周以内要求终止妊娠，而无禁忌证者；②因患某种疾病不能继续妊娠者。

（2）禁忌证：①生殖器官急性炎症，如急性盆腔炎、宫颈炎、阴道炎等；②各种急性传染病、慢性传染病急性发作期、严重的全身性疾病；③妊娠剧吐酸中毒尚未纠正者；④手术当日两次体温均在 37.5℃以上者。

2. 身心状况

（1）身体状况：全身体格检查及妇科检查，以排除禁忌证。

（2）心理 - 社会状况：有的妇女因害怕手术时疼痛而害怕、焦虑，或担心流产造成生育障碍、诱发其他疾病。

3. 辅助检查

（1）实验室检查：如血常规和出凝血时间。

（2）阴道分泌物检查：排除生殖系统炎症。

（3）妊娠试验和 B 型超声检查：确诊宫腔内妊娠及胚囊大小。

（二）主要护理诊断 / 问题

1. 焦虑　与担心手术副作用有关。

2. 潜在并发症：人工流产综合反应、子宫穿孔、感染等。

（三）护理措施

1. 手术护理

（1）术前要积极与受术者沟通，了解其恐惧、焦虑的原因及程度，向受术者及家属讲解手术的性质、手术方式及可能出现的并发症，消除紧张、恐惧的心理并主动配合手术。

（2）术中陪伴受术者身边，指导其使用深呼吸减轻不适，并仔细观察受术者的反应。

（3）手术过程

1）负压吸引术：暴露子宫颈，消毒子宫颈及阴道，探测宫腔，扩张子宫颈，吸净宫腔，再次探测宫腔，取下宫颈钳，用棉球拭净子宫颈及阴道内血迹。

2）钳刮术：暴露子宫颈，消毒子宫颈及阴道；探测宫腔，扩张子宫颈；卵圆钳入宫腔夹破胎膜，羊水流尽后再夹取胎儿胎盘组织（以免羊水栓塞），最后用刮匙清理宫腔。

（4）负压吸引术后受术者应在观察室卧床休息 1 小时，钳刮术宜住院进行。术后观察腹痛及阴道出血情况，术后腹痛加剧、阴道出血多、持续出血超过 1 周者应及时就诊。

2. 并发症及其护理　术中或术后可能出现人工流产综合征、子宫穿孔、漏吸、感染等并发症。应做好术前准备，术中严格无菌操作并观察受术者的反应，术后监测体温变化，了解腹痛及阴道流血的情况，发现异常及时报告医生并协助处理。

（1）人工流产综合征：术前重视安慰受术者，术中动作轻，吸宫时避免负压过高，均能降低人工流产综合征的发生率。有少数妇女在施行负压吸引或钳刮人工流产过程中，或手术刚开始时出现血压下降、面色苍白、出冷汗、头晕，恶心呕吐及胸闷症状。这种情况称为"人工流产综合征"。发现上述症状应立即停止手术，给予吸氧，静脉注射阿托品 0.5 ～ 1.0mg，多可缓解。

（2）子宫穿孔：是手术流产的严重并发症。手术者操作不熟练哺乳期子宫、瘢痕子宫、子宫过度倾屈或畸形时易发生。如术中发现子宫穿孔应立即停止手术，注射子宫收缩剂，严密观察生命体征、腹痛及有无内出血情况，必要时手术。

（3）吸宫不全：手术后宫腔内有部分妊娠物残留，术后流血常超过 10 日，有活动性出血。B 超检查有助于诊断。按不全流产处理。

（4）感染：多因器械及敷料消毒或者无菌操作不严格、不全流产、流产后过早性生活引起。主要表现为急性子宫内膜炎、盆腔结缔组织炎。受术者应卧床休息，给予支持治疗，及时抗感染处理。

（5）其他：漏吸、术中出血、羊水栓塞等。

考点　人工流产适应证和禁忌证，并发症

（四）健康教育

1. 嘱受术者术后保持外阴清洁，1 个月内禁止性生活及盆浴，避免感染。负压吸引术后休息 2 周，钳刮术后休息 4 周。

2. 告知受术者人工流产术不宜经常实施，指导夫妇双方采用安全可靠的避孕措施。

三、中期妊娠引产术

用人工方法终止中期妊娠称为中期妊娠引产。中期妊娠引产的过程与足月分娩近似。常用方法有依沙吖啶（利凡诺）引产术和水囊引产术。

1. 依沙吖啶（利凡诺）引产术　依沙吖啶又名利凡诺，是一种强力的杀菌剂。将依沙吖啶注入羊膜腔内，药物被胎儿吸收后，可损伤胎儿主要生命器官，使胎儿中毒死亡，胎盘变性坏死，刺激子宫收缩，最后娩出胎儿，达到终止妊娠的目的。是目前常用的引产方法，有效率达 90% ～ 100%。

2. 水囊引产术　利用水囊机械性刺激引起子宫收缩，促使胎儿及附属物排出，无药物质适用于肝、肾疾病稳定期的患者，应注意无菌操作，预防感染。

（一）护理评估

1. 健康史　询问妇女年龄、月经史、婚育史、既往史、现病史，详细了解患者的孕产次及现孕情况。有无禁忌证。

（1）适应证：适于妊娠 14 ～ 28 周要求终止妊娠而无禁忌证者；因患某种疾病不宜继续妊娠者；孕期检查发现胎儿畸形者。

（2）禁忌证：①急、慢性肝肾疾病；②各种疾病的急性期；③生殖器官急性炎症；④剖宫产术或子宫肌瘤剔除术后 2 年内，陈旧性宫颈裂伤等；⑤术前 24 小时内 2 次体温 ≥ 37.5℃。

2. 身心状况

（1）身体状况：通过全身体格检查，了解有无严重的全身疾病；做腹部检查，了解宫底高度及胎方位；做妇科检查，了解软产道情况。

（2）心理 - 社会状况：通过评估，了解受术者对手术恐惧反应及其程度。

3. 辅助检查

（1）实验室检查：如血常规、肝功能、肾功能、凝血功能检查等。

（2）B 超：了解胎盘位置及胎方位。确定穿刺点。

（二）主要护理诊断 / 问题

1. 焦虑　与担心手术出现意外有关。

2. 分娩疼痛　与子宫收缩有关。

3. 潜在并发症：产后出血、胎盘胎膜残留、感染等。

（三）护理措施

1. 手术护理

（1）术前介绍手术终止妊娠的方法、过程、适用证、禁忌证及注意事项，使受术者了解相关知识，积极配合手术。指导受术者术前 3 天禁止性生活，术后注意阴道流血及腹痛情况。

（2）术中护理：术中操作细致，严格无菌观念，注意观察生命体征及流血、腹痛情况，钳刮术与中期妊娠引产术中注意识别有无呼吸困难、发绀等羊水栓塞症状；术后检查妊娠产物排出是否完整，注意子宫收缩及阴道流血，尽可能避免并发症发生。

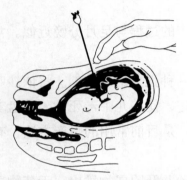

图 20-3　中期妊娠羊膜腔穿刺术

（3）手术过程：核对床号、姓名，评估受术者全身及专科检查情况并做签好手术同意书；排空膀胱，让患者取仰卧位，B 超定位选择穿刺点，以穿刺点为中心，常规消毒腹部皮肤，铺好无菌孔巾，乳酸依沙吖啶 50～100mg 用注射用水或羊水溶解（忌用生理盐水，以免发生药物沉淀），羊膜腔内注射后 12～24 小时开始子宫收缩，约在用药后 48 小时胎儿娩出（图 20-3）。

（4）术后护理：护送受术者到观察室休息 1～2 小时，注意阴道流血及腹痛情况，无异常方可回家休息。术后如有发热、腹痛、阴道流血量多或持续流血超过 10 日时，应及时到医院就诊。乳酸依沙吖啶羊膜腔注射 24～48 小时内，体温可升高至 38℃左右，短时间内会自行恢复正常。

2. 心理护理　关心、尊重及陪护患者，解除患者紧张、恐惧心理，增加其安全感。

（四）健康教育

出院后注意休息，加强营养；保持外阴清洁，术后 6 周内禁止性生活和盆浴；为产妇提供避孕指导；术后 1 个月随访，如出现阴道出血多、发热、腹痛等症状需及时就诊。

自 测 题

A1/A2 型题

1. 下列避孕原理为抑制排卵的是

　A. 药物避孕

　B. 安全期避孕

　C. 避孕套

　D. 宫内节育器

　E. 阴道隔膜

2. 有关宫内节育器的避孕原理，正确的是

　A. 抑制卵巢排卵

　B. 阻止精子进入宫腔及输卵管

　C. 干扰受精卵着床

　D. 干扰下丘脑 - 垂体 - 卵巢轴

　E. 改变宫颈黏液性状

3. 下列妊娠周数，可选用人工流产吸宫术终止妊娠的是

　A. 9 周　　　　　　B. 11 周

　C. 14 周　　　　　D. 15 周

　E. 24 周

4. 关于宫内节育器放置，错误的是

    A. 术前体温＜ 37.5℃

    B. 哺乳期结束时放置

    C. 人工流产术后即可放置

    D. 剖宫产术后半年放置

    E. 产后 42 日放置

5. 大学生性健康教育课堂中，一大学生提问避孕及防止性传播疾病最符合的措施是

    A. 皮下埋植药物

    B. IUD

    C. 避孕药

    D. 安全期避孕法

    E. 避孕套

6. 某妇女，31 岁，孕 3 产 2，现妊娠 20 周。来院要求终止妊娠，下列最适宜的方法是

    A. 负压吸宫术

    B. 口服药物流产

    C. 静脉滴注缩宫素

    D. 乳酸依沙吖啶羊膜腔内注射

    E. 输卵管结扎术

7. 某妇女，36 岁，孕 3 产 2，今来院要求做绝育手术，下列最适宜方法是

    A. 药物避孕

    B. 宫内节育器

    C. 输卵管结扎术

    D. 免疫避孕

    E. 输精管结扎术

（杨　洋）

| 第 21 章 |
妇 女 保 健

一、妇女保健工作的意义及目的

（一）妇女保健工作的意义

妇女保健是我国卫生事业的一个重要组成部分。以维护和促进妇女的身心健康为目的，以预防为主，以保健为中心，以群体为服务对象，以基层为重点，采取保健与临床相结合的方法，针对妇女不同生理阶段开展保健服务，对妇女进行健康教育，提高妇女自我保健意识和自我保健能力。

（二）妇女保健工作的目的

妇女保健研究的是女性一生不同时期生理、心理特点及影响因素，目的在于通过积极的预防、普查、监护和预防措施，做好女性各期保健及降低患病率，控制性病的传播及遗传疾病的发生，减低孕产妇及围生儿死亡率，从而促进妇女身心健康，提高人口素质。

二、妇女各期保健

女性生理的特殊时期主要有青春期、婚前、妊娠期、分娩期、产褥期、哺乳期、绝经过渡期和老年期，做好女性特殊时期的身体和心理保健，对于保证女性的健康具有重要意义。

（一）青春期保健

青春期保健的目的是促进女性成长发育，提高其心理素质，提高其社会适应能力。青春期保健应开展三级预防。一级预防：根据青春期女性的生理、心理和社会行为特点，为培养良好的健康行为而给予的保健指导，包括培养良好的个人生活习惯，合理营养，参与适当的体育锻炼和体力劳动。重点给予月经期卫生保健指导，进行青春期心理卫生和性知识教育及性道德培养。二级预防：通过学校保健，开展青春期生殖保健知识宣传，帮助女性顺利健康地度过青春期，早期发现各种疾病和行为偏差问题。三级预防：指青春期女性疾病的治疗和康复。青春期保健以一级预防为重点，可以通过医学检查与监测指导、生活与卫生指导、心理调适与社会支持、常见心身疾病预防等措施来实现。

（二）婚前保健

婚前保健主要是指围绕婚姻前后，为保证婚配双方和后代的健康而开展的一系列保健措施。婚前应给男女双方进行婚前卫生指导，传授一些性生活知识及有关妊娠、生育与避孕的知识，做好婚前卫生咨询和医学检查，以了解双方是否患有法律上规定的不宜结婚的某些疾病。对有些有遗传倾向的疾病，则应说明情况、劝说不要结婚或婚后不要生育，从而达到夫妇生活健康、提高人口出生素质和家庭幸福的目的。

（三）妊娠期保健

妊娠期保健的目的是加强母儿监护，预防和减少孕产期并发症，保护孕妇身心健康及胎儿正常发育。妊娠早期要加强孕期卫生、饮食营养、休息与活动、心理适应等方面的健康教育，注意保护胚胎免受各种有害的物理、化学、生物等因素的侵袭，防止畸形和流产的发生；妊娠中期应定期进行产前检查，监测胎儿宫内生长发育的各项指标，包括宫高、腹围、体重、胎儿双顶径等及孕妇健康状况。对高危妊娠进行筛查，必要时进行产前诊断，预防妊娠并发症。指导孕妇体检和胎教，促进其早期适应母亲角色；妊娠晚期应指导孕妇注意补充营养，防止贫血等并发症发生，重点指导孕妇掌握家庭自我监护胎儿宫内情况的方法，做好分娩前生理、心理和物质方面的准备，包括乳房准备，以利于产后哺乳。

（四）分娩期保健

分娩期保健的目的是确保分娩顺利，母儿安全。提倡住院分娩。分娩过程中密切观察产程，及时发现异常情况并进行处理，持续性地给予产妇生理、心理和精神上的帮助和支持，缓解产妇疼痛和焦虑。重点抓好"五防""一加强"。五防：防难产（严密观察产程，推广使用产程图）、防感染（严格执行产房消毒隔离制度及无菌操作）、防产伤（严格掌握三个产程处理常规，正确处理难产，严格掌握剖宫产指征）、防出血（积极做好产后出血的防治）、防窒息（预防胎儿宫内窘迫，处理好新生儿的第一次呼吸，加强出生时保暖工作及高危产妇的监护）；一加强是指加强对高危妊娠的产时监护和产程处理，保证母儿平安。护理人员应耐心安慰、讲解有关知识及应对方法，帮助孕妇消除恐惧和焦虑，促进产程顺利进展。

（五）产褥期保健

产褥期保健的目的是预防产后出血、感染等并发症的发生，促进产妇产后生理功能的恢复。应指导产妇保持外阴部的清洁卫生，乳头、乳房清洁，居室安静、舒适。夏季室内注意通风，避免中暑，注意饮食、营养、睡眠。预防产后尿潴留和便秘。

1. 经阴道自然分娩的产妇，产后6～12小时可起床做轻微活动，避免直立性低血压现象，动作宜缓慢，坐起后无眩晕感后方可站立行走。产后第2天可在室内随意活动。可指导产妇按时做产褥期保健操，会阴部有切口或剖宫产者，可先进行促进血液循环的运动项目如深呼吸，待拆线后切口不感觉疼痛时，再做健身操，注意渐进性增加运动量。

2. 产褥期禁止性生活。产褥期后应常规做产后检查并落实避孕措施.指导哺乳及育儿知识。

3. 产后访视开始于产妇出院后3日内、产后14日和28日，共3次。如有必要可酌情增加访视次数，了解产后子宫复旧、会阴部切口及剖宫产切口愈合情况，检查乳房及母乳喂养情况及孕产妇的饮食、休息、婴儿的健康状况等，及时给予正确的指导和处理。产妇于产后42日到医院接受全面的健康检查，包括全身检查和妇科检查等。

考点 产后访视的时间

4. 由于产后家庭关系和产妇身体形象的改变及亲子关系的建立等因素，产妇处于一种压力情境中，容易发生产后抑郁，主要表现为萎靡、易流泪、情绪不稳、急躁，重者可出现头痛、失眠、无兴趣、无信心，甚至可有自责自罪感。其发病还与丈夫和家人的关心、支持及产后休养环境有密切关系。因此护理人员在产褥期提供相应的身心指导和帮助十分重要。

（六）哺乳期保健

哺乳期是指产后产妇用自己的乳汁喂养婴儿的时期，一般为 10 个月至 1 年。此期保健的目的是促进和支持母乳喂养。保健人员应向产妇及家人宣传母乳喂养可促进母婴健康。

1. 母乳热量高，所含蛋白质、脂类、糖类的质和量均最适合婴儿的消化及需要，是婴儿最适宜的食物，且经济、方便。

2. 母乳中含有多种免疫物质，能提高婴儿的免疫功能。

3. 吸吮时肌肉运动有助于婴儿面部正常发育。

4. 母乳喂养可促进子宫收缩，防止产后出血，并降低产妇患乳腺癌、卵巢癌的危险性。

5. 母乳喂养时的母子联系可促进婴儿的心理健康发育。

故应大力提倡母乳喂养。母乳喂养是哺乳期保健的中心任务，哺乳期保健的内容为指导母乳喂养与哺乳期卫生，包括母乳分泌量、影响乳汁分泌量的因素、喂养方法及乳房护理、乳母饮食、休息、睡眠、断乳等。哺乳期保健人员还应定期访视，评估产妇身心健康情况、产妇与婴儿的关系、母乳喂养及婴儿生长发育情况。重点了解哺乳的次数、是否按需哺乳、亲自观察哺乳的姿势、并给予正确指导。评估婴儿体重增长、大小便次数及性状、婴儿睡眠、母子情感交流等，改变传统包裹婴儿方法，采用放开四肢、穿连裤衣衫的新方法，正确养育婴儿。指导产妇在哺乳期合理用药及采取正确的避孕措施，如工具避孕或产后 3 ～ 6 个月放置宫内节育器，不宜采取药物避孕和延长哺乳期的方法。

（七）绝经过渡期保健

绝经过渡期是指女性从 40 岁左右开始，出现与绝经有关的内分泌、生物学和临床特征至绝经后 1 年内的时期，是妇女由生育期进入老年期的生理性过渡阶段。绝大多数妇女可逐渐适应这一生理改变，无需处理。但如超过生理限度、个人神经系统不稳定，也可出现一系列自主神经功能失调的症状，影响工作、家庭及个人健康。此期保健的主要目的是提高绝经过渡期妇女的自我保健意识和生活质量。

1. 保健人员应通过多途径的健康宣教，使此期妇女了解这一特殊时期的生理、心理特点，合理安排生活，加强营养，重视蛋白质、维生素及微量元素的摄入，保持心情舒畅，适度运动。

2. 此期由于雌激素的下降，盆底支持组织及韧带松弛，容易发生子宫脱垂及张力性尿失禁，应进行肛提肌锻炼，指导其行收缩肛门的动作，10 ～ 15 分 / 次，2 ～ 3 次 / 日，以加强盆底组织的支持力。保持外阴部清洁，预防萎缩的生殖器发生感染。

3. 防治绝经前期月经失调。在医生的指导下，必要时应用激素替代疗法或补充钙剂等综合措施，防治围绝经期综合征和骨质疏松。绝经过渡期是妇科肿瘤的好发年龄，应每 1 ～ 2 年定期进行一次妇科常见病及肿瘤的筛查。绝经后阴道出血者，应及时就诊，明确诊断。

4. 指导避孕至停经 1 年以上，宫内节育器于绝经 1 年取出。

（八）老年期保健

国际老年学学会规定 60 ～ 65 岁为老年前期，65 岁以后为老年期。老年期是人一生中生理改变明显的时期，由于生理上的巨大变化，老年期会产生各种心理障碍，易患各种疾病，如老年性阴道炎、妇科恶性肿瘤、子宫脱垂、脂代谢紊乱、骨质疏松等。

老年期保健的内容：①定期身体检查，以及早发现异常情况并诊治。②引导女性保持自信、开朗和乐观的生活态度，促进身心健康。③根据个人的身体状况，从事一些力所能及的工作，适当参加社会活动，但应避免过度劳累，保持生活规律性。④饮食应以高蛋白、低脂肪、高维生素为宜，防止心血管疾病等常见病的发生。

自 测 题

A1/A2 型题

1. 下列哪项不属于妇女保健工作的范围

　　A. 女童期保健

　　B. 青春期保健

　　C. 生育期保健

　　D. 绝经过渡期保健

　　E. 老年期保健

2. 孕期保健不包括以下哪项

　　A. 孕早、中、晚期的保健

　　B. 性知识教育

　　C. 母乳喂养的宣传教育

　　D. 孕期心理准备

　　E. 了解影响孕期保健的社会因素及其预防方法和途径

3. 产后访视最少要进行多少次，以下正确的是

　　A. 1 次　　　　　　　B. 2 次

　　C. 3 次　　　　　　　D. 4 次

　　E. 5 次

（李　俭）

第 22 章
妇产科常用诊疗技术及护理

一、生殖道细胞学检查

阴道脱落细胞，最多见的为阴道壁、宫颈上皮细胞，其次为宫颈管内皮细胞及宫腔上皮细胞等，由于阴道细胞受卵巢激素的影响而有周期性变化，因此阴道脱落细胞检查，既可了解卵巢功能，又可作宫颈癌的筛选。为妇科最常用的诊疗手段。

（一）适应证

1. 生殖道感染性炎症，如阴道炎、慢性宫颈炎。

2. 卵巢功能检查，月经紊乱，异常闭经，卵巢功能性肿瘤。

3. 宫颈癌筛查，查到可疑癌或癌细胞者需进一步行组织病理学检查。

（二）禁忌证

月经期、急性生殖器官炎症。

（三）检查前准备

1. 环境准备　整洁干净，光线充足，空气流通，各种设施齐全。

2. 物品准备　阴道窥器 1 个，消毒钳 1 把，木制子宫颈刮板 1 个（或子宫颈细胞刷 1 根），长方形平面玻璃片 2 个，干棉球若干个，长棉签 2 支，95% 乙醇溶液。

3. 患者准备　取膀胱截石位，外阴消毒。

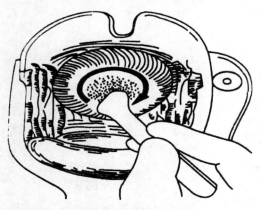

图 22-1　宫颈细胞学检查取材示意图

（四）操作步骤

1. 阴道侧壁刮片　已婚妇女从阴道侧壁上 1/3 处刮取细胞涂片。

2. 宫颈刮片　在子宫颈外口鳞状上皮 - 柱状上皮交界处，以子宫颈外口为中心，用刮板（图 22-1）或子宫颈细胞刷轻轻搔刮 1 周，涂于玻片上（立即放于95% 乙醇溶液内固定），或放在标本瓶内。目前更多采用液基薄层细胞学检查。使用 TCT 专用的宫颈细胞刷来采集子宫颈样本，宫颈细胞刷需深入子宫颈，采集到移行带的宫颈脱落细胞，将已经刷取下脱落细胞的宫颈细胞刷放入装有细胞保存液的小瓶中送检。

3. 子宫颈管吸引涂片　将吸管轻轻伸入子宫颈口内，吸取子宫颈管腔内分泌物涂片。

4. 子宫腔吸引涂片　将吸管轻轻放至子宫底部，然后上下左右移动吸取分泌物涂片。

（五）护理要点

1. 嘱患者检查前 3 天应避免性交、阴道检查、阴道冲洗及上药，阴道出血时避免此项检查。

2. 护士向患者解释刮片检查目的、方法、可能的感受，让患者知情。

3. 协助医生做好术前准备。

4. 护士嘱患者及时取回子宫颈细胞学检查化验结果并复诊，要为检查卵巢功能患者制订出一个月经周期的检查计划，并预约患者。

二、宫颈活组织检查

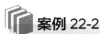

案例 22-2

曹女士，46 岁，G_2P_1，近 2 个月出现夫妻同床后阴道点滴出血。妇科检查：子宫大小正常，活动好，宫口 3 点钟处可见约指甲盖大小的糜烂面，宫颈脱落细胞学检查巴氏Ⅲ级。为明确诊断和进一步治疗，准备行宫颈及颈管活体组织检查。

问题：作为护士，你应如何配合医生对该妇女行宫颈及颈管活体组织检查？

（一）适应证

1. 肉眼观子宫颈有溃疡或赘生物需明确诊断的患者。

2. 宫颈脱落细胞学检查巴氏Ⅲ级或Ⅲ级以上；巴氏Ⅱ级经抗感染治疗后仍为Ⅱ级者，TBS 分类鳞状细胞异常者。

3. 宫颈细胞学检查已查到癌细胞，需进一步确定浸润范围的患者。

（二）禁忌证

外阴急性感染；月经期；疑恶性黑色素瘤。

（三）检查前准备

1. 环境准备　整洁干净，光线充足，空气流通，窗帘屏风等保护设施。

2. 物品准备　阴道窥器 1 个，弯盘 1 个，卵圆钳 1 把，宫颈钳 1 把，宫颈活检钳 1 把，小刮匙 1 把，无菌干纱布 4 块，干棉球若干个，带尾棉球 1 个，标记好的标签瓶 4 个（内有10% 甲醛溶液），聚维酮碘棉球若干。

3. 患者准备　排空膀胱，取膀胱截石位。

（四）操作步骤

1. 协助患者躺在治疗床上，取膀胱截石位，外阴消毒，铺消毒巾。

2. 用卵圆钳取聚维酮碘棉球消毒阴道、宫颈及阴道后穹隆，宫颈钳钳夹宫颈前唇。

3. 用宫颈活检钳在宫颈外口鳞状上皮 - 柱状上皮交接处的宫颈 3 点、6 点、9 点、12 点处或在碘试验不着色区，或在阴道镜下钳取组织（图 22-2），分别放置在装有 10% 甲醛溶

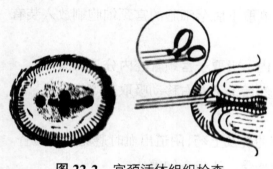

图 22-2   宫颈活体组织检查

液的标签瓶中，写好标签送检。疑为宫颈癌者要用小刮匙搔刮子宫颈管。

4. 取完组织后创面用带尾棉球压迫止血，嘱患者 24 小时后自己取出。

（五）护理要点

1. 护士术前向患者介绍子宫颈活检的临床意义、目的及操作的基本过程，让患者知情并以良好的心态配合检查。

2. 协助医生做好术前准备。

3. 术中陪伴患者身边，提供安慰、支持。

4. 嘱患者术后 24 小时取出纱布。注意外阴清洁，术后禁止性生活 1 个月，阴道流血多随诊。

三、经阴道后穹隆穿刺术

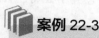

案例 22-3

钟女士，已婚，30 岁，患右侧附件炎 3 年余，现停经 38 天，间断阴道流血 5 天，伴有右下腹隐痛。今晨大便时，突感右下腹撕裂样疼痛，伴有头晕、眼花、肛门坠胀感。送至医院时，BP 80/50mmHg，P106 次/分，R21 次/分，面色苍白，四肢冰冷，全腹压痛、反跳痛，以右下腹压痛为重。妇科检查：阴道内有少量鲜血。宫颈着色，后穹隆饱满，子宫前位，稍大，双侧附件压痛，以右侧为重，Hb 80g/L。为了进一步明确诊断与治疗，医生告诉护士立即行阴道后穹隆穿刺术。

问题：1. 作为护士，你应如何配合医生为该患者行阴道后穹隆穿刺术？

2. 阴道后穹隆穿刺术术前应准备些什么物品？

阴道后穹隆穿刺术是妇产科常用的辅助检查，主要了解子宫直肠陷凹有无积液及其性质，也可用于某些疾病的治疗。临床上最常用于异位妊娠腹腔内出血的诊断，是其简便、最常用的诊疗手段。

（一）适应证

1. 疑腹腔内出血，如异位妊娠、黄体破裂等。

2. 疑盆腔内有积液、积脓，穿刺抽液检查了解积液性质。

3. 直肠子宫陷凹处盆腔肿块，经阴道后穹隆穿刺抽吸肿块内容物以协助诊断。

4. 超声引导下行卵巢子宫内膜异位囊肿或输卵管妊娠部位注药治疗；盆腔积脓穿刺引流及局部注射药物治疗。

5. 助孕技术时在超声引导下经阴道后穹隆穿刺取卵。

（二）禁忌证

高度怀疑恶性肿瘤者；严重盆腔粘连；疑有肠管与子宫后壁粘连，穿刺易损伤肠管或子宫者；异位妊娠非手术治疗者。

（三）检查前准备

1. 环境准备 整洁干净，光线充足，空气流通，设立屏风，备齐抢救休克的设施和药品。

2. 物品准备 阴道窥器 1 个，弯盘 1 个，卵圆钳 2 把，宫颈钳 1 把，10ml 或 20ml 一次性注射器 1 支，22 号穿刺针 1 个，聚维酮碘棉球、无菌棉球若干，治疗孔巾 1 块，纱布数块，标本瓶 1 个。

3. 患者准备 取膀胱截石位，外阴、阴道消毒。

（四）操作步骤

1. 患者排空膀胱，取膀胱截石位，外阴常规消毒铺巾，阴道内诊了解内生殖器情况。上阴道窥器充分暴露子宫颈及阴道后穹隆，并常规消毒。

2. 用宫颈钳夹住子宫颈后唇，向前上方提拉，充分显露阴道后穹隆，用聚维酮碘棉球重新消毒后穹隆部阴道壁。

3. 用 10ml 或 20ml 注射器接上 22 号穿刺针头，检查有无堵塞、漏气。在患者咳嗽瞬间，于后穹隆中央处沿子宫颈管平行方向进针，当穿过阴道壁进针 2 ～ 3cm 有落空感时停止进针，立即抽吸，看有无液体抽出，如无液体则边退针边抽吸，针拔出后，用无菌棉球压迫穿刺点片刻，无出血后取出阴道窥器，将抽出的液体先肉眼观察性状，再送检或培养（图 22-3）。

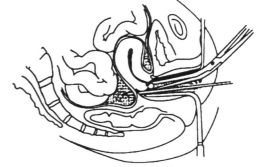

图 22-3 经阴道后穹隆穿刺术

（五）护理要点

1. 护士术前向患者介绍后穹隆穿刺的目的、方法，减轻受术者的心理压力，取得知情合作。

2. 协助医生做好术前准备。

3. 术中护士陪在患者身边提供安慰、支持。

4. 术后嘱患者注意外阴清洁。若发现有腹痛加剧、头晕无力等征象，应立即报告医护人员以便及时处理。

四、输卵管通畅检查

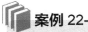
案例 22-4

苏女士，32 岁，G_2P_0，月经规律，未避孕而 4 年未孕，丈夫精液常规检查正常。为明确输卵管是否通畅，医生准备给她行输卵管通畅术。

问题：作为护士的你知道如何准备检查用物和术中护理配合吗？

输卵管通畅检查为妇科不孕症检查的最常用手段，其主要目的是检查输卵管是否畅通，了解宫腔和输卵管腔的形态及输卵管的阻塞部位。其常用方法有输卵管通液术、子宫输卵管造影术。

（一）适应证

1. 原发性或继发性不孕症疑有输卵管阻塞患者。

2. 了解输卵管绝育术、输卵管再通术及输卵管成形术的效果。

3. 对输卵管黏膜轻度粘连者有疏通治疗作用。

（二）禁忌证

1. 可疑妊娠。

2. 月经期或异常出血时。

3. 体温＞ 37.5℃。

4. 生殖器急性炎症期或慢性盆腔炎急性发作。

5. 有严重的全身性疾病，不能耐受手术者。

6. 碘过敏者不能行子宫输卵管碘油造影术。

（三）检查前准备

1. 环境准备　整洁干净，光线充足，空气流通，各种设施齐全（最好在 B 超监视下进行）。

2. 物品准备　宫颈导管 1 根、阴道窥器 1 个、弯盘 1 个、卵圆钳 1 把、宫颈钳 1 把、子宫探针 1 根、长镊子 1 把、宫颈扩张条、双层大包布 1 块、治疗孔巾 1 块、纱布、干棉球、长棉签、注射器、抢救用品及药物。

3. 患者准备　预约患者月经干净后 3 ～ 7 天手术。如为输卵管碘油造影者，须在术前 2 ～ 4 小时做碘过敏试验。术前排空膀胱。

（四）操作步骤

1. 输卵管通液术　患者取膀胱截石位，外阴、阴道常规消毒后铺无菌巾，双合诊了解子宫位置及大小。放置阴道窥器充分暴露子宫颈，再次消毒阴道穹隆及子宫颈，以宫颈钳钳夹子宫颈前唇。沿宫腔方向置入宫颈导管，用注射器缓慢推注液体，观察推注时阻力大小、经宫腔注入的液体是否回流，患者下腹部是否疼痛等。术毕取出宫颈导管，再次消毒子宫颈、阴道，取出阴道窥器。

2. 子宫输卵管造影　患者取膀胱截石位，常规消毒外阴及阴道，铺无菌巾，双合诊检查子宫位置及大小。以阴道窥器扩张阴道，充分暴露子宫颈，再次消毒阴道穹隆及子宫颈，用宫颈钳钳夹子宫颈前唇，用注射器将碘化油缓慢注入宫腔，在 X 线透视下观察碘化油流经输卵管及宫腔情况并摄片。

（五）护理要点

1. 护士术前向患者介绍输卵管通畅术的简要过程，协助医生做好术前准备。

2. 鼓励患者树立信心，以良好的心态合作，查明病因，为治愈疾病提供依据。

3. 嘱患者术后 2 周禁止性生活及盆浴。

自 测 题

A1/A2 型题

1. 王女士慢性宫颈炎需要做宫颈刮片，下列哪项物品不是宫颈刮片时所需要的
   - A. 子宫颈刮板
   - B. 清洁玻片
   - C. 试管
   - D. 95% 乙醇
   - E. 标本瓶

A3/A4 型题

（2～4 题共用题干）

吴女士，32 岁，结婚 6 年，生育史：1-0-2-1。孩子 4 岁，想生二胎，近一年未避孕，未怀孕，到医院检查，疑是因输卵管不通所致。

2. 下列哪项检查可以了解输卵管通畅情况
   - A. 宫颈黏液检查
   - B. 诊断性刮宫
   - C. 输卵管通畅检查
   - D. 基础体温测定
   - E. 阴道脱落细胞检查

3. 该项检查应选择在何时做?
   - A. 应在月经干净后 3～7 天内进行
   - B. 应在月经来潮前 3～7 天进行
   - C. 应在月经中期进行
   - D. 应在月经期进行
   - E. 任何时间都行

4. 该项检查护理措施，错误的是
   - A. 所用器械严格消毒
   - B. 用 20ml 温热无菌生理盐水
   - C. 操作完毕后应观察半小时
   - D. 术后 2 周内禁止盆浴和性生活
   - E. 轻度输卵管粘连，经通液疏通后尽快受孕

（闪玉章）

| 第 23 章 |
妇产科常用护理技术

第 1 节　会阴擦洗

（一）目的

会阴擦洗是妇产科临床护理中最常用的技术，其目的是保持会阴及肛门部的清洁，促进患者舒适和会阴部伤口愈合，防止泌尿生殖系统逆行感染。适用于妇科手术后留置导尿管、产后会阴损伤、长期阴道出血、卧床、胎膜早破及急性外阴炎患者等。

（二）物品准备

1. 橡胶单、中单各 1 块或一次性垫巾 1 块，一次性手套 1 副。

2. 会阴擦洗洗盘 1 个，盘内放置消毒弯盘 2 个，无菌镊子或卵圆钳 2 把，浸有 0.02% ～ 0.05% 聚维酮碘（碘伏）溶液或 1 ： 5000 高锰酸钾溶液的棉球若干个，无菌干纱布 2 块。若行会阴冲洗，则应准备内盛消毒液（0.02% 聚维酮碘溶液、1 ： 5000 高锰酸钾溶液或 0.1% 苯扎溴铵溶液等）500ml 冲洗壶 1 个，消毒干棉球若干，水温计 1 支，便盆 1 个。

（三）操作方法

1. 告知患者操作的目的、方法，以取得配合。拉好隔帘或屏风遮挡。

2. 嘱患者排空膀胱，脱下一条腿裤。协助患者取膀胱截石位，暴露外阴，给患者臀下垫橡胶单、中单或一次性垫巾。

3. 操作者将会阴擦洗盘放至床边，戴一次性手套，将一个消毒弯盘置于患者会阴部。用一把无菌镊子或卵圆钳夹取干净的药液棉球，再用另一把镊子或卵圆钳夹住棉球进行擦洗。第一遍由外向内、自上而下进行擦洗（阴阜→大腿内侧上 1/3 →大、小阴唇→会阴及肛周）。第二、三遍擦洗改为以伤口或阴道口为中心，逐渐向外擦洗，最后擦洗肛周和肛门，每擦洗一个部位更换一个棉球。擦洗完，用无菌干纱布或干棉球擦干。如需会阴冲洗，将橡皮单及便盆置于患者臀下，无菌纱布或干棉球堵住阴道口以防污水进入阴道发生感染，顺序同第一遍擦洗。

4. 操作结束后，撤去橡胶单、中单或一次性垫巾，协助患者整理衣裤及床单元。

（四）护理要点

1. 操作前向患者解释操作目的和要求，消除思想顾虑，取得配合。操作中多关心患者，注意保暖，保护其隐私。

2. 擦洗时严格执行无菌操作，药液温度适中，先后有序，器械不可接触混用。

3. 擦洗时观察会阴及伤口周围有无红肿、炎性分泌物及伤口的愈合情况。

4. 留置导尿者，注意导尿管是否通畅，避免脱落、扭曲等。

5. 会阴擦洗每日 2 次，便后可随时擦洗。

第 2 节　阴 道 灌 洗

（一）目的

阴道灌洗可促进阴道血液循环，减轻局部充血和阴道分泌物，利于局部炎症吸收。常用于治疗阴道炎、宫颈炎，妇科手术前常规阴道准备等。

（二）物品准备

1. 橡胶单、中单各 1 块或一次性垫巾 1 块，一次性手套 1 副。

2. 一次性妇科阴道冲洗器 1 个（带有控制冲洗压力和流量的调节开关），输液架 1 个，弯盘 1 个，便盆 1 个，阴道窥器 1 个，水温计 1 个，干纱布若干。

3. 灌洗溶液：常用的阴道灌洗溶液有 0.02% 聚维酮碘（碘伏）溶液；0.1% 苯扎溴铵（新洁尔灭）溶液；生理盐水；2% ～ 4% 碳酸氢钠溶液；1% 乳酸溶液；4% 硼酸溶液；0.5% 乙酸溶液；1 ： 5000 高锰酸钾溶液等。

（三）操作方法

1. 告知患者操作的目的、方法，以取得配合。患者排尿后，取膀胱截石位，暴露外阴，臀下垫橡胶单、中单或一次性垫巾，放好便盆。

2. 按需配制 41 ～ 43℃ 500 ～ 1000ml 灌洗液，将灌洗桶挂于距床面 60 ～ 70cm 高的输液架上，先排出管内空气，备用。

3. 操作者戴手套，一手持灌洗头先冲洗外阴部，用阴道窥器暴露宫颈后，边转动阴道窥器边冲洗，避免直接冲洗宫颈口，全部冲洗干净后按下阴道窥器，使阴道内残留液完全流出。也可用一手分开小阴唇，将灌洗头沿阴道侧壁轻缓插入阴道后穹隆处，然后上下左右全方位冲洗。

4. 取出灌洗头和阴道窥器，再冲洗一遍外阴部，然后扶患者坐在便盆上，使阴道内残留液流出。用消毒后干棉球擦干外阴，撤离便盆，协助患者穿衣，整理用物。

（四）护理要点

1. 操作中多关心患者，注意保暖，保护其隐私。灌洗动作要轻柔，以免损伤阴道和宫颈组织。

2. 无性生活史妇女可用导尿管冲洗，不能使用阴道窥器。月经期、产后 10 天内及阴道出血者禁止灌洗。

3. 术后嘱其保持外阴清洁卫生，预防感染。

第 3 节　会阴湿热敷

（一）目的

会阴湿热敷是利用热刺激和药物的作用促进局部血液循环，提高局部抵抗力，促进组织再生和修复，从而达到消炎、消肿、止痛、促进伤口愈合的目的。常用于会阴水肿、血肿、早期感染及伤口硬结等。

（二）物品准备

1. 橡胶单、中单各 1 块或一次性垫巾 1 块，棉垫 1 块，一次性手套 1 副。

2. 会阴擦洗盘 1 个，无菌纱布数块，医用凡士林，棉签若干，热源袋如热水袋、电热宝等，红外线灯。

3. 热敷溶液：沸水，煮沸的 50% 硫酸镁、95% 乙醇。

（三）操作方法

1. 告知患者操作的目的、方法，以取得配合。关闭门窗，调节室温，屏风遮挡，保护患者隐私。嘱患者排空膀胱后，取膀胱截石位，暴露外阴，臀下垫橡胶单、中单或一次性垫巾。

2. 擦洗会阴，清洁局部。在热敷部位用棉签涂一薄层医用凡士林，盖上无菌干纱布，再将 50% 硫酸镁热纱布敷上，盖上棉垫保温。每 3 ～ 5 分钟更换热纱布一次，也可将热水袋放在棉垫外，以延长更换敷料时间。一次热敷 15 ～ 30 分钟，每日 2 ～ 3 次。

3. 热敷完毕，观察热敷部位皮肤，用纱布拭净皮肤上的凡士林，更换清洁会阴垫，撤去臀下垫单，整理用物。

（四）护理要点

1. 湿热敷的温度一般为 41 ～ 46℃，注意防止烫伤。对休克、虚脱、昏迷及术后感觉不灵敏的患者，尤其要密切观察其皮肤颜色。

2. 湿热敷面积是病灶面积的 2 倍。

第 4 节　阴道或宫颈上药

（一）目的

通过阴道及宫颈上药，药物可直接作用于局部炎性病变组织，提高疗效，用于治疗各种阴道炎、宫颈炎及子宫全切术后阴道残端炎等。

（二）物品准备

1. 橡胶单、中单各 1 块或一次性垫巾 1 块，一次性手套 1 副。

2. 阴道灌洗用物 1 套、阴道窥器 1 个、长镊子、消毒干棉球、消毒长棉签、带尾线的无菌棉球和纱布若干。

3. 药品

（1）阴道后穹隆塞药：常用甲硝唑、制霉菌素等药片、丸剂或栓剂。

（2）局部非腐蚀性药物上药：常用 1% 甲紫、新霉素或氯霉素等。

（3）局部腐蚀性药物上药：常用 20% ～ 50% 硝酸银溶液、20% 或 100% 铬酸溶液。

（4）宫颈棉球上药：有止血药、抗生素、消炎止血粉等。

（5）喷雾器上药：常用药物有土霉素、磺胺嘧啶、呋喃西林、己烯雌酚（乙菧酚）等。

（三）操作方法

1. 告知患者操作的目的、方法，以取得配合。

2. 患者排空膀胱后取膀胱截石位或蹲位。如阴道冲洗或擦洗后上药，阴道窥器暴露阴道、子宫颈，干棉球拭去局部分泌物，以保证药物能直接接触炎性组织。

3. 根据药物的不同剂型，可采用以下方法给药。

（1）阴道后穹隆塞药：常用片剂、丸剂或栓剂。患者可自己放置。每晚睡前洗净双手或戴一次性无菌手套，用一手示指将药片或栓剂推进阴道后穹隆处。7～10 日为一个疗程。

（2）喷雾器上药：适用于粉末状药物。用喷雾器直接将药物均匀喷洒于子宫颈或阴道炎性组织表面。也可用阴道窥器充分暴露子宫颈，用长镊子将带尾线的无菌棉球蘸药粉后塞至子宫颈处，充分接触出血面或糜烂面，轻轻退出阴道窥器，将线尾留于阴道外。嘱患者12～24 小时后，自行牵引线尾取出棉球。

（3）局部涂擦法：适用于液体或膏状药物。用无菌长棉签蘸药液，均匀涂于子宫颈糜烂面或阴道病变处。

（四）护理要点

1. 为提高疗效，嘱患者阴道上药应晚上进行。

2. 涂擦腐蚀性药物时，用消毒纱布保护好正常组织，只涂病灶局部。若非腐蚀性药物，应转动阴道窥器，确保阴道四壁均能涂上药物。

3. 上药后禁止性生活。

4. 经期或阴道出血时暂不从阴道给药。

5. 未婚妇女不能用阴道窥器上药。可用长棉签涂抹，棉签上的棉花必须捻紧，沿同一方向转动涂药，以防棉花落入阴道难以取出。

第 5 节　坐　浴

（一）目的

坐浴指通过水温和药液的作用促进会阴部血液循环，以利于炎症吸收，减轻疼痛。适用于外阴、阴道炎、子宫脱垂及外阴、阴道手术的术前准备。

（二）物品准备

30cm 高坐浴架 1 个、坐浴盆 1 个、坐浴液 2000ml、无菌纱布 1 块。常用坐浴液有 1：5000 高锰酸钾溶液、0.1%～2% 苯扎溴铵、2%～4% 碳酸氢钠液、1% 乳酸等。

（三）操作方法

1. 告知患者操作的目的、方法，以取得配合，并学会自我护理。

2. 将坐浴盆置于坐浴架上，按比例配制好坐浴液 2000ml，坐浴前排空膀胱，将外阴及肛门周围擦洗干净。将全臀和外阴部浸泡于坐浴液中，结束后用无菌纱布擦干外阴部。

根据不同水温，坐浴可以分为 3 种（表 21-1）。

表 23-1　坐浴类型

分类	水温	时间	适应证
热坐浴	41～43℃	20 分钟	急性炎症有渗出者
温坐浴	35～37℃	20 分钟	慢性盆腔炎、手术前准备
冷坐浴	14～15℃	2～5 分钟	膀胱阴道松弛、性无能

（四）护理要点

1. 月经期、妊娠期、产后 7 天内、阴道流血时禁止坐浴，以免感染。

2. 坐浴液需严格按比例配制，浓度太低达不到治疗效果，浓度太高容易烧伤黏膜。

3. 坐浴盆应消毒或外罩一次性盆套。

自 测 题

A1/A2 型题

1. 行阴道低位灌洗是灌洗筒距床面高度一般不超过

   A. 70cm　　　　　　B. 60cm

   C. 40cm　　　　　　D. 30cm

   E. 20cm

2. 会阴湿热敷的最佳温度为

   A. 41～46℃　　　　B. 43～45℃

   C. 41～42℃　　　　D. 34～35℃

   E. 36～37℃

3. 产后进行会阴擦洗次数为

   A. 每日 1 次

   B. 每日 2 次

   C. 每日 3 次

   D. 每隔 6～8 小时 1 次

   E. 隔 2 日 1 次

4. 胡女士因子宫脱垂，医生嘱其手术前坐浴，下列操作不正确的是

   A. 坐浴 20 分钟

   B. 液体量为 2000ml

   C. 选用 1∶5000 高锰酸钾溶液

   D. 水温在 40℃左右

   E. 坐浴前需排空膀胱

（闪玉章）

实训指导

实训 1　孕期腹部检查

案例 1

　　王女士，初孕妇，28岁，自妊娠以来，按医生要求定期到医院进行产前检查。现孕30周，复诊。孕期各项检查记录均未见异常。

　　护士工作任务：请为王女士进行孕期复诊检查。

【实训目的】

1. 掌握腹部四步触诊与听胎心音的操作步骤、方法、目的及临床意义。

2. 能根据腹部检查结果，准确分析判断胎产式、胎方位、胎先露及与骨盆衔接情况，正确选择听胎心音部位。

3. 关心、体贴孕妇，学会与孕妇沟通并取得孕妇配合。

【实训准备】

1. 用物准备　孕妇模型、检查床、产科检查记录表、软尺、胎心听诊器、计时器。

2. 环境准备　温暖、光线适宜，利于保护孕妇隐私的检查室。

3. 操作者准备　衣、帽、鞋、头发整洁。免冲洗洗手液、口罩。

【注意事项】

1. 练习过程中以案例情景导入，重视培养学生树立"以母儿健康为中心"的整体护理观念。

2. 语言温和、清晰，面带微笑。

3. 操作过程中注意遮挡患者，给予保暖，避免受凉。

4. 检查时，孕妇腹壁变硬应协助其取左侧卧位，稍做休息后再进行下一步检查。

【实训基本要求】

1. 实训方法　课前请同学们通过手机先观看视频。课中学生 3～5 人一组，通过角色扮演结合模型进行腹部四步触诊与听胎心音练习，并完成生生互评。

2. 实训评价　每位学生熟练掌握该项操作，对照考核标准考核评分达 80 分以上。

3. 实训学时　2 学时。

【操作流程】　自我介绍→举手、洗手、戴口罩→将用物推至检查床边备用→核对孕妇→协助孕妇摆好体位→腹部视诊→判断胎头、胎臀→判断胎背、胎肢→判断胎先露及是否入盆→判断胎先露入盆程度→测量子宫高度→测腹围、听胎心→整理、记录、宣教→洗手，摘口罩，举手

【考核参考标准】

项目		考核内容及技术要求	分值
素质要求 （4分）	仪表	端庄大方、态度亲切	1
	着装	按无菌操作要求整洁规范	1
	自我介绍	详实，规范，与孕妇交流有礼貌、语气温和	2
操作前准备 （16分）	环境	评估环境，温度 24～26℃，湿度 50%～60%（口述）	1
		必要时设置屏风或隔帘（口述）	2
	用物	皮尺、胎心听诊器、计时器、产科检查记录表，有序摆放（缺一项扣1分）	4
	孕妇	解释检查的目的及配合要求	2
		请孕妇排空膀胱	2
		协助孕妇取仰卧位，暴露腹部，双腿伸直，腹部放松	3
	护士	修剪指甲（口述），六步洗手	2
操作步骤 （70分）	采集病史	询问上次检查至今有无异常情况，观察孕妇营养、精神状态	1
	位置	立于孕妇右侧	1
	腹部视诊	观察腹部大小、形状，有无妊娠纹、水肿、瘢痕等	3
	第一步	协助孕妇取仰卧位，双腿屈曲，稍分开	1
		检查者面向孕妇头部	1
		两手手指并拢置于子宫底部，了解宫底高度。两手指腹相对轻推，判断子宫底部胎儿部分，间接判断胎先露	3
	第二步	两手分别置于孕妇腹部两侧，一手固定，一手轻轻深按，双手交替	3
		判断胎背与胎肢，并注意胎背朝向，判断胎方位	3
	第三步	右手拇指与4指分开，在耻骨联合上方握住胎先露，再次判断胎先露	3
		握住胎先露左右推动，判断胎先露有无入盆衔接	3
	第四步	检查者面向孕妇腿部	3
		双手置于胎先露两侧，再次核对胎先露，然后朝骨盆入口方向深按，判断胎先露入盆情况	3
	测宫高	双手触诊子宫轮廓，手指测量宫底高度。或用软尺测量耻骨联合上缘中点至宫底的弧线距离（边沟通、边测量各4分）	8
	测腹围	软尺测量腹部最膨隆处一周的腰围值（边沟通、边测量各4分）	8
	听胎心音	协助孕妇双腿伸直	3
		准确判断听胎心音位置	5
		听诊时间持续1分钟，注意胎心音频率，判断胎儿有无宫内缺氧（边沟通、边操作各4分）	8
	整理记录 宣教	协助孕妇整理衣物，扶孕妇坐起、下床，避免摔伤	2
		将结果告知孕妇，并记录于产检卡	2
		进行健康教育	5
		告知孕妇下次检查时间和内容	1
综合评价 （10分）	顺序正确，动作规范，操作熟练		5
	沟通有效，充分体现人文关怀		5
总分			100
得分			

实训 2　骨盆外测量技术

案例 2

李女士，G_1P_0，30 岁，孕 16 周，到医院首次进行建档产前检查。

护士工作任务：请为李女士进行骨盆外测量并进行相应的健康指导。

【实训目的】

1. 熟悉骨盆外测量技术流程。

2. 掌握骨盆外测量技术用物准备。

3. 关心孕妇，学会与孕妇沟通并取得孕妇配合。

【实训准备】

1. 用物准备　检查床、屏风、骨盆模型；手消毒液、一次性垫巾、孕妇保健手册、笔、骨盆测量器。

2. 环境准备　干净、温馨的产科模拟门诊。

3. 操作者准备　衣、帽、鞋、头发整洁。免冲洗洗手液，口罩。

【注意事项】

1. 检查前协助孕妇排空膀胱。

2. 检查前搓热双手，保护孕妇的隐私，用屏风遮挡。

3. 骨盆体表标志定位准确，能正确读取测量数值。

4. 关心体贴孕妇，做好孕期健康宣教。

【实训基本要求】

1. 实训方法　课前请同学们通过手机先观看视频。课中学生 3 ～ 5 人一组，通过角色扮演，进行骨盆外测量练习与并完成生生互评。

2. 实训评价　每位学生掌握该项操作流程，对照考核标准互评分达 80 分以上。

3. 实训学时　2 学时。

【操作流程】

自我介绍→举手、洗手、戴口罩→将用物推至检查床边备用→核对孕妇→协助孕妇摆好体位→测量髂棘间径→测量髂嵴间径→测量骶耻外径→测量坐骨结节间径→测量耻骨弓角度→撤掉垫单，整理用物→洗手，摘口罩，举手

【考核参考标准】

项目		考评内容及技术要求	分值
素质要求 （4分）	仪表	端庄大方、态度亲切	1
	着装	衣帽整洁	1
	自我介绍	详实，规范，语言温和礼貌	2

续表

项目		考评内容及技术要求	分值
操作前准备 （16分）	环境	评估产科门诊环境，光线明亮，温度 26～28℃，湿度 50%～60%	2
	用物	用物齐全，有序摆放	1
	孕妇	教会孕妇正确体位，主动配合检查	5
	核对孕妇信息	核对身份信息、孕周、胎次	5
	护士	修剪指甲（口述），六步洗手	3
操作步骤 （70分）	安置体位 1	协助孕妇伸腿仰卧位	1
	测量髂棘间径	两侧髂前上棘外侧缘的距离（边沟通、边测量各 6 分）	12
	测量髂嵴间径	两侧髂嵴缘最宽的距离（边沟通、边测量各 6 分）	12
	安置体位 2	协助孕妇取左侧卧位，左腿屈曲，右腿伸直	2
	测量骶耻外径	将测量器一端放于耻骨联合上缘中点，另一端放于第 5 腰椎棘突下，读取测量器上数值（边沟通、边测量各 6 分）	12
	安置体位 3	协助孕妇取仰卧位，两腿屈曲外展，双手分别抱双膝	1
	测量坐骨结节间径	双手持测量器两侧头分别置于两坐骨结节内侧缘，测量两坐骨结节内侧缘之间的距离（边沟通、边测量各 6 分）	12
	测量耻骨弓角度	两拇指平放在两侧耻骨降支的上面，两拇指尖对拢，置于耻骨联合下缘（边沟通、边测量各 6 分）	12
	整理记录	整理用物，六步洗手，报告操作结束	2
		告知孕妇检查结果，并填写在保健手册上，预约下次检查时间	2
		解答孕妇提出的相关问题，进行恰当的健康教育	2
综合评价 （10分）	严格遵守操作规范		5
	顺序正确，动作规范，操作熟练		2
	关心孕妇，沟通有效		3
总分			100
得分			

实训 3　正常分娩妇女的护理配合

 案例3

　　李女士，初产妇，妊娠 38⁺⁶ 周，规则宫缩 10 小时，胎膜已破，胎位 LOA，胎心率 146 次/分，宫口近开全，胎头 S+2。

　　护士工作任务：请为李女士做好正常分娩护理配合。

【实训目的】

　　1. 能进行接产前的准备，如外阴清洗和消毒。

　　2. 能辅助上台接产的助产士完成产妇第二、第三产程处理的护理配合。

3. 学会与产妇良好沟通，取得产妇的配合。

【实训准备】

1. 用物准备

（1）外阴消毒用物：卵圆钳、大棉球、消毒肥皂液、温水（39～41℃）、0.5% 碘伏溶液。

（2）分娩用物：产时记录单、产包、一次性臀垫、胎心监护仪、吸痰管、2.5% 碘酊、75% 乙醇、产床及产妇分娩模型。

（3）新生儿用物：衣、被；一次性尿布；大浴巾；手腕带；眼药水；体温计；红外线平台；新生儿病历。

2. 操作者准备　着装整洁，修剪指甲，戴口罩，帽子，洗手（六步洗手法）。

【注意事项】

1. 注意外阴冲洗与外阴消毒的用物、顺序的区别。

2. 注意指导产妇屏气用力，协助观察胎心是否正常，发现异常马上报告。

3. 注意红外线平台是否正常工作，温度调至 26～28℃。

4. 注意保暖、尊重、关爱、体贴产妇；与产妇沟通交流态度和蔼。

【实训基本要求】

1. 实训方法　课前请同学们通过手机先观看视频。学生 3～5 人一组，通过角色扮演，进行外阴消毒技术练习与并完成生生互评；教师进行正常分娩接生示教。

2. 实训评价　每位学生掌握外阴消毒技术操作流程，对照考核标准互评分达 80 分以上。

3. 实训学时　2 学时。

【操作流程】　自我介绍→举手、洗手、戴口罩→将用物推至产床边备用→核对产妇→查看会阴情况→协助产妇摆好体位→臀下垫一次性臀垫、便盆→按顺序进行外阴消毒→撤去便盆、垫单→整理用物→洗手，摘口罩，举手

【考核参考标准】

项目总分		考核内容及技术要求	分值
操作前准备（26分）	仪表	端庄大方、态度亲切	1
	着装	按无菌操作要求整洁规范	1
	自我介绍	详实，规范，与产妇交流有礼貌、语气温和	4
	环境	评估产房环境，温度 24～26℃，湿度 50%～60%，温度和湿度缺一项扣 1 分（口述）	3
	用物	备齐，检查，有序摆放。测试并口述水温。缺一项扣 1 分	4
	产妇	产床上铺一次性垫单，产妇取膀胱截石位	3
	核对产妇信息	核对产妇腕带上姓名、床号、住院号，评估产次、查看会阴情况。缺一项扣 2 分	8
	护士	修剪指甲（口述），六步洗手	2

项目总分		考核内容及技术要求	分值
操作步骤 （64分）	外阴清洁	确认产妇体位正确，如不正确请摆好产妇体位	2
		放置便盆，告知产妇应进行的操作（边操作、边交流各4分）	8
		肥皂水纱布清洁外阴，顺序：阴阜→大腿内上1/2→腹股沟→大阴唇→小阴唇→两侧臀部→会阴→肛门（少擦洗1处扣1分，顺序错扣3分，留间隙扣2分）	10
		冲洗前核查水温（口述） 温开水冲洗顺序：阴阜→大腿内上1/3→腹股沟→大小阴唇→两侧臀部→会阴→肛门（要求两手配合边冲边擦洗，冲洗液总量合适；少擦洗1处扣1分，顺序错扣3分，留间隙扣2分）	10
	擦干	干纱布擦干，顺序：尿道口、阴道口→小阴唇→大阴唇→腹股沟→阴阜→大腿内上1/2→两侧臀部→会阴→肛门	6
	外阴消毒	消毒前与产妇交流消毒注意事项	8
		碘伏消毒顺序：尿道口、阴道口→小阴唇→大阴唇→腹股沟→阴阜→大腿内上1/3→两侧臀部→会阴→肛门（要求一个部位一块纱布，少擦洗一处扣1分，顺序错扣3分，留间隙扣1分）	8
	整理记录	撤去垫单，臀下铺无菌巾，协助产妇取分娩体位（边操作边交流各4分）	8
		分类整理用物	2
		六步洗手，记录，报告操作结束	2
综合评价 （10分）		严格遵守无菌操作原则。违反一次扣1分	5
		沟通有效，充分体现人文关怀	5
总分			100
得分			

实训4　异常妊娠孕妇的护理

【实训目的】

1. 掌握异常妊娠孕妇的护理评估。

2. 掌握异常妊娠孕妇的护理措施。

3. 关心患者，学会与患者沟通并取得患者配合。

【实训准备】

1. 实训场地医院、模拟病房（实训室）。

2. 资料准备：典型病例资料，或联系病房，组织学生到临床见习。

案例 4

张女士，25岁，平素月经周期规律，现停经49天，因阴道不规则少量出血3天伴轻度阵发性下腹痛1天就诊。妇科检查：宫口未开，子宫与停经天数相符。

工作任务：

1. 依据护理评估该孕妇可能发生了什么情况？请针对该孕妇制订护理措施。

2. 两天后，该孕妇阴道流血量增多，下腹阵发性疼痛明显加重。妇科检查：宫口处有胚胎组织堵塞，此时该孕妇医疗诊断是什么？护理评估的依据有哪些？请重新制订护理措施。

案例 5

王女士，25岁，已婚，平素月经周期规律。既往有慢性盆腔炎病史。停经52天，近2天少量阴道流血，色暗红；今晨6时突感右下腹剧烈疼痛，后疼痛波及整个下腹部，伴有恶心、呕吐，有肛门坠胀感，于7时急诊入院。体格检查：面色苍白，T37.2℃，P110次/分，R24次/分，BP70/30mmHg；轻度腹肌紧张，下腹压痛。妇科检查：阴道少量出血、暗红色；后穹隆饱满、触痛；宫颈举痛明显；右侧附件可触及包块，有压痛。实验室检查：血红蛋白70g/L。

工作任务：

1. 该患者可能发生的疾病是什么？还需做哪些辅助检查以明确诊断？

2. 目前该患者主要护理诊断是什么？最先要进行的护理措施是什么？

3. 针对护理诊断及治疗方案应给予哪些护理措施？

案例 6

薛女士，28岁，妊娠35周，以"无原因阴道流血2次"为主诉入院。病史：G_4P_1，于5年前足月分娩1次，顺产活胎。孕24周开始到医院行产前检查，孕18周感胎动至今。孕34周时发生无原因阴道流血1次，量少、暗红色，经卧床休息后出血停止。于半小时前又发生阴道流血，量比第1次多，颜色较红，有小凝血块，无腹痛。近日无外伤、劳累及性生活史。体格检查：神志清晰，心肺听诊无异常，T36.5℃，P84次/分，R20次/分，BP120/80mmHg。腹部检查：腹软，无压痛，宫底位于剑突下2指，胎位枕左前，胎头浮，胎心音140次/分，无宫缩。B超检查：胎头双顶径8.8cm，羊水深度4.2cm，胎盘位于子宫后壁，下缘部分覆盖宫颈内口。

工作任务：

1. 该孕妇可能发生的妊娠异常是什么？列出诊断依据。

2. 目前该孕妇的主要护理诊断是什么？最先应采取的措施是什么？

3. 针对该孕妇如何制订护理措施？

案例 7

杨女士，36岁，G_2P_1，以"停经32周，下肢水肿1个月，头晕、头痛、眼花、恶心2日"为主诉入院。平素月经规律，停经40余日出现恶心及轻微呕吐，4个半月出现胎动。近1个月下肢水肿，近2日感觉头晕、头痛、眼花、恶心。既往无高血压及肾病史。查体：T36.7℃，P94次/分，R20次/分，BP170/110mmHg，水肿（++）；宫高33cm，腹围99cm，无宫缩，胎位ROA，未入盆，胎心音136次/分。

工作任务：

1. 该孕妇目前可能发生的疾病是什么？应对孕妇及家属进行哪些健康教育？

2. 针对该孕妇目前治疗原则及主要措施是什么？

3. 针对该孕妇制订的护理诊断有哪些？

4. 该孕妇治疗中最常用的药物是什么？其用药护理应注意的问题有哪些？

【实训基本要求】

1. 实训方法

（1）课前学习：对学生进行分组，明确每位组员的分工，选出一位组长。每组同学先根据教材中提供的案例，由组长组织本组同学开展课前小组学习讨论，并做好课堂汇报记录。

（2）课中反馈：每小组选派一名代表汇报讨论结果；小组间进行互相评价；教师根据每组汇报结果展开点评，发现重难点学生是否掌握；教师应用现代信息化技术等教学手段突破重难点。

2. 实训评价　课后同学们通过习题、自我总结、小测验等多元评价方式使每位学生完成学习任务，学习成绩在合格以上。

3. 实训学时　4学时。

【注意事项】

1. 教师随时关注学生讨论情况，线上与线下结合，体现以学生为主体的学习模式，促进同学积极参与讨论。

2. 教师要用好过程性评价与总结性评价，实现同学间、师生间互评。

3. 教师针对学生的讨论动向给予适时引导，培养学生分析问题、解决问题的能力。

4. 重视"以患者为中心"的理念，重视对学生人文素养职业精神的培养。

实训 5　分娩并发症患者的护理

【实训目的】

1. 掌握分娩并发症患者的护理评估。

2. 掌握分娩并发症患者的护理措施。

3. 关心患者，学会与患者及其家属沟通，并取得配合。

【实训准备】

1. 实训场地医院、模拟病房（实训室）。

2. 资料准备：典型病例资料，或联系病房，组织学生到临床见习。

案例 8

陈女士，30 岁，初产妇，孕 36^{+2} 周，2 天前乘车赶往外地面试，面试当天傍晚即感阴道流液，量中等，色清，无腹痛及阴道流血，急诊入院。查体：T36.7℃，P82 次 / 分，BP120/74mmHg，腹围 94cm，宫高 36cm，胎方位 LOA，胎心率 140 次 / 分。行阴道检查后未触及前羊水囊，阴道后穹隆有积液，行阴道积液 pH 测定，pH 纸变蓝色。

工作任务：

1. 护士首先应对孕妇进行哪些相应的健康教育？

2. 陈女士胎膜已破，由此可能诱发哪些问题，建议采取哪些预防措施？

3. 针对陈女士胎膜已破的情况，应采取哪些相应的护理措施？

案例 9

林女士，26 岁，足月妊娠，G_2P_1，分娩过程中第一产程活跃期延长，第二产程延长，行会阴侧切术，行胎头吸引术娩出一女婴，体重 3800g，胎盘于 45 分钟后完整娩出，检查软产道后，缝合会阴。产后留产房观察期间，产妇自诉头晕、口渴，阴道阵发性出血量多，伴血块。查宫底脐上一横指，质软。P110 次 / 分，BP80/50mmHg。

工作任务：

1. 护士首先应对产妇采取哪些紧急的护理措施？

2. 林女士已出现哪些问题，建议进一步采取哪些防治措施？

3. 针对林女士的情况，应与家属进行怎样的沟通，主要沟通的内容有哪些？

【实训基本要求】

1. 实训方法

（1）课前学习：对学生进行分组，明确每位组员的分工，选出一位组长。每组同学先根据教材中提供的案例，由组长组织本组同学开展课前小组学习讨论，并做好课堂汇报记录。

（2）课中反馈：每小组选派一名代表汇报讨论结果；小组间进行互相评价；教师根据每组汇报结果展开点评，发现重难点学生是否掌握；教师应用现代信息化技术等教学手段突破重难点。

2. 实训评价　课后同学们通过习题、自我总结、小测验等多元评价方式使每位学生完成学习任务，学习成绩在合格以上。

3. 实训学时　2 学时。

【注意事项】

1. 教师随时关注学生讨论情况，线上与线下结合，体现以学生为主体的学习模式，促进同学积极参与讨论。

2. 教师要用好过程性评价与总结性评价，实现生生、师生互评。

3. 教师针对学生的讨论动向给予适时引导，培养学生分析问题、解决问题的能力。

4. 重视"以患者为中心"的理念，重视对学生人文素养职业精神的培养。

实训 6　妇科检查及特殊检查护理配合

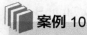

案例 10

　　张女士，48 岁，已婚，患者 8 年来反复发生阴道炎，进行阴道清洗及用药，但均未能彻底治愈。近日白带增多，外阴瘙痒加剧伴灼痛 1 周，无法正常工作。患者近两个月还伴有性生活后阴道少量出血表现，精神压力很大，感觉痛苦不堪。

　　护士工作任务：请配合医生为张女士做好妇科检查及相关的其他辅助检查。

【实训目的】

　1. 熟悉妇科检查及常用特殊检查的物品准备。

　2. 学会妇科检查的物品准备，掌握妇科检查的操作流程及护理配合。

　3. 培养学生关心、体贴、尊重患者的良好职业素养和心理沟通技巧。

【实训准备】

　1. 用物准备　照明灯、无菌手套、阴道窥器、长镊子、无菌持物钳、宫颈刮板、载玻片、棉拭子、生理盐水、消毒敷料、臀垫、污物桶、遮挡屏风、盆腔检查模型等。

　2. 操作者准备　洗手、戴口罩、戴帽子、穿工作服、戴无菌手套。

　3. 患者准备　排空膀胱，放松心情。

【注意事项】

　1. 进行妇科检查及特殊检查时注意运用沟通技术，促进患者主动配合。

　2. 沟通时态度和蔼、亲切，操作轻柔，注意保护患者隐私。

　3. 未婚者禁作双合诊及阴道窥器检查，月经期或有阴道出血时避免做盆腔检查。

　4. 宫颈刮片及阴道分泌物检查前 2 ～ 3 日禁止性生活，禁止阴道冲洗和阴道上药。检查一般在月经后 3 ～ 7 日进行。

【实训基本要求】

　1. 实训方法　课前请同学们通过手机先观看视频。课中学生 3 ～ 5 人一组，通过角色扮演，分组练习物品准备、妇科检查及特殊检查（阴道分泌物采样），并完成生生互评。

　2. 实训评价　每位学生掌握各项操作流程，对照考核标准自评分达 80 分以上。

　3. 实训学时　2 学时。

【操作流程】　自我介绍→举手、洗手、戴口罩→保护患者隐私：拉屏风→准备用物、观察外阴→阴道窥器检查→取标本检查→双合诊检查→三合诊检查→整理、记录、宣教→洗手，摘口罩，举手

【考核参考标准】

项目		考评内容及技术要求	分值
素质要求 （4分）	仪表	端庄大方、态度亲切	1
	着装	衣帽整洁	1
	自我介绍	详实，规范，语气温和，与患者交流礼貌	2
操作前准备 （16分）	环境	评估妇科门诊环境，光线明亮，温度 26～28℃，湿度 50%～60%	2
	用物	用物齐全，有序摆放	1
	患者	教会患者正确体位，主动配合检查	5
	核对患者信息	核对身份信息	5
	护士	修剪指甲（口述），六步洗手	3
操作步骤 （70分）	外阴检查	外阴发育情况、阴毛分布、有无畸形、充血、水肿、溃疡等，注意皮肤色泽、是否增厚；了解阴道前庭、尿道口、阴道口情况（口述，漏1项扣0.5分）	10
	阴道窥器检查	将阴道窥器涂润滑剂，以45°角放入阴道至顶端，打开窥器观察阴道，暴露宫颈，观察宫颈（放置方法不正确扣2分） 观察阴道色泽、是否有充血、水肿、溃疡、肿物等。注意阴道分泌物的量、性状、颜色，有无臭味。（口述，漏1项扣0.5分） 观察宫颈外口情况，有无赘生物、肥大、糜烂及接触性出血；宫颈分泌物情况（口述，漏1项扣0.5分）	12
	阴道分泌物采样	正确采分泌物样本，分别置于试管中，未触碰到其他部位污染标本（标本污染不得分）	10
	双合诊检查	进入阴道，手指触诊阴道深度，阴道壁是否有肿物等，宫颈活动度、软硬度，有无赘生物及接触性出血 了解子宫大小、活动度、位置、形状，是否有压痛；了解附件区有无肿物，肿物的大小、质地、活动度、是否有压痛（口述，漏1项扣0.5分）	12
	三合诊检查	了解后位子宫、子宫后壁、盆腔后部有无病变（口述，漏1项扣0.5分）	10
	分泌物送检	告知患者标本应准确送到检验科检查	6
	整理记录	整理用物，六步洗手，报告操作结束	2
		告知患者检查情况，并填写在病历上	3
		解答患者提出的相关问题，进行恰当的健康教育	5
综合评价 （10分）	严格遵守操作规范		5
	顺序正确，动作规范，操作熟练		2
	关心患者，沟通有效		3
总分			100
得分			

实训 7　生殖系统炎症患者的护理

【实训目的】

1. 掌握生殖系统炎症患者的护理评估。

2. 掌握生殖系统炎症患者的护理措施。

3. 关心患者，学会与患者沟通并取得患者配合。

【实训准备】

1. 实训场地医院、模拟病房（实训室）。

2. 资料准备：典型病例资料，或联系病房，组织学生到临床见习。

 案例 11

张女士，40 岁，因工作忙应酬出差较频繁。近一周感腰酸不适，阴道分泌物多，异味。生育史 1-0-2-1，末产 10 年前，放置宫内节育器 5 年。1 年前单位常规体检妇科筛查：HPV 52，33 型阳性，接受药物治疗 1 周，未再复查。

工作任务：

1. 为收集护理评估资料，护士应配合医生为张女士完善哪些病史及检查？

2. 如张女士阴道有厌氧菌感染，应进行哪些用药护理？

3. 针对张女士进行相应的健康教育。

 案例 12

王女士，25 岁，15 天前确诊早孕，行药物人工流产术，胚胎排出后拒绝刮宫，阴道出血至今未净，自觉有异味，伴下腹不适。B 超检查：宫腔内见积液，子宫复旧不良。

工作任务：

1. 为收集护理评估资料，护士应配合医生为王女士完善哪些病史及检查？

2. 王女士出现什么状况？发病原因可能有哪些？

3. 具体护理措施是什么？

【实训基本要求】

1. 实训方法

（1）课前学习：对学生进行分组，明确每位组员的分工，选出一位组长。每组同学先根据教材中提供的案例，由组长组织本组同学开展课前小组学习讨论，并做好课堂汇报记录。

（2）课中反馈：每小组选派一名代表汇报讨论结果；小组间进行互相评价；教师根据每组汇报结果展开点评，发现重难点学生是否掌握。

2. 实训评价　课后同学们通过习题、自我总结、小测验等多元评价方式使每位学生完成学习任务，学习成绩在合格以上。

3. 实训学时　2 学时。

【注意事项】

1. 教师随时关注学生讨论情况，线上与线下结合，体现以学生为主体的学习模式，促进同学积极参与讨论。

2.教师要用好过程性评价与总结性评价，实现学生与学生之间、老师与学生之间互评。

3.教师针对学生的讨论动向给予适时引导，培养学生分析问题、解决问题的能力。

4.重视"以患者为中心"的理念，重视对学生人文素养职业精神的培养。

实训 8　生殖系统肿瘤患者的护理

【实训目的】

1.掌握生殖系统肿瘤患者的护理评估。

2.掌握生殖系统肿瘤患者的护理措施。

3.关心患者，学会与患者沟通并取得患者配合。

【实训准备】

1.实训场地医院、模拟病房（实训室）。

2.资料准备：典型病例资料，或联系病房，组织学生到临床见习。

 案例 13

伍女士，36岁，接触性出血一年，未进行治疗。近十年未进行妇科普查。月经正常，无痛经；平素白带未发现明显异常，在家务农、劳动生活均未受影响。

丈夫体健；生育 2-0-1-2，末产 6 年前，宫内节育器避孕。

工作任务：

1.为收集护理评估资料，护士应配合医生为伍女士完善哪些病史及辅助检查？

2.伍女士阴道有接触性出血，可能发生哪些疾病，建议采取哪些治疗办法？

3.针对医生给伍女士的治疗方案，采取哪些相应的护理措施？

4.针对伍女士进行相应的健康教育。

 案例 14

钟女士，48岁，近 4 个月来经量增多，经期延长。十年前发现子宫小肌瘤，此后每年体检均略增大，无其他不适。妇科检查：宫颈光滑，子宫增大如孕 3 个月大，且表面不规则。生育 1-0-1-1，宫内节育器避孕 8 年，发现子宫肌瘤后取出，改避孕套避孕。医生建议玛丽亚手术治疗。

工作任务：

1.为收集护理评估资料，护士应配合医生为玛丽亚完善哪些病史及辅助检查？

2.玛丽亚子宫增大，可能发生哪些疾病，应采取怎样的手术方案？

3.针对医生给玛丽亚的手术治疗方案，采取哪些相应的术前、术后护理措施？

4.针对玛丽亚进行相应的健康教育。

【实训基本要求】

1.实训方法

（1）课前学习：对学生进行分组，明确每位组员的分工，选出一位组长。每组同学先根据教材中提供的案例，由组长组织本组同学开展课前小组学习讨论，并做好课堂汇报记录。

（2）课中反馈：每小组选派一名代表汇报讨论结果；小组间进行互相评价；教师根据每组汇报结果展开点评，发现重难点学生是否掌握；教师应用现代信息化技术等教学手段突破重难点。

2.实训评价 课后同学们通过习题、自我总结、小测验等多元评价方式使每位学生完成学习任务情况，学习成绩合格以上。

3.实训学时 4学时。

【注意事项】

1.教师随时关注学生讨论情况，线上与线下结合，体现以学生为主体的学习模式，促进同学积极参与讨论。

2.教师要用好过程性评价与总结性评价，实现学生与学生之间、老师与学生之间互评。

3.教师针对学生的讨论动向给予适时引导，培养学生分析问题、解决问题的能力。

4.重视"以患者为中心"的理念，重视对学生人文素养职业精神的培养。

实训9 计划生育手术的护理配合

【实训目的】

1.熟悉宫内节育器放取术、人工负压吸引术的操作流程。

2.掌握宫内节育器放取术、人工负压吸引术的护理配合。

【实训准备】

1.用物准备 无菌消毒包（阴道窥器、弯盘、宫颈钳、探针、剪刀），洞巾、脚套2只、消毒钳2把、干纱布、棉球，无菌手套1副，宫颈扩张器1套，不同型号吸管各1个，连接胶管1个，小头卵圆钳1把，刮匙1把，人工流产负压电吸引器，一次性臀垫，计划生育模型。

2.操作者准备 洗手、戴口罩、戴帽子、穿工作服、戴无菌手套。

3.患者准 备排空膀胱，测体温，签手术知情同意书。

【实训学时】 2学时

【实训基本要求】

1.实训方法 教师与学生进行角色扮演，利用模型对患者进行宫内节育器放取术、人工负压吸引术的示教。

2.实训结果 通过习题、口述等做到每位学生熟悉该项操作流程、护理配合及注意事项。

【操作流程及护理配合】 教师运用模型进行宫内节育器放置术、人工负压吸引术的示教。

一、宫内节育器放置术

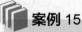

案例15

吴女士，36岁，G_2P_2，产后半年，哺乳期，月经未复潮，自愿要求放置宫内节育器避孕。经查排除妊娠。

工作任务：宫内节育器放置术操作流程与护理配合。

【操作流程】 自我介绍→举手、洗／喷手、戴口罩→核对评估受术者→将用物放至手术床旁推车上→协助受术者摆体位→外阴、阴道消毒→戴手套，打开无菌包、器械、铺巾→放置阴道窥器→宫颈钳钳夹宫颈、消毒阴道宫颈→探针探测宫腔深度→放置节育器、退出放置器→取出宫颈钳、阴道窥器、宣教→整理用物，填写手术记录→喷手，摘口罩，举手

【注意事项】

1. 严格掌握宫内节育器放置的适应证和禁忌证，放置时间：一般选择月经干净后 3 ～ 7 日，无性生活。

2. 放置术后应保持外阴清洁，休息 3 日，1 周内应避免重体力劳动，2 周内禁性交及盆浴，3 个月内月经期和排便时注意有无节育器脱落，并定期随访。

3. 操作过程中无菌观念强、无污染、动作规范，体现人文关怀。

二、人工负压吸引术

案例 16

王女士，36 岁，G₂P₂，停经 50 天，尿妊娠试验（＋），自愿要求人工终止妊娠。门诊各项检查已完成，排除禁忌证，今天 T36.5℃。

工作任务：人工负压吸引术操作流程与护理配合。

【操作流程】 自我介绍→举手、洗／喷手、戴口罩→核对评估受术者→将用物放至手术床旁推车上→协助受术者摆体位→外阴、阴道消毒→戴手套，打开无菌包、器械、铺巾→放置阴道窥器→宫颈钳钳夹宫颈、消毒阴道宫颈→探针探测宫腔深度、依号扩张宫颈至大于使用吸管号 1/2 →吸管负压吸刮宫腔、刮匙轻刮宫腔→取出宫颈钳、阴道窥器、检查吸出物→整理用物，宣教、手术记录→喷手，摘口罩，举手

【注意事项】

1. 严格掌握人工负压吸引术的适应证和禁忌证，适用于妊娠 10 周内者。

2. 术后观察 1 ～ 2 小时，注意腹痛、阴道流血情况。

3. 保持外阴清洁，吸宫术和钳刮术术后禁止盆浴和性生活 4 周（引产术禁止 6 周），预防感染。吸宫术后休息 3 周，钳刮术后休息 4 周。如有腹痛及阴道流血增多，嘱随时就诊。术后 1 个月到医院复查并提供避孕指导。

4. 操作过程中无菌观念强、无污染、动作规范，体现人文关怀。

5. 如为无痛人工负压吸引术，术中无对话交流，应采用心电监护仪密切监护受术者生命体征。

（周 清）

参 考 文 献

安力彬，陆虹，2017.妇产科护理学.6版.北京：人民卫生出版社

黎梅，黄爱松，2015.妇产科护理.3版.北京：科学出版社

李国宏，2015.60项护理技术操作流程.南京：东南大学出版社

李民华，2018.妇产科护理.北京：科学出版社

梁晓燕，2018.辅助生殖临床技术——实践与提高.北京：人民卫生出版社

罗先武，王冉，2020.2021全国护士执业资格考试轻松过.北京：人民卫生出版社

莫洁玲，朱梦照，2017.妇产科护理学.2版.北京：人民卫生出版社

王傲芳，朴红梅，2018.妇产科护理.北京：人民卫生出版社

王傲芳，朴红梅，2018.护考习题天天练——妇产科护理分册.北京：人民卫生出版社

夏海鸥，2019.妇产科护理.4版.北京：人民卫生出版社

谢幸，孔北华，段涛，2018.妇产科学.9版.北京：人民卫生出版社

张秀平，2019.妇产科护理学（专升本版）.北京：人民卫生出版社

中国妇幼保健协会助产士分会，中国妇幼保健协会促进自然分娩专业委员会，2020.正常分娩临床实践指南.中华围产医学杂志，23（6）：371-375

中华医学会妇产科学分会产科学组，中华医学会围产医学分会，2020.正常分娩指南.中华围产医学杂志，23（6）：361-370.

周清，高丽，2018.助产学.北京：人民卫生出版社

周清，刘丽萍，2016.妇产科护理.2版.北京：科学出版社

自测题参考答案

第 2 章

1. C 2. D 3. E 4. C 5. C 6. E 7. D 8. D
9. D 10. C

第 3 章

1. B 2. C 3. D 4. B 5. A 6. D 7. E 8. C

第 4 章

1. E 2. D 3. E 4. B 5. E 6. B 7. A 8. B
9. D 10. E 11. D 12. D

第 5 章

1. B 2. C 3. D 4. A 5. B 6. B 7. C 8. A
9. E 10. B 11. E

第 6 章

1. B 2. D 3. B 4. B 5. D 6. C 7. D 8. B
9. C

第 7 章

1. D 2. C 3. A 4. E 5. A 6. A 7. D

第 8 章

1. D 2. A 3. B 4. E 5. D 6. D

第 9 章

1. E 2. C 3. A 4. C 5. E 6. B 7. D 8. D
9. A 10. A 11. B

第 10 章

1. B 2. B 3. D 4. D 5. A 6. C 7. B 8. B
9. E

第 11 章

1. C 2. E 3. A

第 12 章

1. A 2. C

第 13 章

1. B 2. B 3. E 4. C 5. D 6. B

第 14 章

1. B 2. E 3. B 4. E 5. B

第 15 章

1. C 2. B 3. C 4. D 5. C 6. E 7. B 8. C

第 16 章

1. B 2. C 3. D 4. E 5. B 6. B 7. C 8. A
9. A

第 17 章

1. C 2. E 3. C 4. A 5. B 6. E 7. D 8. C
9. B 10. C 11. B

第 18 章

1. A 2. C 3. D 4. D 5. C

第 19 章

1. A 2. D 3. E 4. E 5. C 6. B

第 20 章

1. A 2. C 3. A 4. B 5. E 6. D 7. C

第 21 章

1. A 2. B 3. C

第 22 章

1. C 2. C 3. A 4. E

第 23 章

1. A 2. A 3. B 4. D